实用临床用药护理指导手册

主　编　丁淑贞　　丁全峰

副主编　陈正女　　吴建华　　崔小岩　　韩　莉

编　者（按姓氏笔画排序）：

丁全峰	丁淑贞	于　涛	王　京	王月虹
王红微	王丽丽	付馨瑶	刘艳君	齐丽娜
孙石春	李　丹	李　东	李世博	吴建华
何　影	谷　艳	张　彤	张家翾	张黎黎
陈正女	秦秀宝	袁　理	徐一元	崔小岩
董　慧	韩　莉			

U0255703

中国协和医科大学出版社

图书在版编目（CIP）数据

实用临床用药护理指导手册／丁淑贞，丁全峰主编. —北京：中国协和医科大学出版社，2018.9

（实用临床护理指导手册系列丛书）

ISBN 978-7-5679-1045-4

Ⅰ. ①实… Ⅱ. ①丁… ②丁… Ⅲ. ①临床药学-手册 Ⅳ. ①R97-62

中国版本图书馆 CIP 数据核字（2018）第 057710 号

实用临床护理指导手册系列丛书

实用临床用药护理指导手册

主　　编：丁淑贞　丁全峰
责任编辑：吴桂梅　林　娜

出版发行：**中国协和医科大学出版社**
　　　　　（北京东单三条九号　邮编 100730　电话 65260431）
网　　址：www. pumcp. com
经　　销：新华书店总店北京发行所
印　　刷：中煤（北京）印务有限公司

开　　本：710×1000　　1/16 开
印　　张：27
字　　数：510 千字
版　　次：2018 年 9 月第 1 版
印　　次：2018 年 9 月第 1 次印刷
定　　价：66.00 元

ISBN 978-7-5679-1045-4

（凡购本书，如有缺页、倒页、脱页及其他质量问题，由本社发行部调换）

前　言

　　安全合理用药是衡量临床医疗水平的一个重要标志，对临床治愈率、降低药品不良反应的发生率具有重大意义。护理工作在医疗事业的发展中发挥着积极的作用，广大护理人员在促进人类健康、医疗诊治、救治生命、减轻痛苦，以及促进医患和谐等方面承担着任何专业不可替代的重要角色。因此要求护理人员熟练掌握用药知识，特别是进行药物治疗时，通过细致的护理观察来了解药物的疗效，及时发现不良反应，正确对患者进行用药指导。为此，我们编写了《实用临床用药护理指导手册》一书，不仅为广大护理人员提供方便，为临床医生、药师、医学院校学生和患者及其家属提供参考，而且也可以最大限度保证用药安全和治疗效果。

　　本书在编写过程中，力求体现以现代药理学理论为基础，紧密结合临床护理工作实际，强调新颖性和实用性，重点介绍药物的主要用途、用法用量、不良反应，尤其对用药护理程序重点介绍，强化护士在用药中应注意的问题，使本书更加全方位体现护理专业特色，更加贴近临床用药实践。

　　由于编写时间仓促，编者实践经验有限，不足之处在所难免，恳请广大读者、同行批评指正。

编　者

2018 年 4 月

目　录

第一章
绪　论

第一节　用药护理概述

用药护理是以药物学理论为基础，以合理用药为目的，突出护理用药监护，要求护理人员在工作中不但熟悉药物学的基本理论，还应掌握以护理程序来评价药物疗效和及时发现并正确处理药物的不良反应，确保临床用药安全有效。

一、用药护理在临床护理中的地位

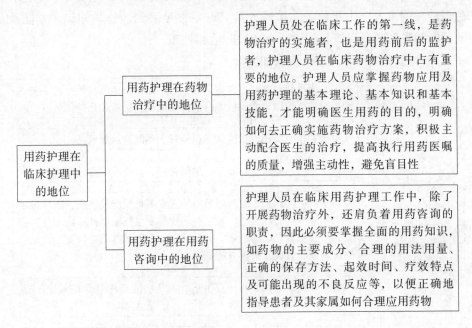

护理人员处在临床工作的第一线，是药物治疗的实施者，也是用药前后的监护者，护理人员在临床药物治疗中占有重要的地位。护理人员应掌握药物应用及用药护理的基本理论、基本知识和基本技能，才能明确医生用药的目的，明确如何去正确实施药物治疗方案，积极主动配合医生的治疗，提高执行用药医嘱的质量，增强主动性，避免盲目性

护理人员在临床用药护理工作中，除了开展药物治疗外，还肩负着用药咨询的职责，因此必须要掌握全面的用药知识，如药物的主要成分、合理的用法用量、正确的保存方法、起效时间、疗效特点及可能出现的不良反应等，以便正确地指导患者及其家属如何合理应用药物

二、护士在临床用药中的职责

1. 正确执行医嘱

护理人员在药物治疗中不应盲目地执行医嘱，而是主动参与。以药物学基础理论为指导，掌握药物的药理作用、临床应用、给药途径、剂量及用法、

不良反应及防治措施、用药护理注意事项等知识，认真审核医嘱，严格操作，避免发生理论及技术性药物治疗事故，提高护理用药质量。

2. 开展药物疗效评价

实施药物疗效的评价是决定治疗是否继续或修正的重要环节。护理人员与患者经常接触，是评价药物疗效的最佳人选。因此，护理工作者必须掌握足够的药物学知识才能胜任此项工作，如明确药物治疗目的、药物疗效的体征表现、客观检测指标以及药物作用时间（起效及维持时间）等。当发现未达预期的药物治疗效果时，应及时向主治医师反馈，以便适当调整用药方案，达到药物治疗最佳效果。

3. 监测和防治药物不良反应

由于药物的品种繁多，患者的个体差异较大，药物不良反应的发生率逐年增加，给患者的身心造成巨大的危害。护理人员在药物治疗环节中处在最后关卡的重要地位，正确执行医嘱是安全用药的前提。在药物治疗过程中，除注意药物治疗效果的评价，还要密切观察和监测药物的不良反应。后者对患者的影响重大，生死攸关。护理人员只有掌握足够的药物学知识，才能及时判断和发现不良反应，并进行有效的防治和处理。

4. 对患者进行合理用药咨询和宣教

对患者进行合理用药咨询和宣教	利用与患者接触的每一次机会向患者及家属讲解药物治疗的必要性和重要性，说服患者积极配合治疗，以提高患者用药的依从性
	嘱咐患者按时服药，按医嘱进行治疗，不随意自服药品
	强调不可因故漏服药物而自行加倍补服，以免发生毒性反应
	用药期间应向患者介绍所用药物的主要不良反应及表现，教会患者识别和简单的处理方法。如一些药物常发生尿液等排泄物变色，应及时告知患者，以防错觉，引起恐慌；服用降糖药过量发生的低血糖反应症状表现及防治方法等
	讲解正确的用药方法及注意事项，如药物的最佳服药时间及方法、膳食对药物作用的影响等
	患者出院时，为患者及家属设计用药表，特别是老年患者，督促其按时、准确服药，对于需自行注射的药物还应教会正确的给药方法，如胰岛素皮下注射方法；教会患者识别药物有效期及药物正确的保存方法；教会患者及家属初步评价药效及判断不良反应的相关知识，指导患者合理用药

三、护理程序在临床用药中的应用

护理程序是为服务对象提供护理照顾时所应用的工作程序，是一种系统的解决问题的方法。包括护理评估、护理诊断、护理计划、护理实施和护理评价 5 个步骤。护理程序中的每一步骤，均具有相互关联、互为影响、循环往复的特点。将该种护理工作模式用于患者药物治疗过程中，使护理工作不再局限于执行医嘱和单纯的技术操作，而是能够利用护理工作的特点和优势，更有效地为患者实施药物治疗。

1. 护理评估

护理评估是药物治疗中实施护理程序的首要步骤。在进行用药前，护士必须运用药物学知识和临床实践经验，系统地收集和分析患者的生理、心理、社会及其所用药物的相关资料，找出患者现存的和潜在的健康问题。主要评估内容包括：

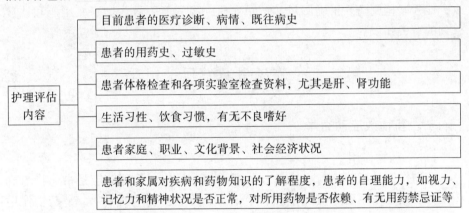

2. 护理诊断

护理人员依据护理评估的结果，对确定的现存或潜在的健康问题做出诊断。常见的与用药有关的护理诊断的陈述大多是由两部分组成，即诊断名称+相关因素。与药物不良反应有关的护理诊断，如头痛，与药物对中枢神经刺激有关；皮肤完整性受损，与药物变态反应有关。与不能很好地执行药物治疗计划有关的护理诊断，如不服从，与疾病有关（如精神病）；不服从，与经济状况有关。

3. 护理计划

护理计划包括两方面的内容：一是预期目标，即护理人员预计患者或服务对象在护理期限内能够达到的健康状态；二是护理措施，是护士执行护理工作的依据，与药物治疗、预防或减少不良反应有关。其内容主要包括：护理人员如何正确安全地使用药物、对药物疗效的观察、对药物不良反应的观察与防治、有效的药物治疗管理、健康教育计划等。

4. 护理实施

实施护理计划是护理程序中至关重要的一步，是护理计划付诸实践的过程。通过实施计划，实现预期目标。由于患者病情的不断变化，故在实施护理计划过程中要体现动态变化，不断修改护理计划。药物治疗护理计划的实施，关系到用药的安全、有效，不但要求护理人员掌握药物的药理基础理论，还应掌握相关的药物学及给药注意事项方面的知识；评价药物治疗的整个过程，随时依据病情变化进行调整，并正确、及时地做好护理记录。

5. 护理评价

护理人员经过以上 4 个步骤，依据实施后的结果，评价是否达到了预期目标，同时进行重新评估，为再次修订和调整护理计划提供依据。如应用抗高血压药护理评价内容包括：血压是否保持稳定；有无严重药物不良反应出现；能否坚持用药并正确测量和记录血压；患者能否叙述抗高血压药和饮食管理的有关知识。

第二节　临床用药护理基础理论

一、药物效应动力学

（一）药物作用

药物作用是指药物与机体大分子间的初始反应；药理效应是指药物与机体大分子相互作用引起机体生理、生化功能或形态发生的变化，是药物作用的结果。如肾上腺素对血管的初始作用是激动 α 肾上腺素受体，而药理效应是引起血管收缩、血压升高。药物作用和药理效应常互相通用。

1. 药物的基本作用

药物的基本作用是指药物对机体原有功能活动的影响，包括兴奋作用和抑制作用。

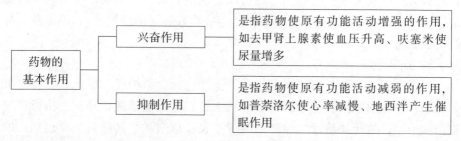

在一定条件下，药物的兴奋作用和抑制作用可相互转化，如中枢神经兴奋过度时，可出现惊厥，长时间惊厥又会转为衰竭性抑制，甚至死亡。有些药物的兴奋和抑制作用并不是单一出现的，同一药物作用于不同器官可以产生不同的作用，如肾上腺素对心脏呈现兴奋作用，而对支气管平滑肌则呈现抑制作用。

2. 药物作用的主要类型

（1）局部作用和吸收作用：根据药物是否被吸收分为局部作用和吸收作用。

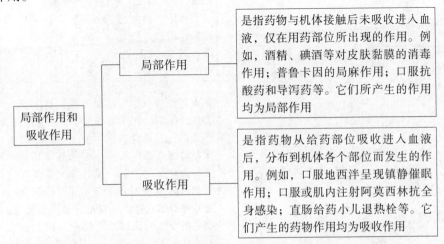

（2）直接作用和间接作用：以药物作用的因果关系分为直接作用和间接作用。

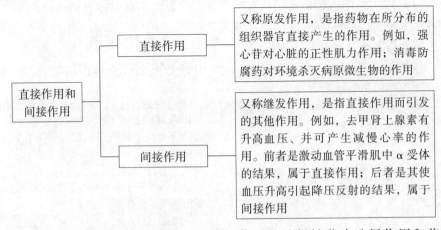

（3）选择作用和普遍作用：以药物作用的选择性分为选择作用和普遍作用。

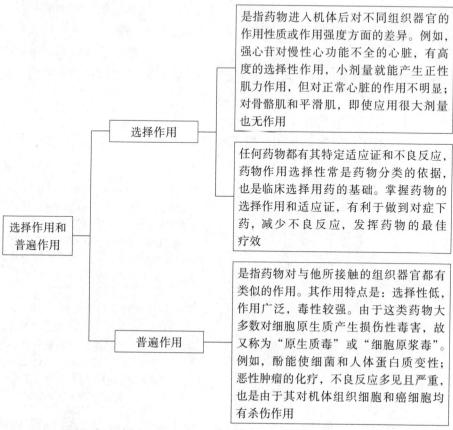

3. 药物作用的两重性

（1）治疗作用：药物作用具有两重性，既可产生对机体有利的防治作用，又可产生对机体不利的不良反应。两者之间往往是相互联系，伴随发生的两种作用性质完全不相同的表现形式。

凡符合用药目的，能产生诊断、预防和治疗疾病效果的作用称为治疗作用。治疗作用可分为以下 3 种。

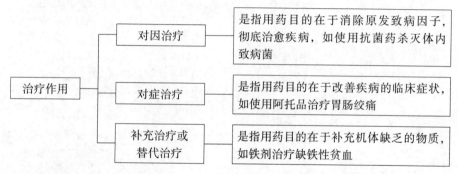

一般情况下，对因治疗比对症治疗更为重要，应首先选择对因治疗。但是对于一些严重危及生命的症状如高热、休克、惊厥等，应积极采取对症治疗，以防病情恶化，为对因治疗争得时间，降低病死率。有些对症治疗还可延缓病程进展，预防并发症的发生，降低远期病死率，如抗高血压药的降压作用等。中医学提倡急则治标，缓则治本，标本兼治，这些仍为临床用药所遵循的原则。

（2）不良反应：凡不符合用药目的，对机体不利甚至有害的反应称为不良反应。多数不良反应是药物固有的效应，一般是可以预知的，有的可以避免或减少；但少数较严重的不良反应较难恢复，称为药源性疾病。根据发生情况，归纳为以下几种。

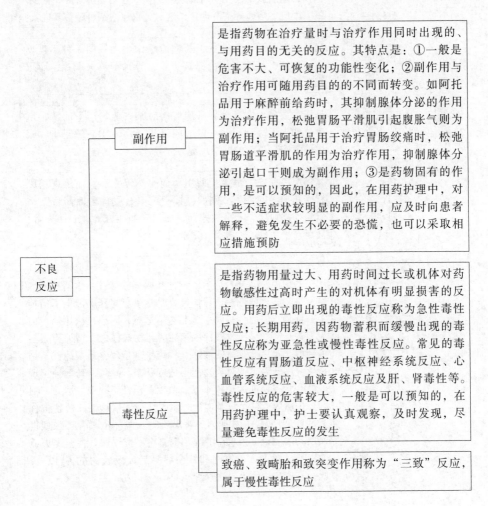

续流程

	变态反应	是指机体对某些抗原初次应答后，再次接受相同抗原刺激时，发生的一种以机体生理功能紊乱或组织细胞损伤为主的特异性免疫应答，又称超敏反应。变态反应的发生与剂量无关，不易预知，但过敏体质者易发生，结构相似的药物可发生交叉过敏反应。变态反应常表现为皮疹、药物热、血管神经性水肿、哮喘等，严重者可发生过敏性休克，如抢救不及时，可致死亡，如青霉素等。对易致变态反应的药物或过敏体质者，护士用药前要详细询问有无药物过敏史，并按规定做皮肤过敏试验，过敏试验阳性者应禁用
	后遗效应	是指停药后，血药浓度降到有效浓度以下残存的药物效应。例如，睡前服用巴比妥类催眠药，次日早晨起床后，仍有头晕、困倦、嗜睡等宿醉现象，这时，喝点浓茶可缓解其现象
	继发性反应	又称治疗矛盾，是继发于药物治疗作用之后的一种不良反应。例如，长期应用广谱抗生素，导致菌群失调症，而出现二重感染现象
不良反应	**特异质反应**	是指少数先天性遗传异常患者，对某些药物产生的特定反应。如先天性葡萄糖-6-磷酸脱氢酶（G-6-PD）缺乏者，服用伯氨喹后引起的溶血反应
	停药反应	又称反跳现象，是指长期用药而突然停止后，而出现比原有疾病加剧的现象。例如，长期应用β受体阻断药普萘洛尔治疗高血压，若突然停药，而出现血压骤升、心律失常，甚至产生急性心肌梗死或者猝死
	药物依赖性	是指长期用药后，患者对药物产生了主观和客观上需要连续用药的现象。又分为精神依赖性和躯体依赖性：①精神依赖性又称为心理依赖性、习惯性，是指患者对药物产生了精神上的依赖，停药会造成主观上的不适感，渴望再次用药，但无客观指征。易产生精神依赖性的药物被称为"精神药品"，如地西泮等；②躯体依赖性又称为生理依赖性或成瘾性，是指反复用药后患者对药物产生适应状态，一旦停药就会出现戒断症状，表现为烦躁不安、流泪、出汗、疼痛、恶心、呕吐、惊厥等，甚至危及生命。易产生身体依赖性的药物被称为"麻醉药品"，如吗啡、哌替啶等。躯体依赖者有强烈再次用药的欲望，为求得继续用药，可不择手段，甚至丧失道德人格，对个人、家庭和社会容易造成极大的危害性。对此，临床与科研上依法管理和使用

（二）药物剂量-效应

药物的剂量-效应关系是指在一定范围内，药物剂量或血药浓度与效应之间的规律性变化，简称量效关系。通过量效关系的研究，可定量分析和阐明药物剂量与效应之间的规律，有助于了解药物作用的性质，并为临床用药提供参考。

1. 药物的剂量与效应

剂量，即用药的分量。剂量的大小决定血药浓度的高低，血药浓度又决定药理效应。因此，药物剂量决定药理效应强弱，在一定剂量范围内，剂量越大，效应也随之增强。根据剂量与效应的关系，可将剂量分为以下几种。

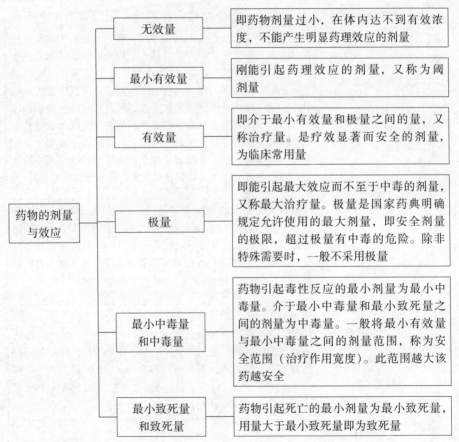

2. 量效曲线

以药理效应的强度为纵坐标，以药物剂量或血药浓度为横坐标，绘制的曲线称为量效曲线。根据观察指标的不同，可将量效关系分为两种。

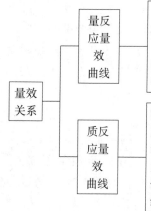

	量反应量效曲线	药理效应的强弱呈连续增减的变化，可用具体的数量或最大效应的百分率表示者，称为量反应，如心率快慢、血压升降等。以药物的剂量或血药浓度为横坐标，以效应强度为纵坐标，可获得直方双曲线；如将对数剂量或对数浓度为横坐标，以效应强度为纵坐标，则曲线呈典型的对称"S"形
量效关系		
	质反应量效曲线	药理效应是以阴性或阳性（如有效或无效、生存或死亡、惊厥或不惊厥等）表示的量效关系称为质反应型量-效关系。结果以反应的阳性百分率和阴性百分率的方式作为统计量，如死亡与存活、惊厥与不惊厥。若以对数剂量为横坐标，阳性率为纵坐标，则为对称的钟形曲线（正态分布曲线）；当纵坐标为累加阳性率时，其曲线为对称的"S"形曲线

量效曲线在药理学上有重要意义，根据量效曲线可以得出如下几个概念。

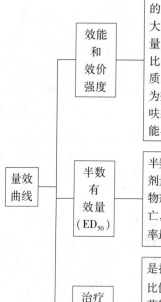

	效能和效价强度	效能是指药物所能产生的最大效应。效能反映药物内在活性的大小。高效能药物所产生的最大效应是低效能药物无论多大剂量也无法产生的。效价强度是指能引起等效反应的剂量。药效性质相同的两个药物的效价强度进行比较称为效价比。效价强度与效能之间无相关性，两者反映药物的不同性质。在药效学评价中具有重要意义。如利尿药以每日排钠量为效应指标进行比较，氢氯噻嗪的效价强度大于呋塞米，但呋塞米的效能远远大于氢氯噻嗪。在临床治疗时，药物的效能与效价强度可作为选择药物和确定药物剂量的依据
量效曲线		
	半数有效量（ED$_{50}$）	半数有效量在量反应中，是指能引起50%最大反应强度的药物剂量；在质反应中，是指引起50%实验动物出现阳性反应的药物剂量。半数有效量常以效应指标命名，如果效应指标为死亡，则称为半数致死量（LD$_{50}$）。量效曲线在50%效应处的斜率最大，故常用半数有效量（ED$_{50}$）计算药物的效价强度
	治疗指数（TI）	是指药物的半数致死量（LD$_{50}$）与半数有效量（ED$_{50}$）的比值。治疗指数可用来评价药物的安全性，治疗指数大的药物较治疗指数小的药物安全性大。有时 TI 不能完全反映药物安全性的大小，有时可适当参考1%致死量（LD$_1$）和99%有效量（ED$_{99}$）的比值或5%致死量（LD$_5$）和95%有效量（ED$_{95}$）之间的距离来衡量药物的安全性

（三）药物的作用机制

药物作用机制是阐明药物为什么起作用、如何起作用及作用部位等问题的有关理论。其研究有助于理解药物的治疗作用和不良反应的本质，从而为提高药物疗效和避免或减少不良反应、合理用药、安全用药提供理论依据。

药物的种类繁多，化学结构和理化性质各异，因此，其作用机制多种多样。

1. 理化反应

有的药物通过改变细胞周围环境的理化性质而发挥作用，如使用抗酸药治疗消化道溃疡、静脉滴注甘露醇消除脑水肿。

2. 参与或干扰细胞代谢

有些药物如激素、维生素、铁剂等，其本身就是机体生化过程所必需的物质，应用后可参与机体的代谢过程而防治相应的缺乏症，如应用铁盐补血、胰岛素治疗糖尿病。有些药物由于其化学结构与机体的代谢物质相似，可掺入代谢过程中，但不能产生正常代谢物质的生理效应，实际上导致抑制或阻断代谢的后果，从而干扰机体的某些生化代谢过程而产生药理作用，称为伪品掺入也称抗代谢药，如甲氨蝶呤可干扰叶酸代谢而呈现抗癌作用。

3. 对酶的影响

有些药物通过增强或抑制体内某些酶的活性而发挥作用，酶的品种很多，在体内分布极广，参与所有细胞生命活动，而且极易受各种因素的影响，是药物作用的一类主要对象。多数药物能抑制酶的活性，如新斯的明竞争性抑制胆碱酯酶，奥美拉唑不可逆性抑制胃黏膜 H^+-K^+-ATP 酶（抑制胃酸分泌）；还有些药物本身就是酶，如胃蛋白酶。

4. 改变机体内活性物质的释放

改变机体内活性物质的释放药物通过改变机体生理递质的释放或激素的分泌而产生作用，如麻黄碱通过促进体内交感神经末梢释放去甲肾上腺素而产生升血压作用，大剂量碘通过抑制甲状腺素分泌而产生抗甲状腺功能亢进症（甲亢）作用等。

5. 作用于细胞膜的离子通道

细胞膜具有选择性转运物质的功能。有的药物能影响细胞膜对 Na^+、K^+、Ca^{2+}、Cl^- 等离子的转运功能而发挥作用，如维拉帕米阻滞心肌细胞膜钙通道，抑制钙内流而产生抗心律失常作用。

6. 影响免疫功能

有些药物可影响机体免疫功能，如糖皮质激素能抑制机体的免疫功能，可用于器官移植时的排斥反应。

7. 非特异性作用

有些药物并无特异性作用机制，如消毒防腐剂对蛋白质的变性作用，因此只能用于体外杀菌或防腐，不能内用。

8. 药物与受体

许多药物通过受体发挥作用，用受体学说阐明药物的作用机制占有十分重要的地位。

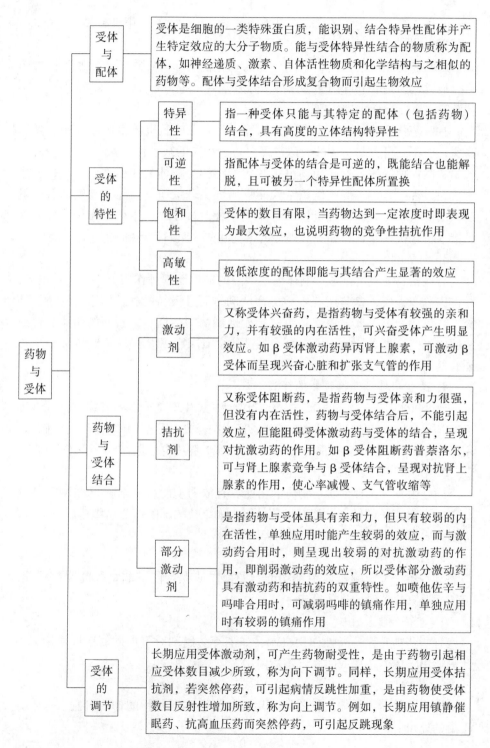

	受体与配体	受体是细胞的一类特殊蛋白质,能识别、结合特异性配体并产生特定效应的大分子物质。能与受体特异性结合的物质称为配体,如神经递质、激素、自体活性物质和化学结构与之相似的药物等。配体与受体结合形成复合物而引起生物效应
	受体的特性	**特异性** 指一种受体只能与其特定的配体(包括药物)结合,具有高度的立体结构特异性
		可逆性 指配体与受体的结合是可逆的,既能结合也能解脱,且可被另一个特异性配体所置换
		饱和性 受体的数目有限,当药物达到一定浓度时即表现为最大效应,也说明药物的竞争性拮抗作用
		高敏性 极低浓度的配体即能与其结合产生显著的效应
药物与受体	**药物与受体结合**	**激动剂** 又称受体兴奋药,是指药物与受体有较强的亲和力,并有较强的内在活性,可兴奋受体产生明显效应。如β受体激动药异丙肾上腺素,可激动β受体而呈现兴奋心脏和扩张支气管的作用
		拮抗剂 又称受体阻断药,是指药物与受体亲和力很强,但没有内在活性,药物与受体结合后,不能引起效应,但能阻碍受体激动药与受体的结合,呈现对抗激动药的作用。如β受体阻断药普萘洛尔,可与肾上腺素竞争与β受体结合,呈现对抗肾上腺素的作用,使心率减慢、支气管收缩等
		部分激动剂 是指药物与受体虽具有亲和力,但只有较弱的内在活性,单独应用时能产生较弱的效应,而与激动药合用时,则呈现出较弱的对抗激动药的作用,即削弱激动药的效应,所以受体部分激动药具有激动药和拮抗药的双重特性。如喷他佐辛与吗啡合用时,可减弱吗啡的镇痛作用,单独应用时有较弱的镇痛作用
	受体的调节	长期应用受体激动剂,可产生药物耐受性,是由于药物引起相应受体数目减少所致,称为向下调节。同样,长期应用受体拮抗剂,若突然停药,可引起病情反跳性加重,是由药物使受体数目反射性增加所致,称为向上调节。例如,长期应用镇静催眠药、抗高血压药而突然停药,可引起反跳现象

二、药物代谢动力学

（一）药物的跨膜转运

药物的跨膜转运是指药物通过生物膜的过程。药物在体内转运的吸收、分布、转化和排泄四个步骤均需要通过组织细胞的生物膜，通常将其分为被动转运和主动转运两种形式。

1. 主动转运

主动转运是指药物从浓度低的一侧向浓度高的一侧转运。主动转运的特点：①逆浓度差转运；②需要载体，且载体对药物具有特异性和选择性；③消耗能量；④存在竞争性抑制现象；⑤具有饱和现象。如青霉素和丙磺舒均由肾小管同一载体转运排泄，两药同时应用时，因丙磺舒占据了大量载体而使青霉素的主动转运被竞争性抑制，使排泄减少，血药浓度维持时间延长，从而增强了青霉素的抗感染效果。

2. 被动转运

被动转运是指药物由高浓度一侧向低浓度一侧的扩散过程，为不耗能的顺浓度差转运，膜两侧浓度差越大，药物转运的速度越快。被动转运的特点：①顺浓度差转运；②不需要载体；③不消耗能量；④分子量小、脂溶性大、极性小的非解离型药物易被转运，反之不易被转运。临床应用的多数药物以此种方式转运。

被动转运有以下几种类型。

分类	概　念
简单扩散	简单扩张又称脂溶性扩散，是指药物因其脂溶性溶解于细胞膜脂质层，以细胞膜两侧的药物浓度差透过细胞膜，扩散至低浓度侧。其特点为：不需要载体，不消耗化学能，转运无饱和现象，不同药物之间无竞争抑制现象，当细胞膜两侧浓度达平衡时净转运停止。影响简单扩散的因素主要有：药物的溶解度、解离度、极性大小和脂溶性高低等。因大多数药物呈弱酸性或弱碱性，在溶液中一定的 pH 值环境下可发生解离，故药物在体液中常以解离型和非解离型两种形式存在。非解离型药物极性小，脂溶性较高，易于跨膜转运；而解离型药物极性高，脂溶性较低，不易跨膜转运。因此当溶液中 pH 值发生改变时可影响药物的跨膜转运。多数药物以此种方式转运

续 表

分类	概　　念
膜孔扩散	膜孔扩散又称滤过、水溶性扩散，小分子水溶性药物可通过细胞膜的膜孔扩散。其受流体静压和渗透压的影响。毛细血管壁的膜孔较大，药物易通过；细胞膜的膜孔较小，只有小分子药物可以通过
易化扩散	易化扩散包括不耗能的载体转运和离子通道转运。不耗能的载体转运受细胞膜两侧浓度差影响，不溶于脂质的药物如葡萄糖、氨基酸、核苷酸等，依赖细胞膜上的特定载体进行不耗能的顺浓度差转运。其特点是：①载体具有高度特异性；②有饱和现象和竞争性抑制现象。离子通道转运受细胞膜两侧电位差的影响。例如，Na^+、K^+、Ca^{2+}等的电位差，可经细胞膜上特定通道，由高浓度侧向低浓度侧转运，也属于易化扩散

3. 其他转运方式

除上述转运方式外，体内的药物转运还可通过易化扩散、胞吞、胞饮等方式进行。

（二）药物的体内过程

1. 吸收

吸收是指药物自给药部位进入血液循环的过程。药物吸收的快慢和多少，直接影响药物呈现作用的快慢和强弱。影响药物吸收的因素很多，主要如下。

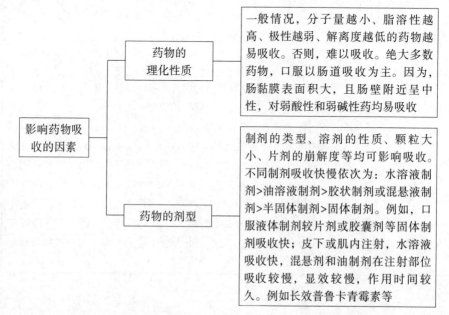

续流程

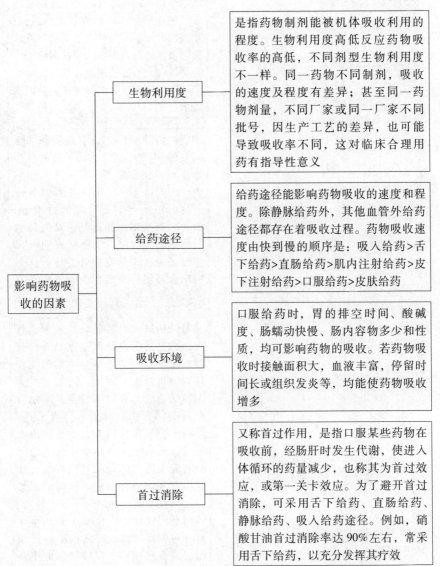

影响药物吸收的因素

生物利用度 — 是指药物制剂能被机体吸收利用的程度。生物利用度高低反应药物吸收率的高低，不同剂型生物利用度不一样。同一药物不同制剂，吸收的速度及程度有差异；甚至同一药物剂量，不同厂家或同一厂家不同批号，因生产工艺的差异，也可能导致吸收率不同，这对临床合理用药有指导性意义

给药途径 — 给药途径能影响药物吸收的速度和程度。除静脉给药外，其他血管外给药途径都存在着吸收过程。药物吸收速度由快到慢的顺序是：吸入给药>舌下给药>直肠给药>肌内注射给药>皮下注射给药>口服给药>皮肤给药

吸收环境 — 口服给药时，胃的排空时间、酸碱度、肠蠕动快慢、肠内容物多少和性质，均可影响药物的吸收。若药物吸收时接触面积大，血液丰富，停留时间长或组织发炎等，均能使药物吸收增多

首过消除 — 又称首过作用，是指口服某些药物在吸收前，经肠肝时发生代谢，使进入体循环的药量减少，也称其为首过效应，或第一关卡效应。为了避开首过消除，可采用舌下给药、直肠给药、静脉给药、吸入给药途径。例如，硝酸甘油首过消除率达90%左右，常采用舌下给药，以充分发挥其疗效

2. 分布

分布是指药物从血液循环向组织器官转运的过程。药物在体内的分布不均匀，一般来说，药物的分布与药物作用呈相关性，分布浓度高，药物在此部位的作用强，如碘及碘化物在甲状腺的浓度较高，对该部位的作用较强。但有的药物并非如此，如强心苷作用于心脏，却主要分布于骨骼肌和肝。影响药物分布的因素主要有以下几个方面。

药物的理化性质 —— 脂溶性药物或水溶性小分子药物易通过毛细血管壁，由血液分布到组织；水溶性大分子药物或离子型药物难以透出血管壁进入组织，如甘露醇由于分子较大，不易透出血管壁，故静脉滴注后，可提高血浆渗透压，使组织脱水

体液的 pH —— 细胞内液的 pH 为 7.0，血液和细胞间液的 pH 约为 7.4，由于弱酸性药物在细胞外解离多，不易进入细胞内。提高血液 pH 值，可使弱酸性药物向细胞外转运；降低血液 pH 值，则向细胞内转运。弱碱性药物与此相反。所以，改变血液 pH 值，可改变药物在细胞内外的分布，对临床合理用药及药物中毒解救具有实际意义

影响药物分布的因素

药物与血浆蛋白结合 —— 多数药物进入血液循环后能不同程度地与血浆蛋白呈可逆性结合，药物与血浆蛋白结合率是决定药物在体内分布的重要因素。药物与血浆蛋白结合后具有以下特点：①结合是可逆的；②暂时失去药理活性；③由于分子体积增大，不易透出血管壁，限制了其转运；④药物之间具有竞争蛋白结合的置换现象，如抗凝血药华法林和解热镇痛药双氯芬酸与血浆蛋白的结合率都比较高，若两药同时应用，血浆中游离型华法林将明显增多，导致抗凝血作用增强或自发性出血。故联合应用几种血浆蛋白结合率较高的药物时，护理人员应警惕可能会发生因竞争性置换而造成的药效改变甚至中毒

药物与组织的亲和力 —— 有些药物对某些组织有特殊的亲和力，因而在该组织的浓度较高，如抗疟药氯喹在肝中浓度比血浆浓度高约700 倍，碘主要分布在甲状腺中

续流程

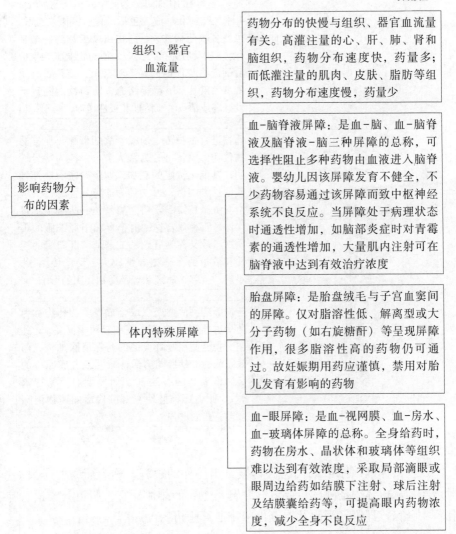

影响药物分布的因素

组织、器官血流量 —— 药物分布的快慢与组织、器官血流量有关。高灌注量的心、肝、肺、肾和脑组织，药物分布速度快，药量多；而低灌注量的肌肉、皮肤、脂肪等组织，药物分布速度慢，药量少

体内特殊屏障

血-脑脊液屏障：是血-脑、血-脑脊液及脑脊液-脑三种屏障的总称，可选择性阻止多种药物由血液进入脑脊液。婴幼儿因该屏障发育不健全，不少药物容易通过该屏障而致中枢神经系统不良反应。当屏障处于病理状态时通透性增加，如脑部炎症时对青霉素的通透性增加，大量肌内注射可在脑脊液中达到有效治疗浓度

胎盘屏障：是胎盘绒毛与子宫血窦间的屏障。仅对脂溶性低、解离型或大分子药物（如右旋糖酐）等呈现屏障作用，很多脂溶性高的药物仍可通过。故妊娠期用药应谨慎，禁用对胎儿发育有影响的药物

血-眼屏障：是血-视网膜、血-房水、血-玻璃体屏障的总称。全身给药时，药物在房水、晶状体和玻璃体等组织难以达到有效浓度，采取局部滴眼或眼周边给药如结膜下注射、球后注射及结膜囊给药等，可提高眼内药物浓度，减少全身不良反应

3. 生物转化

药物在体内发生的化学变化称为生物转化或代谢。大多数药物经生物转化后失去药理活性，故称为灭活。有的药物如地西泮、水合氯醛等，其代谢产物仍具有药理活性；少数药物如环磷酰胺等，只有经过生物转化才具有药理活性；也有的药物如青霉素等，不经生物转化，而是以原形由肾排泄。肝脏是药物代谢的主要器官，其次是肠、肾、肺和血浆等。药物在肝脏代谢时受肝功能影响，肝功能不全时可使经肝代谢的药物在体内蓄积。药物的代谢与排泄统称为药物的消除过程。

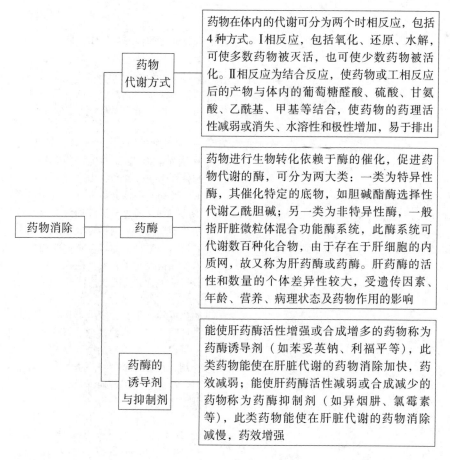

药物消除 ─┬─ 药物代谢方式 ─── 药物在体内的代谢可分为两个时相反应，包括4种方式。Ⅰ相反应，包括氧化、还原、水解，可使多数药物被灭活，也可使少数药物被活化。Ⅱ相反应为结合反应，使药物或工相反应后的产物与体内的葡萄糖醛酸、硫酸、甘氨酸、乙酰基、甲基等结合，使药物的药理活性减弱或消失、水溶性和极性增加，易于排出

药酶 ─── 药物进行生物转化依赖于酶的催化，促进药物代谢的酶，可分为两大类：一类为特异性酶，其催化特定的底物，如胆碱酯酶选择性代谢乙酰胆碱；另一类为非特异性酶，一般指肝脏微粒体混合功能酶系统，此酶系统可代谢数百种化合物，由于存在于肝细胞的内质网，故又称为肝药酶或药酶。肝药酶的活性和数量的个体差异性较大，受遗传因素、年龄、营养、病理状态及药物作用的影响

药酶的诱导剂与抑制剂 ─── 能使肝药酶活性增强或合成增多的药物称为药酶诱导剂（如苯妥英钠、利福平等），此类药物能使在肝脏代谢的药物消除加快，药效减弱；能使肝药酶活性减弱或合成减少的药物称为药酶抑制剂（如异烟肼、氯霉素等），此类药物能使在肝脏代谢的药物消除减慢，药效增强

4. 排泄

药物从体内以原形或代谢产物被排出体外的过程，称为药物的排泄。排泄是药物从机体内消除的重要方式，肾是主要的排泄器官，胆道、肠道、肺、乳腺、涎腺、汗腺、泪腺及胃等也可排泄某些药物。

分类	概　　念
肾脏排泄	游离型药物及代谢产物经肾脏排泄的方式，主要是肾小球滤过，其次是肾小管的分泌。有些药物经肾小球滤过后，又有部分被肾小管重吸收。其吸收量的多少，主要与药物的脂溶性、尿量和尿液的酸碱度有关。脂溶性药物重吸收较多；水溶性药物重吸收较少，尿量增多，尿液中药物浓度降低，重吸收减少。其中影响药物排泄最主要因素的是肾功能与尿液的酸碱度

分类	概　　念
肠道排泄	经肠道排泄的药物主要是口服后肠道中未吸收的药物，由肠黏膜分泌到肠道的药物
胆道排泄	有些药物及其代谢物可经胆汁主动排泄。经胆汁排泄的药物在胆道内药物浓度较高，可用于治疗胆道疾病，如红霉素、四环素、利福平等治疗胆道感染。肠肝循环是指自胆汁排入十二指肠的药物，在肠中被再吸收的过程。肠肝循环可使药物作用时间延长，当胆道引流或阻断肠肝循环时可加速药物的排泄。如考来烯胺（消胆胺）可阻断洋地黄毒苷的肠肝循环，可用于后者中毒的解救
乳汁排泄	是指脂溶性高的药物和弱碱性药物可经乳汁排出，故哺乳期妇女用药时应特别慎重。例如，吗啡、阿托品等，以免对婴儿引起不良反应。
其他途径排泄	有的药物还可以经唾液、汗液、泪液、呼吸道等途径排泄

（三）血药浓度动态变化规律

1. 时-量曲线

药物体内过程，是一个连续发生的动态变化过程。用药之后，总是经历着增长、平衡、衰减和消除的过程。这实质上反映了药物体内过程随时间变化的动态规律。血药浓度随时间而变化，表现为药物效应强弱与血药浓度高低呈正比。在一定的范围内，药物的浓度随时间推进而降低，药物作用也随时间推进而减弱直至消失。以时间为横坐标，血药浓度为纵坐标作图的曲线，表示时间与血药浓度（量）变化的关系，即为时-量曲线。

2. 药物的消除

药物在体内经代谢和排泄使药物作用消失的过程，称消除。药物消除的方式有两种。

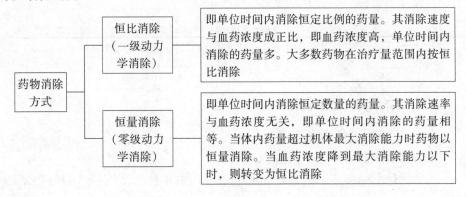

3. 某些药代动力学参数

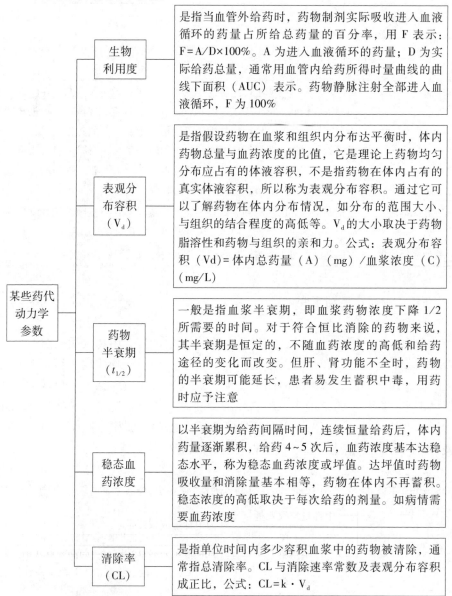

某些药代动力学参数	生物利用度	是指当血管外给药时，药物制剂实际吸收进入血液循环的药量占所给总药量的百分率，用 F 表示：F＝A/D×100%。A 为进入血液循环的药量；D 为实际给药总量，通常用血管内给药所得时量曲线的曲线下面积（AUC）表示。药物静脉注射全部进入血液循环，F 为 100%
	表观分布容积（V_d）	是指假设药物在血浆和组织内分布达平衡时，体内药物总量与血药浓度的比值，它是理论上药物均匀分布应占有的体液容积，不是指药物在体内占有的真实体液容积，所以称为表观分布容积。通过它可以了解药物在体内分布情况，如分布的范围大小、与组织的结合程度的高低等。V_d 的大小取决于药物脂溶性和药物与组织的亲和力。公式：表观分布容积（Vd）＝体内总药量（A）（mg）／血浆浓度（C）（mg/L）
	药物半衰期（$t_{1/2}$）	一般是指血浆半衰期，即血浆药物浓度下降 1/2 所需要的时间。对于符合恒比消除的药物来说，其半衰期是恒定的，不随血药浓度的高低和给药途径的变化而改变。但肝、肾功能不全时，药物的半衰期可能延长，患者易发生蓄积中毒，用药时应予注意
	稳态血药浓度	以半衰期为给药间隔时间，连续恒量给药后，体内药量逐渐累积，给药 4~5 次后，血药浓度基本达稳态水平，称为稳态血药浓度或坪值。达坪值时药物吸收量和消除量基本相等，药物在体内不再蓄积。稳态浓度的高低取决于每次给药的剂量。如病情需要血药浓度
	清除率（CL）	是指单位时间内多少容积血浆中的药物被清除，通常指总清除率。CL 与消除速率常数及表观分布容积成正比，公式：CL＝k·V_d

三、影响药物作用的因素

（一）药物方面的因素

1. 药物的化学结构

药物的化学结构是确定其性质和药理作用的依据。结构相似的药物，其作用也相似。例如，磺胺类药结构均相似，抗菌作用也相似。但是，某些结构相似的药物，也可引起相反的作用。例如，抗凝血药双香豆素与促凝血药维生素 K 的结构相似，其作用却相互对抗。

2. 药物的剂型

药物的剂型可影响药物的吸收和消除，进而影响药效。相同剂量的同一药物，以注射吸收较快，内服剂型吸收较慢。注射剂中，溶液剂吸收较混悬剂及油剂快。在口服剂型中，溶液剂较散剂快，散剂较片剂和丸剂快。临床应用时应根据疾病类型、病情轻重、治疗方案和用药目的选择适当的剂型。

3. 药物的剂量

剂量是指用药的分量，即用药量的多少。剂量的大小，是决定药物在体内浓度高低和作用强弱的主要因素之一。在一定范围内，剂量的大小与药物作用的强弱呈正比，若超过一定的剂量，则由量变导致向质变的方向发展，可发生中毒，甚至死亡。药物剂量与效应的关系称量效关系。依据量效关系，剂量可以分为如下几种类型。

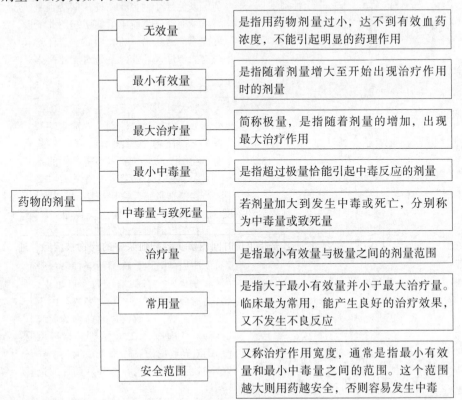

药物的剂量	无效量	是指用药物剂量过小，达不到有效血药浓度，不能引起明显的药理作用
	最小有效量	是指随着剂量增大至开始出现治疗作用时的剂量
	最大治疗量	简称极量，是指随着剂量的增加，出现最大治疗作用
	最小中毒量	是指超过极量恰能引起中毒反应的剂量
	中毒量与致死量	若剂量加大到发生中毒或死亡，分别称为中毒量或致死量
	治疗量	是指最小有效量与极量之间的剂量范围
	常用量	是指大于最小有效量并小于最大治疗量。临床最为常用，能产生良好的治疗效果，又不发生不良反应
	安全范围	又称治疗作用宽度，通常是指最小有效量和最小中毒量之间的范围。这个范围越大则用药越安全，否则容易发生中毒

（二）机体方面的因素

```
                    ┌─ 年龄与体重 ─┐
                    │             │
机体方面      ──────┼─ 性别 ──────┤
的因素              │             │
                    └─ 个体差异 ──┘
```

年龄与体重：一般所说的剂量是指 18~60 岁成年人用药的平均剂量。老年人由于各器官功能逐渐减退，特别是肝、肾功能逐渐减退，对药物的生物转化和排泄能力降低，对药物的耐受性较差，用药剂量一般为成年人的 3/4。小儿用药首先要考虑体重的差异，通常可按体重比例折算剂量，除体重差异外，小儿正处在生长发育时期，各器官的功能发育尚未完善，对药物的代谢及排泄能力较差，对药物的反应性与成年人的也不完全相同

性别：性别对药物反应无明显差别，但妇女有月经、妊娠、哺乳等不同时期的生理特点，用药时应予注意。月经期应避免使用作用强烈的泻药和抗血凝药，以免月经过多。在妊娠期特别是妊娠早期，避免使用可能引起胎儿畸形或流产的药物。哺乳期妇女应注意药物能否进入乳汁，是否对乳儿产生影响

个体差异：大多数人对药物的反应是相似的，但少部分人在年龄、性别、体重相同的情况下，使用相同剂量的同一种药物，在两个以上的个体中所产生的不同反应，称为个体差异。有的人对某些药物特别敏感，应用较小剂量就会产生较强的效应，称为高敏性。反之，有的人对药物的敏感性低，必须应用较大剂量才能产生其他人一般剂量所应用的效应，称为耐受性。耐受性有先天性，在初期用药即可出现，常与遗传因素有关。但大多数是由于反复用药后，导致机体对药物的反应性降低。病原体在反复与药物接触后，对药物的敏感性降低或消失，导致药效下降或无效，称为耐药性或抗药性

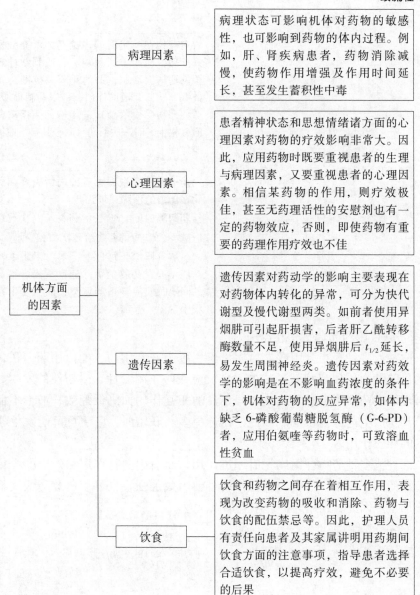

续流程

机体方面 的因素	病理因素	病理状态可影响机体对药物的敏感性，也可影响到药物的体内过程。例如，肝、肾疾病患者，药物消除减慢，使药物作用增强及作用时间延长，甚至发生蓄积性中毒
	心理因素	患者精神状态和思想情绪诸方面的心理因素对药物的疗效影响非常大。因此，应用药物时既要重视患者的生理与病理因素，又要重视患者的心理因素。相信某药物的作用，则疗效极佳，甚至无药理活性的安慰剂也有一定的药物效应，否则，即使药物有重要的药理作用疗效也不佳
	遗传因素	遗传因素对药动学的影响主要表现在对药物体内转化的异常，可分为快代谢型及慢代谢型两类。如前者使用异烟肼可引起肝损害，后者肝乙酰转移酶数量不足，使用异烟肼后 $t_{1/2}$ 延长，易发生周围神经炎。遗传因素对药效学的影响是在不影响血药浓度的条件下，机体对药物的反应异常，如体内缺乏 6-磷酸葡萄糖脱氢酶（G-6-PD）者，应用伯氨喹等药物时，可致溶血性贫血
	饮食	饮食和药物之间存在着相互作用，表现为改变药物的吸收和消除、药物与饮食的配伍禁忌等。因此，护理人员有责任向患者及其家属讲明用药期间饮食方面的注意事项，指导患者选择合适饮食，以提高疗效，避免不必要的后果

（三）给药方法方面的因素

1. 给药途径

给药途径也可影响药物的吸收、药物出现作用快慢和维持时间的长短。有的药物给药途径不同，其药物作用性质也可不同，如硫酸镁口服可产生导泻和利胆作用，肌内注射呈现降压和抗惊厥作用；利多卡因局部给药可产生局部麻醉作用，而其静脉注射给药则可产生抗心律失常作用。

2. 给药时间和给药次数

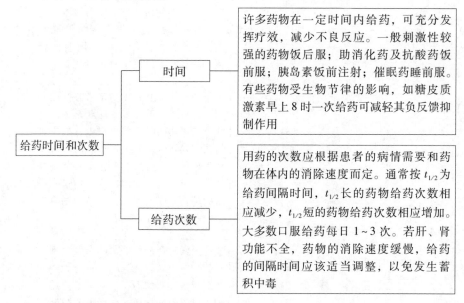

3. 联合用药与药物相互作用

两种或多种药物合用或先后序贯应用称为联合用药或配伍用药。联合用药的目的是为了提高疗效、减少不良反应或防止耐受性、耐药性的发生。但不合理的多药联用也常导致药物间不良的相互作用而降低疗效、加重不良反应，甚至产生药源性疾病。因此，在选择多药联用时，应注意可能发生药物不良的相互作用。

两种或多种药物合用或先后序贯使用，而引起药物作用和效应的变化称为药物的相互作用。药物的相互作用可使药效加强，也可使药效降低或不良反应加重。因此，在用药护理中要加以注意。

第三节　药品的一般知识

一、药品的名称

药品是指用于预防、诊断、治疗疾病，有目的地调节人的生理功能并规定有适应证或者功能主治、用法和用量的物质，包括中药、西药及生物制品。药品的名称分为通用名、专有名、化学名及别名。

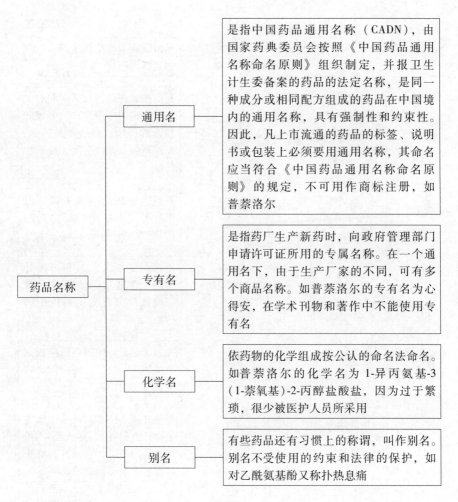

二、药品的分类

药物按其来源、产地、管理、使用等分类。具体分类如下：

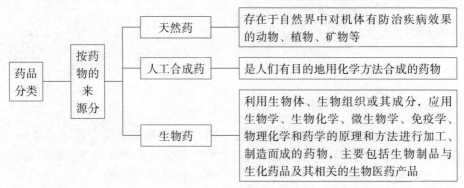

续流程

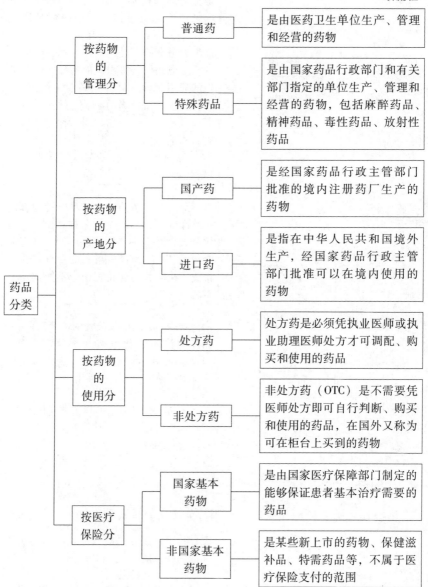

三、药品的制剂与剂型

制剂是按照国家颁布的药品规格、标准，将药物制成适合临床需要并符合一定质量标准的制品。剂型是指将药物加工制成适合患者需要的给药形式。常用剂型如下。

分类	概 念
液体制剂	是指药物分散在液体分散介质中组成的内服或外用的液态制剂，包括溶液剂、注射剂、乳剂、混悬剂、合剂、糖浆剂、洗剂、酊剂、滴眼剂等
固体制剂	常用的固体剂型有散剂、颗粒剂、片剂、胶囊剂、滴丸剂、膜剂、海绵剂等。固体制剂的共同特点是与液体制剂相比，物理、化学稳定性好，生产制造成本较低，服用与携带方便；药物在体内首先溶解后才能透过生物膜被吸收入血液循环中
软体剂型	常用的软体剂型有软膏剂、栓剂、硬膏剂等。硬膏剂是由药物与基质混匀后，涂于纸、布或其他薄片上的硬质膏药，遇体温则软化而粘敷在皮肤上，如伤湿止痛膏
气雾剂	是指药物与适宜的抛射剂（液化气体或压缩空气）装于耐压密封容器中的液体制剂，当阀门打开后，借助气化的抛射剂的压力，将药液呈雾状定量或非定量地喷射出来
新型制剂	常用的软体剂型有微囊剂、长效剂与控释剂、定向制剂等

四、药品的标识

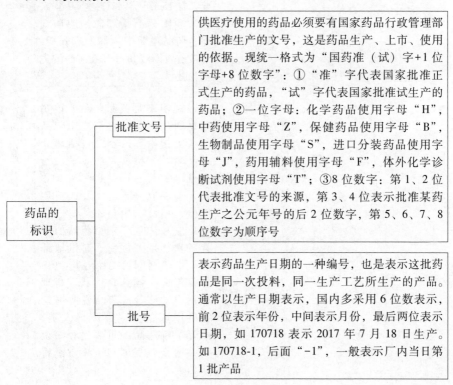

药品的标识 —— 批准文号 —— 供医疗使用的药品必须要有国家药品行政管理部门批准生产的文号，这是药品生产、上市、使用的依据。现统一格式为"国药准（试）字+1位字母+8位数字"：①"准"字代表国家批准正式生产的药品，"试"字代表国家批准试生产的药品；②一位字母：化学药品使用字母"H"，中药使用字母"Z"，保健药品使用字母"B"，生物制品使用字母"S"，进口分装药品使用字母"J"，药用辅料使用字母"F"，体外化学诊断试剂使用字母"T"；③8位数字：第1、2位代表批准文号的来源，第3、4位表示批准某药生产之公元年号的后2位数字，第5、6、7、8位数字为顺序号

批号 —— 表示药品生产日期的一种编号，也是表示这批药品是同一次投料，同一生产工艺所生产的产品。通常以生产日期表示，国内多采用6位数表示，前2位表示年份，中间表示月份，最后两位表示日期，如170718表示2017年7月18日生产。如170718-1，后面"-1"，一般表示厂内当日第1批产品

药品的标识 ── 有效期

是指药品在规定的贮藏条件下质量能够符合规定要求的期限。其表示方法有 3 种：①直接标明有效期：以有效月份最后 1 天为到期日。如某药品有效期为 2012 年 7 月，表明药品在 2012 年 7 月 31 日前使用均有效；②直接标明失效期：国外进口药品采用 EXP Date 或 Use before 标明失效期，以表示有效期限。如某药标明 EXP May 2017，则表示该药失效期为 2017 年 5 月，即有效使用时间为 2017 年 4 月 30 日；③标明有效年限：标明有效期几年，配合生产批号，判断有效期是何日。如某药品标明批号 080716，有效期 3 年，则表示该药品可用到 2011 年 7 月 15 日。新修订的《中华人民共和国药品管理法》明确规定，药品说明书未标明有效期、更改有效期或超过有效期的按劣药论处

── 说明书

药品说明书是载明药品的重要信息的法定文件，是选用药品的法定指南。内容应包括药品的品名、规格、生产企业、药品批准文号、产品批号、有效期、主要成分、适应证或功能主治、用法、用量、禁忌、不良反应和注意事项、药品的贮存条件、生产厂家、通讯地址等。中药制剂说明书还应包括主要药味（成分）性状、药理作用、贮藏等。药品说明书能提供用药信息，是医护人员、患者了解药品的重要途径。说明书的规范程度与医疗质量密切相关

五、药品的贮存

为使药品保质保效，防止因保管不当而发生变质，必须按药典或包装说明上规定的储存方法进行保管，尤其是特殊药品。一般药品应注意以下几点。

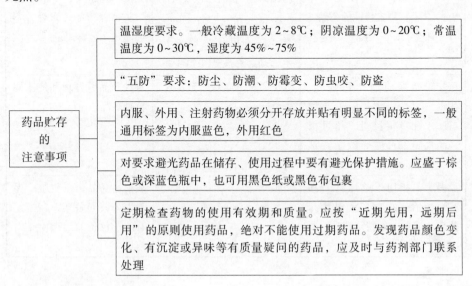

药品贮存的注意事项

温湿度要求。一般冷藏温度为2~8℃；阴凉温度为0~20℃；常温温度为0~30℃，湿度为45%~75%

"五防"要求：防尘、防潮、防霉变、防虫咬、防盗

内服、外用、注射药物必须分开存放并贴有明显不同的标签，一般通用标签为内服蓝色，外用红色

对要求避光药品在储存、使用过程中要有避光保护措施。应盛于棕色或深蓝色瓶中，也可用黑色纸或黑色布包裹

定期检查药物的使用有效期和质量。应按"近期先用，远期后用"的原则使用药品，绝对不能使用过期药品。发现药品颜色变化、有沉淀或异味等有质量疑问的药品，应及时与药剂部门联系处理

六、特殊药品的管理

我国对特殊药品实行分类管理，并制定了相应的具体管理法规。一般将特殊药品分为以下4类。

分类	概　　念	举　　例	管理措施
麻醉药品	指连续使用易产生躯体依赖性，导致成瘾的药品	如阿片类、可卡因类、大麻类、人工合成麻醉性镇痛药（如哌替啶）等	麻醉药品的使用保管采用"五专"，即专人保管、专用账册、专柜加锁、专用处方、专册登记。在日常工作中，护理人员除做好以上工作外，还必须每班交接清点，护理人员对经手使用的情况必须进行专册登记，回收空安瓿或废贴

续 表

分类	概 念	举 例	管理措施
精神药品	指直接作用于中枢神经系统，产生兴奋或抑制，连续使用可产生精神依赖性的药品	一类精神药品，如复方樟脑酊、安钠咖（苯甲酸钠咖啡因）、司可巴比妥等	精神药品凭医生处方限量使用，一类精神药品一张处方不能超过3天常用量；二类精神药品一张处方不能超过7天常用量
		二类精神药品，如巴比妥类（司可巴比妥除外）、苯二氮䓬类及甲丙氨酯等	
医疗用毒性药品	是指药理作用强烈、毒性极大、极量与致死量很接近，超过极量很可能导致中毒甚至死亡的药物	如士的宁、毒毛花苷 K 等	毒性药品其管理和使用同精神药品
放射性药品	是指用于临床诊断和治疗的含有放射性元素的一类特殊药品	^{131}碘、^{32}磷等	放射性药品由单位统一保管，公安局备案，在指定有防护设备的地点由专人使用

第四节　处方及医嘱基本知识

处方是由注册的执业医师和执业助理医师在诊疗活动中为患者开具的、由药学专业技术人员审核、调配、核对，并作为发药凭证的医疗用药的医疗文书。护理人员和药剂人员虽然没有处方权。但医生正确开具处方、药剂人员审核处方并及时、正确按处方发药、护理人员正确无误地执行处方并对患者用药后具有监护责任，任何一个环节都是至关重要的。如果某个环节失误都可能造成严重后果，甚至危及生命。一旦发生医疗事故，处方可作为法律凭证，追究责任。因此，医、药、护人员对处方均应高度负责，严防医疗事故的发生，保证患者用药安全。

一、处方的种类

医疗处方一般分为以下 6 种。

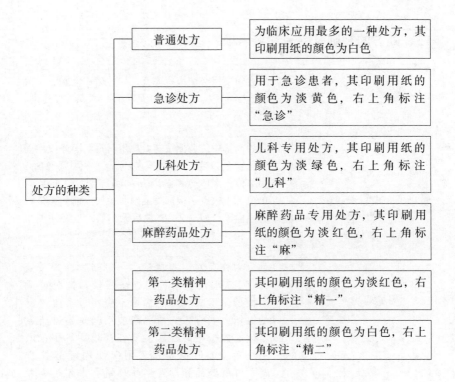

二、处方的基本结构

处方由 3 部分组成，包括前记、正文和后记。

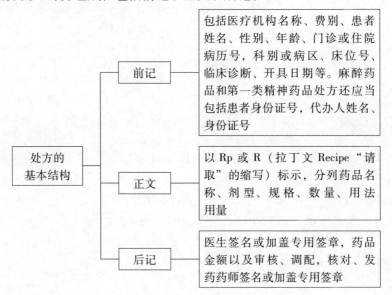

三、处方的规则及书写注意事项

处方的规则及书写注意事项

> 处方中项目必须填写完整，如姓名、性别、年龄（成人写实际年龄，小儿写日、月龄）、科别、日期等

> 药物剂量单位一律按药典规定书写。固体或半固体药物多以克（g）、毫克（mg）、微克（μg）为单位；液体药物多以升（L）、毫升（ml）为单位。小数点必须标写准确，小数点前如无整数必须加零，如0.2；整数后无小数，也必须加小数点和零，如2.0，以免错误

> 处方中开写的用药总量，一般药物以3天量为宜、7天量为限，慢性病或特殊情况可适当增加。每次应用的剂量不应超过药典规定的极量。如有特殊情况需要用药量超过药典所规定的极量时，医生要在药量后签字，以示负责。如开麻醉品，则应使用麻醉处方笺。麻醉药品和毒性药品总量不得超过1天极量。每张处方不得超过5种药品。中、西药应分别开写处方

> 处方应该用钢笔书写，要求字迹清楚、工整。处方不得涂改，必须要改时，开写医师必须在修改处签名。医师开完处方后应在处方正文空白处画一斜线，以示处方完毕。无处方权的进修医生、实习医生，可在有处方权的医生指导下开方，并由指导医生签名后才有效

四、医嘱

医嘱是由医生拟定、护理人员执行的治疗方案及步骤，其内容主要包括医嘱日期、时间、护理常规、护理级别、患者的饮食及体位、药物与用法、各种检查及治疗、医生和护士签名。医嘱中药物的开写格式为：药名和剂型、每次用量、给药次数、给药途径、给药时间、给药部位等。

五、处方及医嘱中常用缩写词

分类	缩写	中文	分类	缩写	中文
药物剂型	Aq	水或水剂	制剂用法	iv 或（V）	静脉注射
	Amp	安瓿剂		iv gtt 或 iv drip	静脉滴注
	Caps	胶囊剂		im 或（M）	肌内注射
	Drip	滴		ih 或（H）	皮下注射
	Dec	煎剂		id	皮内注射
	Extr	浸膏剂		ip	腹腔内注射
	Gtt	滴剂、滴		icd	脑室内注射
	Gran	颗粒剂		ia	动脉注射
	Inj	注射剂		adus int（us int）	内服
	Lot	洗剂		adus ext（ext）	外用
	Mist（Mixt）	合剂		ol（OL）	左眼
	Ol	油剂		od（OD）	右眼
	Oeul（Ocul）	眼膏剂		pro o（pr ocul）	眼用
	Pip	丸剂		pro a（pr aur）	耳用
	Pulv	散剂		pr nar	鼻用
	Syr	糖浆剂		po	口服
	Sol	溶液剂		pr	灌肠
	Spt	醑剂		md	按医嘱
	Supp	栓剂		degl	咽服、吞服
	Tab	片剂		garg	含漱
	Tr	酊剂		r capil	头发用
	Ung	软膏剂		pr jug	咽喉用
给药时间和次数	ac	饭前		pr sen	老人用
	pc	饭后		AST	皮试后
	aj	空腹		paa	用于患部
	am	上午		pr rect	直肠用
	pm	下午		pr ad	成人用
	qm	每晨		pr inf	婴儿用
	qn	每晚		pr urethr	尿道用
	hs	睡前、睡时		pr vagin	阴道用
	prn	酌情而定（长期医嘱）	剂量单位	g	克
	qd	每日1次		mg	毫克
	bid	每日2次		μg	微克
	tid	每日3次		kg	千克
	qid	每日4次		IU（iu）	国际单位
	qh	每小时1次		U	单位
	q2h	每2小时1次		L	升
	q4h	每4小时1次		ml	毫升
	q2d	每2天1次		qs	适量
	qod	隔日1次		μl	微升
	Sos（sos）	必要时用（临时医嘱）	其他	aa	各（各等量）
	prn	需要时		ad	加至
	St 或 stat	立即		MDS	混合给予标记
	CIto	极速地		Aq dest	蒸馏水
	lent	慢慢地		Co	复方地
				et	和（及）
				RP 或 R	请取
				Sig 或 S	用法
				No	数目
				ds	给予标记

第五节 用药护理注意事项

护理人员应掌握药物的基本知识并不断更新药物学知识，了解所用药物的药理作用和理化性质、用法、用量，掌握用药时间和用药注意事项，严格按医嘱给患者用药，注意观察患者用药后的反应，评估药物的疗效，及时发现与药物有关的病情变化和不良反应，指导患者合理用药，对治疗提出合理化建议，对不合理的处方有责任提出意见，把好安全用药的最后一道防线。

一、临床用药过程的护理注意事项

（一）用药前

1. 在执行医嘱前，应了解患者的诊断和病情，明确医嘱的目的，掌握所用药物的药理作用、给药途径、剂量、不良反应、药物相互作用、禁忌证和用药护理措施等。若对医嘱有疑问，应及时与医生沟通清楚后方可执行，对不熟悉的药物，要查阅书籍，绝对不能盲目执行医嘱。

2. 按照护理程序对患者进行护理评估，了解患者的身体状况、病史和用药史，尤其要了解患者的药物过敏史。

3. 对易引起变态反应的药物，用前除做过敏试验外，还要准备好急救药品。

4. 了解患者辅助检查有关结果，尤其是肝功能、肾功能、心功能情况及心电图检查、血常规及有无电解质紊乱等。

5. 药品的外观检查

护理人员到药房领取药物或使用前，必须用肉眼进行外观质量的一般检查，对变质、包装破损、标签不清楚、超过有效期限等不符合质量要求的药物，拒绝领取及使用。

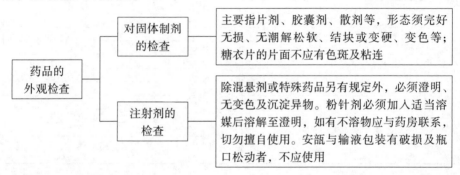

药品的外观检查

对固体制剂的检查：主要指片剂、胶囊剂、散剂等，形态须完好无损、无潮解松软、结块或变硬、变色等；糖衣片的片面不应有色斑及粘连

注射剂的检查：除混悬剂或特殊药品另有规定外，必须澄明、无变色及沉淀异物。粉针剂必须加入适当溶媒后溶解至澄明，如有不溶物应与药房联系，切勿擅自使用。安瓿与输液包装有破损及瓶口松动者，不应使用

续流程

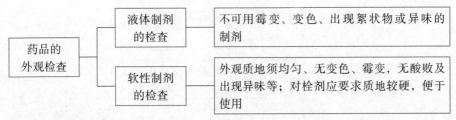

（二）用药中

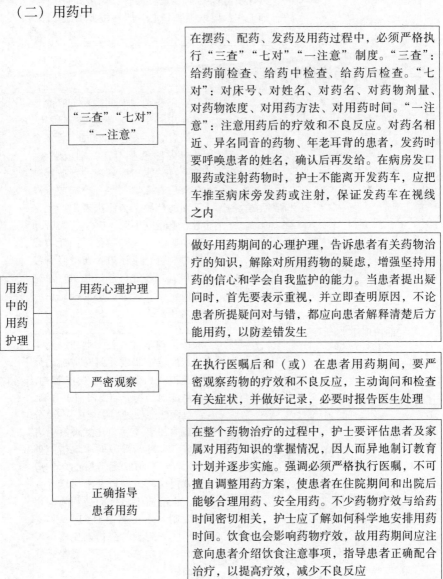

（三）用药后

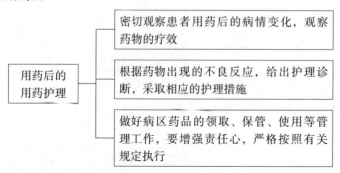

用药后的用药护理

- 密切观察患者用药后的病情变化，观察药物的疗效
- 根据药物出现的不良反应，给出护理诊断，采取相应的护理措施
- 做好病区药品的领取、保管、使用等管理工作，要增强责任心，严格按照有关规定执行

二、常用给药途径的护理注意事项

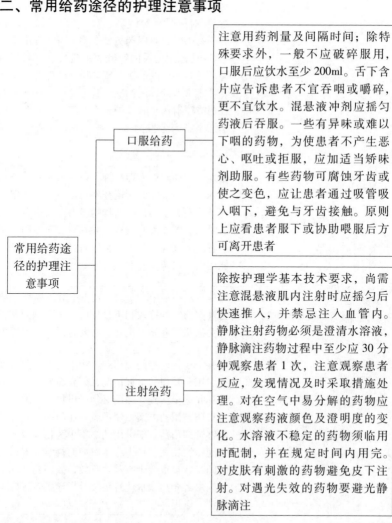

常用给药途径的护理注意事项

口服给药

注意用药剂量及间隔时间；除特殊要求外，一般不应破碎服用，口服后应饮水至少200ml。舌下含片应告诉患者不宜吞咽或嚼碎，更不宜饮水。混悬液冲剂应摇匀药液后吞服。一些有异味或难以下咽的药物，为使患者不产生恶心、呕吐或拒服，应加适当矫味剂助服。有些药物可腐蚀牙齿或使之变色，应让患者通过吸管吸入咽下，避免与牙齿接触。原则上应看患者服下或协助喂服后方可离开患者

注射给药

除按护理学基本技术要求，尚需注意混悬液肌内注射时应摇匀后快速推入，并禁忌注入血管内。静脉注射药物必须是澄清水溶液，静脉滴注药物过程中至少应30分钟观察患者1次，注意观察患者反应，发现情况及时采取措施处理。对在空气中易分解的药物应注意观察药液颜色及澄明度的变化。水溶液不稳定的药物须临用时配制，并在规定时间内用完。对皮肤有刺激的药物避免皮下注射。对遇光失效的药物要避光静脉滴注

三、常用药护理计算

常用护理药物学计算和换算是护理人员在临床注射液配制、输液速度和时间的调整等操作中经常遇到的问题。护士必须熟练掌握。

1. 溶液浓度的计算和换算

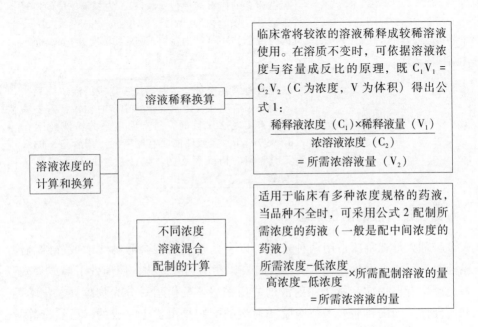

临床常将较浓的溶液稀释成较稀溶液使用。在溶质不变时，可依据溶液浓度与容量成反比的原理，既 $C_1V_1 = C_2V_2$（C 为浓度，V 为体积）得出公式 1：

$$\frac{稀释液浓度（C_1）×稀释液量（V_1）}{浓溶液浓度（C_2）} = 所需浓溶液量（V_2）$$

适用于临床有多种浓度规格的药液，当品种不全时，可采用公式 2 配制所需浓度的药液（一般是配中间浓度的药液）

$$\frac{所需浓度-低浓度}{高浓度-低浓度}×所需配制溶液的量 = 所需浓溶液的量$$

2. 输液速度和时间地计算

一般医嘱多是要求规定时间内均匀输入一定量地液体药物或医嘱只注明输注剂量和输注浓度，要求护理人员调整合适输液速度。可按公式 3、4 计算：

$$公式3：每分钟滴数 = \frac{液体总量（ml）}{输液时间（min）}×滴注系数$$

$$公式4：每分钟滴数 = \frac{输液剂量（mg/min）}{输液浓度（mg/ml）}×滴注系数$$

滴注系数通常以滴管粗细及输液性质而定，普通输液为 1ml 15～17 滴，全血为 1ml 10～12 滴。

3. 微量输液泵应用的计算

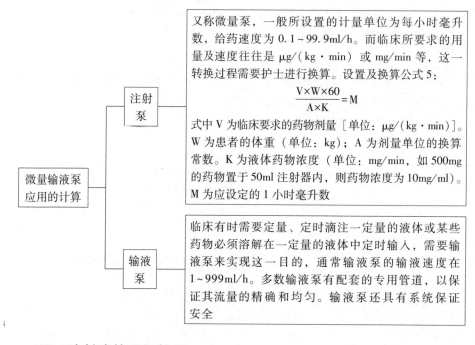

微量输液泵应用的计算

注射泵

又称微量泵，一般所设置的计量单位为每小时毫升数，给药速度为 0.1～99.9ml/h。而临床所要求的用量及速度往往是 μg/(kg·min) 或 mg/min 等，这一转换过程需要护士进行换算。设置及换算公式 5：

$$\frac{V \times W \times 60}{A \times K} = M$$

式中 V 为临床要求的药物剂量 [单位：μg/(kg·min)]。W 为患者的体重（单位：kg）；A 为剂量单位的换算常数。K 为液体药物浓度（单位：mg/min，如 500mg 的药物置于 50ml 注射器内，则药物浓度为 10mg/ml）。M 为应设定的 1 小时毫升数

输液泵

临床有时需要定量、定时滴注一定量的液体或某些药物必须溶解在一定量的液体中定时输入，需要输液泵来实现这一目的，通常输液泵的输液速度在 1～999ml/h。多数输液泵有配套的专用管道，以保证其流量的精确和均匀。输液泵还具有系统保证安全

四、注射液的配伍禁忌

护理人员在临床常用两种或两种以上药物同时混合静脉注射或静脉滴注给药时，可能会发生变色、沉淀或肉眼觉察不到的变化，使药效下降或失效，甚至产生有毒物质，属于注射液的配伍禁忌。配伍禁忌分为物理性、化学性和药理性。国内目前大多数医院注射液的配制是由护士完成的，虽然有静脉输液配伍禁忌表可供参照，但对易产生理化配伍禁忌的一些因素，护士必须掌握，从而防止配伍禁忌的发生，保证患者的安全和避免经济浪费。发生配伍禁忌有下列原因：

原　因	分　析	举　例
药液 pH 改变	当注射液的 pH 相差较大时，配伍易发生变化	如 5% 硫喷妥钠注射液（pH 10.0～11.0）加至 5% 葡萄糖注射液（pH 3.2～5.5）中，可产生浑浊
溶媒的改变	一些非水溶性药物的注射药常用乙醇、丙二醇、甘油等作溶媒，当与水溶液混合时，因溶媒性质的改变，可有沉淀或结晶析出	如氢化可的松注射液（乙醇为溶媒）与氯化钾注射液混合时，可析出氢化可的松沉淀

原因	分 析	举 例
化学变化	即两种药物混合时产生新的化合物	如氯化钙注射液与碳酸氢钠注射液混合时，可产生难溶性碳酸钙沉淀
离子间相互作用	通常阳离子型药物和阴离子型药物配伍时易发生变化	如青霉素 G 钠（钾）盐、巴比妥类、磺胺类等阴离子型药物与各种盐类药物混合时，可发生沉淀或结晶。而阴、阳离子型药物可与非离子型药物混合，如葡萄糖液、右旋糖酐等配伍时，很少发生变化
盐析作用	胶体溶液型的药物注射液中加入含有强电解质的注射液，会析出沉淀	如两性霉素 B、右旋糖酐等注射中加入盐类药物，如生理盐水、氯化钾、乳酸钠、葡萄糖酸钙等含有强电解质的注射液，会析出沉淀。故通常使用葡萄糖溶液稀释后静脉滴注
药物浓度的影响	药物配伍时，有时与其浓度有关系	如间羟胺加入葡萄糖生理盐水中，一般情况下无变化，但当间羟胺浓度增至 $0.2g/ml$ 时，可产生沉淀
药物混合顺序的影响	输液中同时加入两种药物，由于直接混合可发生配伍禁忌	如氨茶碱与四环素同时加入输液瓶内，可产生沉淀。但采取先加入氨茶碱，经摇匀后再加入四环素时，可避免沉淀
输液时间的影响	有些药物配伍后分解较快，故应现配现用，并在短时间内用完，常加入莫菲滴管输入；切忌加入大输液中，以防久置变色、沉淀而失效	如氯丙嗪、哌替啶及吗啡等

第六节 药物不良反应的监测与报告

药物不良反应是指合格药物在正常用法和用量时由药物引起的有害的和不期望产生的反应，是药物和机体相互作用下产生的，受药物、机体、环境等因素的影响。由于新药上市前临床试验的样本有限，病种单一，多数情况下排除了特殊人群（老人、孕妇和儿童），因此，一些罕见的不良反应、迟发性、发生于特殊人群的不良反应难以发现，有些药物不良反应必须在药物大量使用后方能发现。药物不良反应可引起机体组织、器官产生功能性甚至器质性损害，引发一系列临床症状和体征，导致药源性疾病，重者致死，将这些严重的药物不良反应称为"药害事件"。近几十年来随着化学药物种类的迅速增加，加上临床上习惯于大剂量、长期用药和多药合用，导致药物不良反应明显增多。护理人员身居临床第一线，既是药物治疗的执行者，又是患者用药前后的监护者，在药物不良反应监测报告过程中，担负着非常重要的作用。

一、药物不良反应监测的内容

药物不良反应监测主要是监测药物上市后的不良反应情况，是药物再评价的一部分，主要内容是：

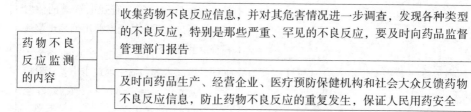

药物不良反应监测的内容 —— 收集药物不良反应信息，并对其危害情况进一步调查，发现各种类型的不良反应，特别是那些严重、罕见的不良反应，要及时向药品监督管理部门报告

及时向药品生产、经营企业、医疗预防保健机构和社会大众反馈药物不良反应信息，防止药物不良反应的重复发生，保证人民用药安全

二、药物不良反应的报告方法

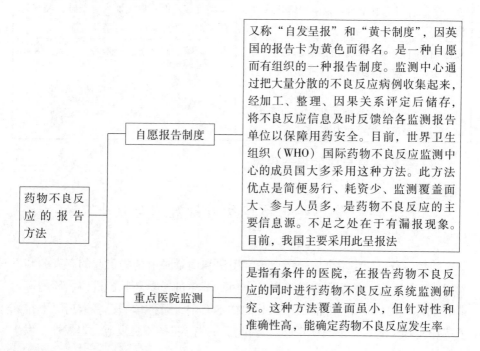

药物不良反应的报告方法

自愿报告制度 —— 又称"自发呈报"和"黄卡制度"，因英国的报告卡为黄色而得名。是一种自愿而有组织的一种报告制度。监测中心通过把大量分散的不良反应病例收集起来，经加工、整理、因果关系评定后储存，将不良反应信息及时反馈给各监测报告单位以保障用药安全。目前，世界卫生组织（WHO）国际药物不良反应监测中心的成员国大多采用这种方法。此方法优点是简便易行、耗资少、监测覆盖面大、参与人员多，是药物不良反应的主要信息源。不足之处在于有漏报现象。目前，我国主要采用此呈报法

重点医院监测 —— 是指有条件的医院，在报告药物不良反应的同时进行药物不良反应系统监测研究。这种方法覆盖面虽小，但针对性和准确性高，能确定药物不良反应发生率

续流程

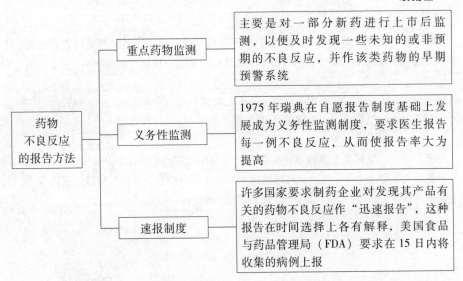

	重点药物监测	主要是对一部分新药进行上市后监测，以便及时发现一些未知的或非预期的不良反应，并作该类药物的早期预警系统
药物不良反应的报告方法	义务性监测	1975年瑞典在自愿报告制度基础上发展成为义务性监测制度，要求医生报告每一例不良反应，从而使报告率大为提高
	速报制度	许多国家要求制药企业对发现其产品有关的药物不良反应作"迅速报告"，这种报告在时间选择上各有解释，美国食品与药品管理局（FDA）要求在15日内将收集的病例上报

三、药物不良反应的报告范围

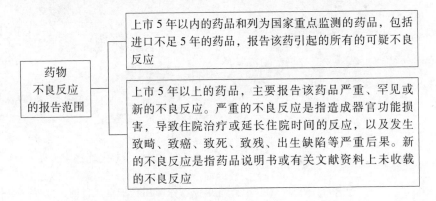

| 药物不良反应的报告范围 | 上市5年以内的药品和列为国家重点监测的药品，包括进口不足5年的药品，报告该药引起的所有的可疑不良反应 |
| | 上市5年以上的药品，主要报告该药品严重、罕见或新的不良反应。严重的不良反应是指造成器官功能损害，导致住院治疗或延长住院时间的反应，以及发生致畸、致癌、致死、致残、出生缺陷等严重后果。新的不良反应是指药品说明书或有关文献资料上未收载的不良反应 |

四、药物不良反应的报告程序

药物不良反应监测报告实行逐级定期报告制度。药品生产、经营企业和医疗卫生机构必须指定专（兼）职人员负责本单位生产、经营、使用药品的不良反应报告和监测工作，发现可能与用药有关的不良反应要详细记录、调查、分析、评价、处理，并填写《药品不良反应/事件报表》，每季度集中向所在地的省、自治区、直辖市药物不良反应监测中心报告，其中新的或严重的药物不良反应应于发现之日起15日内报告，死亡病例须及时报告。

我国日前医疗机构报告不良反应的程序为：

临床医师、护师或药师填写报告单，交本院临床药学部门的药物不良反应监测中心

↓

本院药物不良反应监测中心对收集的报告进行整理、完善，对疑难病例进行分析。然后全部上报给上一级（省、自治区、直辖市）药物不良反应检测中心

↓

上一级药物不良反应监测中心定期向各医院反馈本地区不良反应发生的情况，并将收集到的不良反应报告上报国家 ADR 监测中心

↓

国家药物不良反应监测中心将有关报告上报 WHO 国际药物监测合作中心，后者要求各成员国每 3 个月汇报一次各国收集到的不良反应信息，并将各国报告汇总分类，定期向各成员国反馈不良反应信息资料

第二章
传出神经系统药

第一节　概　　述

一、传出神经系统药的作用机制

传出神经是指将中枢神经系统的冲动传至效应器，以支配效应器活动的一类外周神经。传出神经系统药是指通过直接作用于受体或间接影响传出神经递质代谢过程，从而改变效应器官功能活动的药物。传出神经系统药的作用广泛，主要通过影响传出神经在传导冲动过程中不同的环节（受体或递质）而发挥作用。

1. 直接与受体结合

作用于传出神经系统的大多数药物能直接与受体结合而产生效应。药物与胆碱受体结合，可激动或阻断胆碱受体，表现为拟胆碱作用或抗胆碱作用，分别称为拟胆碱药或抗胆碱药；药物与肾上腺素受体结合，激动或阻断肾上腺素受体，表现为拟肾上腺素作用或抗肾上腺素作用，分别称为拟肾上腺素药或抗肾上腺素药。

2. 影响神经递质

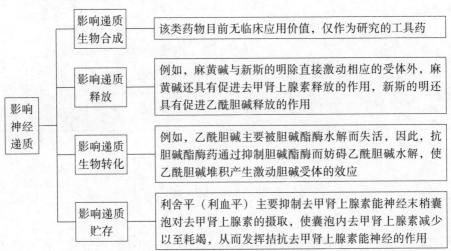

二、传出神经系统药的分类

分　类				举例
拟似药	胆碱受体激动药	M、N受体激动药		乙酰胆碱
		M受体激动药		毛果芸香碱
		N受体激动药		烟碱
	抗胆碱酯酶药			新斯的明
	肾上腺素受体激动药	α、β受体激动药		肾上腺素
		α受体激动药	α₁、α₂受体激动药	去甲肾上腺素
			α₁受体激动药	去氧肾上腺素
			α₂受体激动药	可乐定
		β受体激动药	β₁、β₂受体激动药	异丙肾上腺素
			β₁受体激动药	多巴酚丁胺
			β₂受体激动药	沙丁胺醇
拮抗药	胆碱受体阻断药	M受体阻断药		
		非选择性M受体阻断药		阿托品
	胆碱酯酶复活药			碘解磷定
	肾上腺素受体阻断药	α受体阻断药	α₁、α₂受体阻断药　短效类	酚妥拉明
			长效类	酚苄明
			α₁受体阻断药	哌唑嗪
			α₂受体阻断药	育亨宾
		β受体阻断药	β₁、β₂受体阻断药	普萘洛尔
			β₁受体阻断药	阿替洛尔
			β₂受体阻断药	布他沙明
		α₁、α₂、β₁、β₂受体阻断药		拉贝洛尔

第二节　拟胆碱药

拟胆碱药是一类与胆碱能神经递质（ACh）作用相似的药物。按其作用机制可分为胆碱受体激动药和抗胆碱酯酶药两类，前者能直接激动胆碱受体，后者能抑制胆碱酯酶的活性，使 ACh 水解减少，间接激动胆碱受体。

分　　类		常用药物
胆碱受体激动药	M、N 受体激动药	乙酰胆碱、醋甲胆碱
	M 受体激动药	毛果芸香碱
	N 受体激动药	烟碱
抗胆碱酯酶药	易复性胆碱酯酶抑制药	新斯的明、毒扁豆碱等
	难复性胆碱酯酶抑制药	有机磷酸酯类［如敌敌畏、美曲膦酯（敌百虫）、对硫磷等］
		神经毒剂（如沙林、梭曼、塔崩等）

一、胆碱受体激动药

（一）M、N 受体激动药

乙酰胆碱

乙酰胆碱（ACh）作为胆碱能神经释放的神经递质，对 M、N 受体无选择性，可同时产生 M 样和 N 样作用。由于选择性低，不良反应较多，无临床应用价值，但其作为内源性神经递质，对于维持机体器官的正常功能具有重要意义。

卡巴胆碱

卡巴胆碱（氨甲酰胆碱）的作用与乙酰胆碱相似，但其不易被胆碱酯酶水解，作用时间较长。对胃肠和膀胱平滑肌作用强，可用于手术后腹胀气和尿潴留。不良反应较多，且阿托品对其解毒效果差，故主要用于滴眼治疗青光眼。

（二）M 受体激动药

毛果芸香碱

【别　　名】匹鲁卡品、匹罗卡品、硝酸毛果芸香碱、硝酸匹罗卡品。

【主要用途】

（1）早期开角型青光眼。

（2）急性闭角型青光眼的急症治疗。

（3）扩瞳剂及睫状肌麻痹剂引起的瞳孔散大。

【用法用量】

（1）早期开角型青光眼：成人及儿童：滴眼，每次 1~2 滴，每天 4 次，或临睡时用药，为 14%凝胶状软膏。

（2）急性闭角型青光眼的急症治疗：成人及儿童：用 1 滴 2%药液，每5~10 分钟 1 次，共 3~6 次；然后每 1~3 小时 1 滴，直至眼压得到控制。

（3）扩瞳剂及睫状肌麻痹剂引起的瞳孔散大：成人及儿童：1 滴 1%的药液。

【不良反应】

高血压，心动过速；眶骨膜或眶上性头痛，近视，睫状体痉挛，视物模糊，结膜刺激征，一过性刺痛和烧灼感，角膜炎，晶状体浑浊，视网膜脱离，流泪，视野改变，额头痛，流涎；恶心，呕吐，腹泻；支气管痉挛，肺水肿；其他：出汗。

（三）N 受体激动药

N 受体激动药如烟碱，因其作用复杂，无临床应用价值，仅有毒理学意义，故不作详述。

二、抗胆碱酯酶药

根据抗胆碱酯酶药与胆碱酯酶结合后解离的难易度，可分为两类。一类是易逆性胆碱酯酶抑制药，如新斯的明、毒扁豆碱等；另一类是难逆性胆碱酯酶抑制药，如有机磷酸酯类。本节主要介绍易逆性胆碱酯酶抑制药。

新斯的明

【别　　名】 普洛斯的明、普洛色林。

【主要用途】 用于重症肌无力及腹部手术后的肠麻痹。

【用法用量】

（1）口服用药：每次 30mg，每日 100mg。

（2）皮下注射：肌内注射其甲硫酸盐，每日 1~3 次，每次 0.25~1.0mg，极量每次 1mg，每日 5mg。

【不良反应】 大剂量时可引起恶心、呕吐、腹泻、流泪、流涎等，可用阿托品对抗。

毒扁豆碱

【别　　名】　依色林。

【主要用途】　主要用于治疗青光眼。

【用法用量】　滴眼液或眼膏：0.25%。每 3~4 小时 1 次或遵医嘱，药液变红后禁用。

【不良反应】

（1）刺激性较大。

（2）由于收缩睫状肌的作用较强，可引起头痛。

三、拟胆碱药的用药护理程序

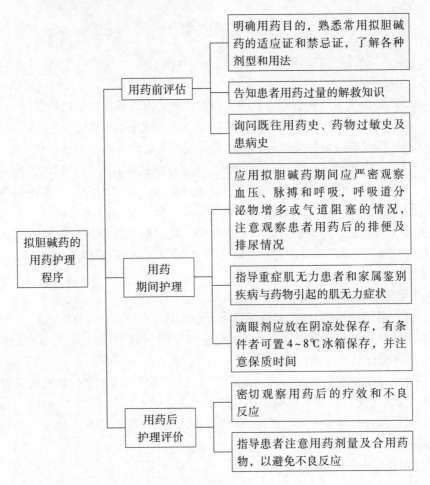

第三节 抗胆碱药

抗胆碱药是一类胆碱受体阻断剂（去极化型肌松药除外），其作用与胆碱能神经递质乙酰胆碱的作用相反。根据抗胆碱药对 M 受体和 N 受体选择性的不同，可分为 M 受体阻断药及 N 受体阻断药。

一、M 受体阻断药

M 受体阻断药根据其来源不同，可分为阿托品类生物碱和阿托品的合成代用品。

（一）阿托品类生物碱

阿 托 品

【别　　名】　硫酸 dL-莨菪碱。

【主要用途】

（1）防止发生虹膜后粘连，减少继发性青光眼或瞳孔闭锁的可能。

（2）解除或减少瞳孔括约肌和睫状肌痉挛，减少疼痛刺激。

（3）降低眼内血管壁通透，减少葡萄膜的充血和渗出，促进炎症吸收。

（4）促进睫状体血管的血液循环，增强新陈代谢，有利于病情恢复。亦可应用于儿童白内障手术前及检影、验光的扩瞳，矫正内隐斜、解除调节痉挛。阿托品眼膏的药物作用强，持续时间长，能够充分麻痹睫状肌，适用于 12 岁以下的儿童，各种年龄的内斜视患者。睫状肌的功能恢复通常需要 3 周左右的时间，3 周后患者的近视力就能恢复正常。本品还应用于治疗恶性青光眼及难治性青光眼滤过术辅助用药。

【用法用量】

（1）眼科用药：0.5%～1%滴眼液点眼或 0.5%～1%的眼膏涂眼。

（2）治疗虹膜睫状体炎：0.5%～1%滴眼液每日数次点眼，夜间涂用眼膏；亦可配合其他药物行结膜下注射。

（3）屈光检查、解除调节痉挛：常用其 1%滴眼液或眼膏，滴眼液常规滴 3 日，每日 3 次；眼膏常规用 3 日，每日 1 次。

（4）治疗恶性青光眼：常用 1%滴眼液，每日 4 次，需配合其他抗青光眼药物。

【不良反应】

（1）滴眼时要压迫泪囊，以免药液流入鼻腔并吸收中毒。

（2）闭角型青光眼不宜用本品。

（3）滴眼后口干、便秘、皮肤干燥、皮疹、尿急、皮肤潮红等。

（4）过量中毒可出现高热、呼吸加快、烦躁不安、谵妄、惊厥等，严重中毒则由兴奋转为抑制。

（5）局部应用可致眼压升高。

（6）变态反应：眼痒、红肿、皮肤潮红、结膜充血等。

东莨菪碱

【别　　名】　亥俄辛、海俄辛。

【主要用途】　临床上用作镇静药，用于全身麻醉前给药、晕动病、震颤性麻痹、狂躁性精神病、有机磷农药中毒等。由于本品既兴奋呼吸又对大脑皮质呈镇静作用，故用于抢救重型流行性乙型脑炎呼吸衰竭亦有疗效。

【用法用量】　口服给药：每次 0.2～0.6mg，每日 0.6～1mg，极量：每次 0.6mg，每日 2mg。

【不良反应】　以口干、畏光、嗜睡为最常见。过量可引起激动不安甚至惊厥。中毒时可用催眠镇静药，亦可用新斯的明。

山莨菪碱

【别　　名】　654、天然品称为 654-1、人工合成品称为 654-2、氢溴酸山莨菪碱、盐酸山莨菪碱。

【主要用途】

（1）主要用于感染性休克。

（2）治疗内脏绞痛，如胃肠平滑肌痉挛、胆道疼痛。

（3）血管痉挛和栓塞引起的循环障碍。

（4）抢救有机磷中毒。

（5）各种神经痛。

（6）眩晕病。

（7）眼底疾病。

（8）突发性耳聋。

（9）睫状肌痉挛所造成的假性近视。

【用法用量】

（1）片剂：5mg、10mg。1 次 5～10mg，每日 3 次。

（2）注射剂：5mg/ml、10mg/ml、20mg/ml。

1）肌内注射，一般慢性疾病，1次5~10mg，每日1~2次，可连用1个月以上；严重的三叉神经病，每次5~20mg；治疗腹痛，每次5~10mg。

2）静脉注射，感染中毒性休克，每次10~40mg，需要时每隔10~30分钟重复给药，必要时可加量；血栓闭塞性脉管炎，每次10~15mg，每日1次。

3）静脉滴注，脑血栓，30~40mg/d，加入5%葡萄糖注射液中静脉滴注；儿童感染中毒性休克，每次0.3~1mg/kg，必要时每隔10~30分钟重复给药。

4）经眼给药，遵医嘱滴眼。

【不良反应】

（1）本药过敏、颅内压增高、出血性疾病（如脑出血急性期、新鲜眼底出血等）、青光眼、前列腺增生、尿潴留患者及哺乳期妇女禁用。

（2）用药期间如出现排尿困难，可肌内注射新斯的明0.5~1mg或加兰他敏2.5~5mg；如口干明显，可少量多次饮水、口含酸梅或维生素C等。

（3）用药期间避免驾驶、机械操作或高处作业。

（二）阿托品的合成代用品

因阿托品作用广泛，选择性低，不良反应较多见，为减少副作用，通过改变其化学结构，合成了副作用较少的代用品，包括合成扩瞳药、合成解痉药和选择性M受体阻断药。

1. 合成扩瞳药

后马托品

【别　　名】 甲溴后马托品、氢溴酸后马托品。

【主要用途】 本品为M受体阻断剂，具有散瞳作用。其优点是作用发生较快，维持时间较短。多用于眼科检查。适用于12岁以上，40岁以上患者的散瞳验光及检查眼底；对于病情较轻的虹膜睫状体炎，可利用本品作用时间短的特点，使瞳孔处于不断活动状态，避免虹膜后粘连的发生。对阿托品过敏者时用本品。

【用法用量】

（1）检查用散瞳：滴眼，次数依需要而定。

（2）散瞳验光：验光前每日下午，双眼用药，每1小时1次连用5次；或者每日两次，连用2~3日，如果是2%~3%溶液，可以在验光当日用药，每5~10分钟1次，连用5~6次，停药后20分钟开始验光。药物作用时间3~4日，最多持续1周。1周之后患者的远近视力便可以恢复正常。

（3）治疗虹膜睫状体炎：1%~5%溶液点眼，每日1~3次。

【不良反应】 意识错乱，头痛、嗜睡、水肿、心动过速，眼部刺激，视物模糊，畏光，眼内压增高，一过性刺激和烧灼感，结膜炎，血管充血，口干，干燥，皮疹。

托吡卡胺

【别　　名】 托品酰胺。

【主要用途】 眼部散瞳检查和散瞳验光。

【用法用量】 滴眼液：0.5%~1%。滴眼，1次1~2滴，5分钟后重复1次。扩瞳用0.5%，验光用1%。

【不良反应】

（1）闭角型青光眼患者禁用。

（2）有眼压升高因素的前房角狭窄和前房浅者、高血压、动脉硬化、冠状动脉供血不足、糖尿病、甲状腺功能亢进者慎用。

（3）不适用于少年儿童的散瞳验光。

（4）滴药后压迫内眦片刻，防止通过鼻泪管吸收过多，引起副作用。

2. 合成解痉药

异丙托溴铵

【别　　名】 爱全乐、溴化异丙阿托品、溴化异丙基阿托品、溴化异丙托品、异丙阿托品。

【主要用途】

（1）用于缓解慢性阻塞性肺疾病（如慢性支气管炎、肺气肿等）引起的支气管痉挛、喘息症状，并可作为维持用药。

（2）用于防治支气管哮喘，尤其适用于因不能耐受肾上腺素 β 受体激动药所致肌肉震颤，心动过速的患者。

【用法用量】

（1）成人常规剂量

1）气雾吸入

①一般用法：每次喷吸2喷（相当于40μg），每日3~4次或每隔4~6小时喷吸1次。

②严重发作：每次喷吸2~3喷，每2小时可重复1次。

2）雾化吸入：每次0.4~2ml（相当于100~500μg）溶液剂，加生理盐水稀释到 3~4ml，置雾化器中吸入，至症状缓解，剩余的药液应废弃。

（2）儿童常规剂量

1）气雾吸入：喷雾剂，14 岁以上儿童同成人。

2）雾化吸入：应用本品溶液剂。

①14 岁以下者：每次 0.2~1ml（相当于 50~250μg）溶液剂，加生理盐水稀释到 3~4ml，置雾化器中吸入，一般每日 3~4 次，必要时每隔 2 小时重复 1 次。

②14 岁以上者：同成人。

【不良反应】

（1）心血管系统：少见心动过速，心悸。

（2）中枢神经系统：常见头痛、可有头晕、神经质。

（3）呼吸系统：可见咳嗽、局部刺激，极少见支气管痉挛。

溴丙胺太林

【别　　名】　普鲁本辛。

【主要用途】

（1）用于治疗溃疡病。

（2）用于治疗胃肠痉挛、胆绞痛和胰腺炎等引起的腹痛。

（3）用于治疗妊娠呕吐。

（4）用于治疗多汗症。

（5）用于治疗遗尿症。

【用法用量】

口服：每次 5~30mg，3~4 次/日。

【不良反应】

（1）青光眼患者、前列腺增生者、手术前患者禁用。

（2）心脏病患者、老年人慎用。

（3）本药味苦，不宜嚼碎或研碎服用，应于餐前 30~60 分钟或睡前给药。

（4）每次给药前，应测心率、体温，检查有无视物模糊情况。如心率 >100 次/分，或出现体温升高及视物模糊现象，应报告医师。

（5）用药期间避免食用刺激性食物，戒烟酒；嘱患者多饮水，多食富含纤维素的食物，以防便秘；可能出现直立性低血压或心动过速，勿剧烈活动，动作宜缓；避免驾驶、机械操作或高处作业。

（6）心脏疾病患者和高血压患者用药，应密切监测脉搏、心音、节律、血压变化。

贝那替嗪

【别　　名】 胃复康。

【主要用途】 主要治疗伴有焦虑症的溃疡病、胃酸过多、肠蠕动亢进或膀胱刺激症状的患者。

【用法用量】 片剂：1mg。1 次 1mg，1 天 3 次。

【不良反应】 口干、恶心、视物模糊、头昏及嗜睡等。

3. 选择性 M 受体阻断药

哌仑西平

【别　　名】 哌吡草酮、胃疡草酮、吡疡平、哌吡氮平、必舒胃。

【主要用途】 用于治疗消化性溃疡。

【用法用量】 成人口服常用剂量为 50mg，1 天 2 次，早晚餐前 1 个半小时服用。疗程以 4~6 周为宜。症状严重者，1 天量可加大到 150mg，分 3 次服。需长期治疗的患者，可连续服用 3 个月。

【不良反应】 有轻度口干、眼睛干燥及视力调节障碍等轻微副作用，停药后症状即消失。如见发疹，应予停药。

二、N 受体阻断药

（一）N_1 受体阻断药

N_1 受体阻断药又称神经节阻断药，通过选择性阻断神经节细胞上的 N_1 受体，阻断神经节冲动传递而起效。神经节阻断药在过去曾用于治疗高血压，但由于其作用过于广泛，副作用多，其降压作用过强、过快，故现已很少用于治疗高血压。目前仅有美卡拉明和樟磺咪芬，用于麻醉时控制血压和主动脉瘤手术。

（二）N_2 受体阻断药

N_2 受体阻断药又称骨骼肌松弛药，简称肌松药，通过与骨骼肌运动终板膜上 N_2 受体结合，阻断神经冲动的传递，使骨骼肌松弛，主要用于外科麻醉的辅助用药，便于在较浅的麻醉下进行外科手术。根据其作用方式，可分为去极化型和非去极化型两类。

1. 去极化型肌松药

琥珀胆碱

【别　　名】　司可林。

【主要用途】　静脉注射用于气管内插管，气管镜、食管镜和胃镜检查；静脉滴注也可用于较长时间的手术。

【用法用量】

（1）注射剂：50mg/ml、100mg/2ml。1 次 1~2mg/kg，静脉注射，也可溶于 5% 葡萄糖注射液中稀释至 0.1% 浓度。

（2）静脉滴注；小儿 1 次 1~2mg/kg。极量：1 次 250mg，每次手术最大用量不超过 600mg。

【不良反应】

（1）过量可引起呼吸肌麻痹，重者可致窒息。用时需备有人工呼吸机，禁用新斯的明解救。

（2）术后肩胛部及胸腹部肌肉疼痛，此为肌松前肌束颤动所致，3~5 天可自愈。

（3）血钾升高。此乃肌肉持久去极化而释放钾离子引起。

（4）禁忌证：青光眼、高血钾、遗传性血浆假性胆碱酯酶缺乏者。

2. 非去极化型肌松药

泮库溴铵

【别　　名】　潘可罗宁、本可松、巴活朗。

【主要用途】　肌松的维持或全身麻醉，气管插管以及机械通气治疗时的控制呼吸，亦可用于破伤风等惊厥性疾病制止肌肉痉挛。

【用法用量】

（1）气管插管时肌松：0.08~0.10mg/kg，3~5 分钟内达插管状态。

（2）氯琥珀胆碱插管后及手术之初剂量：0.06~0.08/kg。

（3）肌肉松弛维持剂量：0.02~0.03mg/kg。

【不良反应】

（1）对溴离子过敏者禁用。

（2）高血压、冠心病、心动过速、重症肌无力者、肝肾功能障碍者及孕妇分娩时慎用。

（3）有低钾血症时应先进行纠正后再用本品。

（4）麻醉前给予阿托品可减少涎液分泌。

（5）用药期间应监测血压、心率变化。

三、抗胆碱药的用药护理程序

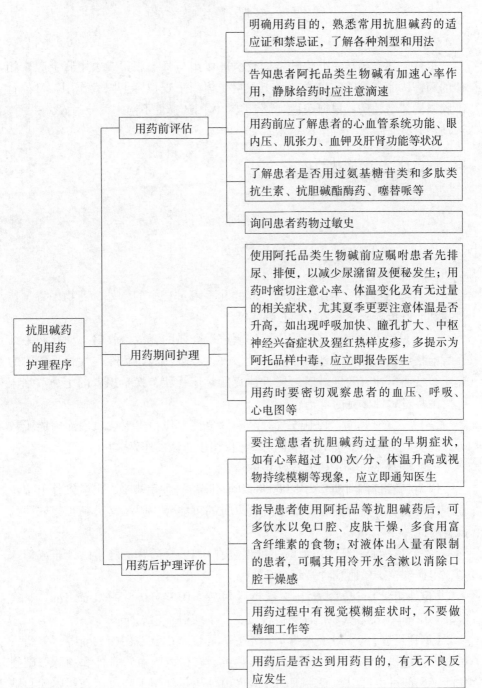

抗胆碱药的用药护理程序

用药前评估
- 明确用药目的，熟悉常用抗胆碱药的适应证和禁忌证，了解各种剂型和用法
- 告知患者阿托品类生物碱有加速心率作用，静脉给药时应注意滴速
- 用药前应了解患者的心血管系统功能、眼内压、肌张力、血钾及肝肾功能等状况
- 了解患者是否用过氨基糖苷类和多肽类抗生素、抗胆碱酯酶药、噻替哌等
- 询问患者药物过敏史

用药期间护理
- 使用阿托品类生物碱前应嘱咐患者先排尿、排便，以减少尿潴留及便秘发生；用药时密切注意心率、体温变化及有无过量的相关症状，尤其夏季更要注意体温是否升高，如出现呼吸加快、瞳孔扩大、中枢神经兴奋症状及猩红热样皮疹，多提示为阿托品样中毒，应立即报告医生
- 用药时要密切观察患者的血压、呼吸、心电图等

用药后护理评价
- 要注意患者抗胆碱药过量的早期症状，如有心率超过 100 次/分、体温升高或视物持续模糊等现象，应立即通知医生
- 指导患者使用阿托品等抗胆碱药后，可多饮水以免口腔、皮肤干燥，多食用富含纤维素的食物；对液体出入量有限制的患者，可嘱其用冷开水含漱以消除口腔干燥感
- 用药过程中有视觉模糊症状时，不要做精细工作等
- 用药后是否达到用药目的，有无不良反应发生

第四节　拟肾上腺素药

拟肾上腺素药是一类化学结构及药理作用与肾上腺素或去甲肾上腺素相似的药物，能直接或间接激动肾上腺素受体而呈现拟肾上腺素作用，又称肾上腺素受体激动药。根据药物对肾上腺受体的选择性不同，可分为 α、β 受体激动药，α 受体激动药和 β 受体激动药。

一、α、β 受体激动药

肾上腺素

【别　　名】　AD。

【主要用途】

（1）心脏骤停：可用于溺水、麻醉和手术过程中的意外，药物中毒、传染病和心脏传导阻滞等所致的心脏骤停。

（2）过敏性休克：肾上腺素能抑制过敏介质的释放，收缩小动脉和毛细血管前括约肌，降低毛细血管通透性，改善心脏功能，解除支气管平滑肌的痉挛，从而迅速有效地缓解过敏性休克的临床症状，挽救患者的生命。临床上为治疗过敏性休克的首选药。

（3）支气管哮喘：控制支气管哮喘的急性发作，皮下或肌内注射能于数分钟内奏效。本品由于不良反应严重，仅用于急性发作者。

（4）与局部麻药配伍及局部止血

1）将微量肾上腺素（1:200000）加入局麻药注射液中，可收缩注射部位血管，延缓局麻药的吸收，减少吸收中毒的可能性，同时又可延长局麻药的麻醉时间。

2）当鼻黏膜和牙龈出血时，可将浸有 0.1% 盐酸肾上腺素的纱布或棉球填塞出血部位，使血管收缩而止血。

【用法用量】　盐酸肾上腺素，注射剂：0.5mg/0.5ml，1mg/1ml。1 次 0.25~0.5mg，皮下或肌内注射。极量：皮下注射，1 次 1mg。

【不良反应】　一般表现为烦躁不安、心悸、皮肤苍白、头痛等，停药后可消失。过量或静脉注射过快，血压骤升，有诱发脑血管意外和动脉瘤破裂危险，大剂量也可引起心室颤动，应谨慎使用。禁用于高血压、器质性心脏病、甲状腺功能亢进症、糖尿病等，老年人慎用。

多 巴 胺

【别　　名】 儿茶酚乙胺、盐酸多巴胺、盐酸羟酪胺。

【主要用途】

（1）用于心肌梗死、创伤、内毒素败血症、心脏手术、肾功能衰竭、充血性心力衰竭等引起的休克综合征。

（2）用于补充血容量疗效不佳的休克，尤其有少尿及外周血管阻力正常或较低的休克。

（3）由于本品可增加心排血量，也用于洋地黄及利尿药无效的心功能不全。

【用法用量】 静脉滴注。

（1）一般情况：开始时每分钟 $1 \sim 5\mu g/kg$，每 10～30 分钟增加 $1 \sim 4\mu g/kg$，直至出现满意疗效。

（2）休克：开始剂量为每分钟 $5\mu g/kg$，逐渐增至每分钟 $5 \sim 10\mu g/kg$，最大剂量为每分钟 $20\mu g/kg$。停药时应逐渐减量，防止低血压再度发生。

（3）短时间治疗慢性顽固性心力衰竭：开始剂量为每分钟 $0.5 \sim 2\mu g/kg$，然后逐渐增加剂量直至尿量增加。多数患者给予每分钟 $1 \sim 3\mu g/kg$ 即刻生效。

（4）闭塞性血管病变：静脉滴注开始每分钟 $1\mu g/kg$，渐增至每分钟 $5 \sim 10\mu g/kg$，直至每分钟 $20\mu g/kg$，以达到最满意效应。

（5）危重患者：先按每分钟 $5\mu g/kg$ 滴注，然后按每分钟 $5 \sim 10\mu g/kg$ 递增直至每分钟 $20 \sim 50\mu g/kg$，以达到满意效应、最大剂量不超过每分钟 $500\mu g/kg$。

【不良反应】 偶见恶心、呕吐。剂量过大或静脉滴注太快可引起心动过速、心律失常和肾功能下降等，可酌情调整滴速。静脉滴注时药液外漏可引起组织缺血坏死，可用酚妥拉明对抗。治疗休克时注意补充血容量，并监测动脉压、中心静脉压、尿量等。

麻 黄 碱

【别　　名】 麻黄素。

【主要用途】

（1）治疗慢性支气管哮喘和预防哮喘发作。

（2）预防椎管麻醉或硬膜外麻醉引起的低血压。

（3）治疗鼻黏膜充血肿胀引起的鼻塞。

（4）缓解荨麻疹和血管神经性水肿等变态反应。

【用法用量】

（1）常用量：口服每次 6～30mg，45～90mg/d；皮下或肌内注射 15～30 mg/次，45～60mg/d，儿童每次 0.5～1mg/kg，3 次/天。

（2）极量：①成人口服 60mg/次，150mg/d；②皮下或肌内注射 50mg/次，150mg/d。

【不良反应】

（1）对前列腺增生者可引起排尿困难。

（2）大剂量或长期使用可引起焦虑、震颤、头痛、失眠、心悸、心动过速。

二、α受体激动药

去甲肾上腺素

【别　　名】　正肾上腺素、去甲肾。

【主要用途】

（1）治疗休克：应用本品升高血压，增加心、脑等主要器官血流灌注。对于低血容量性休克和感染性休克在适当补液扩充血容量同时应用本品。

（2）治疗上消化道出血：口服或胃内输注本品，兴奋 α 受体，使黏膜血管收缩止血，还可减少胃酸分泌。止血有效率 80%左右。

（3）治疗椎管内阻滞：用于治疗椎管内阻滞时的低血压及心脏骤停复苏后的血压维持。

【用法用量】　静脉滴注。

本品 1～3mg 加入生理盐水或 5%葡萄糖液 100ml 内静脉滴注，滴速开始 8～12μg/min，根据血压调整滴速，达血压至理想水平，给维持量 2～4 μg/min。

【不良反应】

（1）静脉滴注时间过长，浓度过高，药液外漏，可致局部缺血坏死。

（2）治疗休克时、用量过大或时间过久，可引起急性肾衰竭。

间 羟 胺

【别　　名】 阿拉明。

【主要用途】 适用于各种原因引起的休克，尤其适用于神经源性、心源性及感染性休克。由于本品具有可靠的升压作用，且持续作用较长，既可静脉注射又可肌内注射，对肾血管收缩较弱等优点，因此，在抗休克治疗时常被用作去甲肾上腺素的代用品。

【用法用量】

（1）肌内或皮下注射：次 5～10mg（以间羟胺计，以下同），必要时 10 分钟后可重复注射。

（2）静脉滴注：一般从小剂量开始，5～10mg 加入 5%葡萄糖液或生理盐水 100ml，静脉滴注，根据血压调整用量和滴速。成人极量每次 100mg。紧急时亦可静脉注射每次 1～5mg，继而静脉滴注。

【不良反应】 可有头痛、眩晕、震颤、恶心、呕吐、失眠等，少数可出现心动过速、心律失常等。静脉用药外溢可引起局部血管严重收缩，导致组织坏死。

去氧肾上腺素

【别　　名】 苯肾上腺素、新福林。

【主要用途】

（1）治疗低血压和休克、收缩血管、升高血压。

（2）治疗室上性阵发性心动过速。

（3）散瞳检查眼底。

【用法用量】

（1）皮下或肌内注射：每次 5～10mg，1～2 小时 1 次。极量 1 次 10mg，每日 50mg，每次 0.1～0.25mg/kg，用于升高血压。

（2）静脉滴注：10～20mg 加入 5%葡萄糖液或生理盐水 500ml 内，静脉滴注。用于升压，根据血压调整滴速和剂量。

（3）静脉注射：每次 0.2～0.5mg 稀释成 0.02%的浓度，缓慢静脉注射。极量每次 1mg，每日 2.5mg，用于治疗室上性阵发性心动过速。

【不良反应】 可有恶心、呕吐、头晕、四肢疼痛、反射性心动过缓等。大剂量时可出现心动过速和心律失常等。

三、β 受体激动药

异丙肾上腺素

【别　　名】 喘息定、异丙基去甲肾上腺素。

【主要用途】

（1）支气管哮喘：舌下或气雾吸入给药，用于控制支气管哮喘急性发作，作用快而强，但易致心悸，长期反复用药，可产生耐受性。

（2）房室传导阻滞：治疗二、三度房室传导阻滞，可舌下给药或静脉滴注。

（3）心脏骤停：对房室传导阻滞等引起的心跳骤停，可心内注射。

（4）抗休克：适用于心排血量较低、外周阻力较高的感染性休克，应注意补足血容量。

【用法用量】

（1）舌下给药：10～15mg，3 次/天，小儿 5 岁以上，2.5～10mg，2～3 次/天。

（2）喷雾：每次不超过 0.25% 的 0.5ml，极量：20mg/次，60mg/d。

（3）静脉滴注：用于抗休克，0.5～1mg 稀释于 5% 葡萄糖注射液 250～500ml 中，初以 10～15 滴/分的速度滴入，以后用量按患者血压情况而定。

（4）心内注射：一次 0.2～1mg。

【不良反应】

常见有心悸、头晕。剂量过大可致心律失常、心室颤动、猝死。禁用于冠心病、心肌炎、甲状腺功能亢进症等。

多巴酚丁胺

【别　　名】 丁巴多胺、强心胺、杜丁胺、多胺丁巴、多丁胺。

【主要用途】

（1）用于治疗顽固性心力衰竭。

（2）用于心肌梗死并发心力衰竭及急性左心衰竭患者。

（3）用于心脏手术后心功能低下。

【用法用量】 成人常用量：将多巴酚丁胺加于 5% 葡萄糖液或 0.9% 氯化钠注射液中稀释后，以滴速每分钟 2.5～10μg/kg 给予；在每分钟 15μg/kg 以下的剂量时，心率和外周血管阻力基本无变化；偶用每分钟>15μg/kg，但需注意过大剂量仍然有可能加速心率并产生心律失常。

【不良反应】 可有心悸、恶心、头痛、胸痛、气短等。

四、拟肾上腺素药的用药护理程序

拟肾上腺素药的用药护理程序

用药前评估

- 明确用药目的,熟悉拟肾上腺素药适应证和禁忌证,了解各种剂型和用法

- 了解患者的现状、病史和用药史,如患者有无高血压、冠心病、心律失常、支气管哮喘、慢性阻塞性肺气肿、糖尿病、甲亢等病史,确定患者有无应用肾上腺素受体激动药的禁忌证

- 评估患者的实验室检查结果,如肝功能、肾功能、心功能、血糖和血脂等

- 告诉患者和家属,支气管哮喘是一种过敏性疾病,应避免接触过敏源,如花粉、动物的毛、油漆、鱼虾等;注意不要受凉,以防呼吸道感染;不要吸入过冷空气;戒烟;强烈的情绪变化可诱发哮喘,注意稳定情绪,初感胸闷时立即放松静坐可避免发生

- 告诉哮喘患者用药后可能出现焦虑、头痛、头晕、心悸、脸色苍白等,一般为一过性,避免精神紧张

用药期间护理

- 用肾上腺受体激动药过程中,应严格控制剂量和给药速度,随时监测患者的血压、脉搏、心率及尿量、面色、情绪及用药局部变化

- 吸入给药治疗哮喘时,应注意测量血压和脉搏,是否有药物吸收情况及耐药反应

- 在同一部位静脉滴注时间不宜过长,如有苍白等异常现象需及时更换注射部位。可酌情对局部热敷或用 α 受体阻断药对抗

- 治疗哮喘时,用药后 30 分钟内症状未见缓解,甚至出现气道堵塞、呼吸困难等,应考虑耐药性的可能,及时报告医生更换药物

用药后护理评价

- 在使用肾上腺受体激动药期间,应避免合用含同类药物的制剂

- 嘱咐哮喘患者使用异丙肾上腺素气雾剂或舌下含片时,不要超过医嘱用药次数及用量,以免诱发对心脏的不良反应

第五节　抗肾上腺素药

抗肾上腺素药又称肾上腺素受体阻断药，是一类能阻断肾上腺素受体从而拮抗去甲肾上腺素能神经递质或拟肾上腺素药作用的药物。根据对 α 肾上腺素受体和 β 肾上腺素受体选择性的不同，可分为 α 受体阻断药和 β 受体阻断药。

一、α 受体阻断药

α 受体阻断药能选择性地与 α 受体结合，其本身不激动或较弱的激动 α 受体，阻止去甲肾上腺素或肾上腺素激动药与 α 受体结合，从而产生抗肾上腺素作用。根据作用时间不同，可分为短效类和长效类。①短效类：与 α 受体结合较疏松，阻断作用较弱，维持时间较短，代表药物有酚妥拉明；②长效类：与 α 受体结合牢固，阻断作用较强，维持时间较长，代表药物有酚苄明。

酚妥拉明

【别　　名】　利其丁。

【主要用途】

（1）外周血管痉挛性疾病：可用于治疗肢端动脉痉挛引起的雷诺综合征及血栓闭塞性脉管炎等，局部浸润注射对抗静脉滴注去甲肾上腺素外漏引起的局部血管收缩。

（2）休克：在补足血容量的基础上，可明显改善重要脏器血液灌注和解除微循环障碍，改善休克症状。

（3）嗜铬细胞瘤的诊断：用于嗜铬细胞瘤的鉴别诊断、嗜铬细胞瘤所致的高血压危象及手术前治疗。用于诊断试验时，曾有致死的报道，应谨慎使用。

（4）难治性充血性心力衰竭：酚妥拉明可扩张血管，降低外周阻力，降低心脏前后负荷，使左室舒张期末压和肺动脉压下降，心排血量增加，心衰得以改善。

【用法用量】　注射剂：5mg/ml、10mg/ml。1 次 5mg，肌内注射或静脉注射；或用葡萄糖注射液稀释后静脉滴注，每分钟 0.3mg。片剂：25mg。1 次 25～50mg，每日 3 次。

【不良反应】　其拟胆碱作用可致腹痛、腹泻、恶心、呕吐等胃肠道反应；其组胺样作用可致胃酸分泌增加，加重消化性溃疡。剂量过大可致心动过速及直立性低血压。心绞痛、消化性溃疡患者慎用。

酚 苄 明

【别　　名】　苯苄胺。

【主要用途】　主要用于外周血管痉挛性疾病、嗜铬细胞瘤术前治疗及嗜铬细胞瘤引起的高血压危象及休克的治疗。也可用于前列腺肥大，改善排尿。

【用法用量】

（1）片剂：10mg。首次剂量 10mg，每日 2 次，隔日增加 10mg，维持量 1 次 20~40mg，每日 2 次。

（2）注射剂：10mg/ml。1 次 0.5 ~ 1mg/kg，加入 5% 葡萄糖注射液 250~500ml 中静脉滴注，滴速不能太快。每日总量不超过 2mg/kg。

【不良反应】　常见有直立性低血压、心悸、鼻塞。大剂量口服可致恶心、呕吐、嗜睡、全身乏力等中枢抑制反应。

二、β 受体阻断药

β 受体阻断药能选择性地与去甲肾上腺素能神经递质或肾上腺受体激动药竞争 β 受体从而拮抗其 β 型作用。β 受体阻断药种类较多，但基本药理作用相似，根据对 β 受体的选择性不同，可分为 $β_1$、$β_2$ 受体阻断药（普萘洛尔、噻吗洛尔），$β_1$ 受体阻断药（美托洛尔、阿替洛尔）和 α、β 受体阻断药（拉贝洛尔）三类。

（一）β 受体阻断药的分类及特点

药物分类		内在拟交感活性	膜稳定作用	口服生物利用度（%）	血浆半衰期（h）
$β_1$、$β_2$ 受体阻断药	普萘洛尔	–	+	0~30	3~5
	噻吗洛尔	–	–	0~50	3~5
	吲哚洛尔	++	+	0~75	3~4
	纳多洛尔	–	–	0~35	10~20

续 表

药物分类		内在拟交感活性	膜稳定作用	口服生物利用度（%）	血浆半衰期（h）
β₁ 受体阻断药	美托洛尔	−	−	0~40	3~4
	阿替洛尔	−	−	0~50	5~8
	醋丁洛尔	+	+	0~40	2~4
α、β 受体阻断药	拉贝洛尔	−	±	0~40	5~8

（二）临床应用

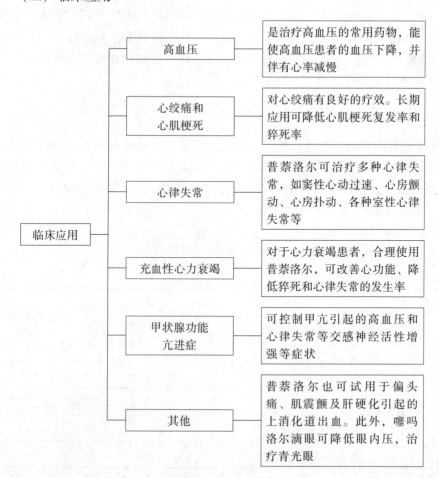

（三）不良反应

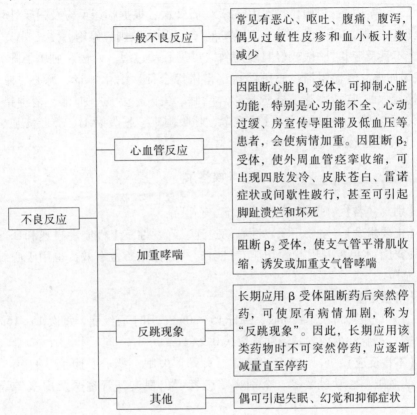

（四）举例

1. β₁、β₂ 受体阻断药

噻吗洛尔

【别　　名】 噻吗心安、斯普坦、天幕宁。

【主要用途】

（1）用于原发性高血压，对轻、中度高血压疗效较好。

（2）可用于心绞痛和心肌梗死后的治疗。

（3）预防偏头痛。

【用法用量】

（1）高血压：口服，开始剂量每次 2.5～5mg，每日 2～3 次，1 周后按需要及耐受量可逐渐加量至每日 20～40mg，最大量可为每日 80mg。

（2）冠心病：口服，开始每次 2.5mg，每日 2 次，可渐增至总量每日 20mg。

（3）偏头痛：口服，每次 10mg，每日 2 次，根据临床反应及耐受性可渐增至每日总量 30mg，或减至每日 10mg。6~8 周无效则应停用。

【不良反应】 一般较轻且较短暂。可见心动过缓、心悸、血压下降、心力衰竭加重、传导阻滞、心脏停搏、雷诺综合征、消化不良、恶心、眩晕、头痛、乏力、肢端疼痛、感觉异常、嗜睡、失眠、梦魇、抑郁、精神错乱、幻觉、重症肌无力加重、支气管痉挛、呼吸困难、呼吸衰竭、鼻腔充血、咳嗽、上呼吸道感染等。

吲哚洛尔

【别　　名】 吲哚心安、心复宁、心得静。

【主要用途】 主要用于窦性心动过速、阵发性室上性心动过速和期前收缩等；对手术麻醉及甲状腺功能亢进引起的心律失常也有效；也用于心绞痛及高血压。

【用法用量】
（1）口服：每次 5~10mg，每日 15~30mg；用于心绞痛，每次 15~16mg。
（2）静脉注射或静脉滴注：每次 0.2~1mg。

【不良反应】 可见乏力、嗜睡、头晕、失眠、恶心、腹胀、皮疹、晕厥、低血压、心动过缓等。个别哮喘患者可出现支气管痉挛及房室传导阻滞等。

纳多洛尔

【别　　名】 萘羟心安、康加多尔。

【主要用途】 用于高血压、心绞痛及心律失常，也可用于甲状腺功能亢进、偏头痛等。

【用法用量】 口服，开始时每次 40mg，每日 1 次。以后可视效应渐增剂量至每日 80~320mg。

【不良反应】 可见疲倦、眩晕、头痛、耳鸣、视物模糊、面部水肿、言语不清、行为异常、恶心、呕吐、腹泻、便秘等。个别病例有心力衰竭。

2. β_1 受体阻断药

醋丁洛尔

【别　　名】 醋丁酰心安。

【主要用途】　用于治疗高血压，减少心绞痛发作次数。也可用于治疗心肌梗死和甲状腺功能亢进，心律失常如窦性心动过速、房性或室性期前收缩、心房颤动、心房扑动等疾病。

【用法用量】

（1）口服：每次 200~300mg，每日 1 次。

（2）静注：每次 10~20mg、每日 1 次。

【不良反应】　可见乏力、嗜睡、头晕、失眠、恶心、腹胀、晕厥、低血压、心动过缓等。偶见变态反应，表现为皮疹、结膜炎和过敏性肺炎等。免疫反应有狼疮样综合征、抗核抗体水平升高等。个别患者有心力衰竭等出现。

3. α、β 受体阻断药

拉贝洛尔

【别　　名】　柳胺苄心定、湍泰低。

【主要用途】　本品适用于治疗轻度至重度高血压、心绞痛、嗜铬细胞瘤及控制性降压，静注能治疗高血压危象。

【用法用量】

（1）片剂：100mg、200mg。1 次 100mg，每日 2~3 次。

（2）注射剂：50mg/5ml。1 次 100~200mg，静脉注射。

【不良反应】　常见有眩晕、乏力、幻觉、胃肠道障碍等，对哮喘患者致支气管痉挛和头皮刺麻感是本品的特殊反应。少数患者可发生直立性低血压。用于嗜铬细胞瘤时，个别患者可出现血压上升。

三、抗肾上腺素药的用药护理程序

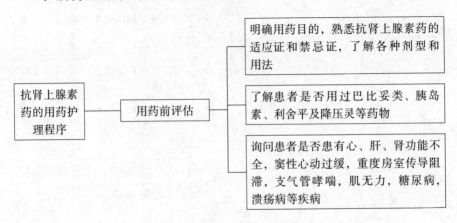

续流程

应用抗肾上腺素药时要密切观察、定时检测心血管功能，休息时心率不能低于 60 次/分，并注意观察患者肢体循环情况

用 α 受体阻断药后，让患者卧床休息30 分钟，以防直立性低血压。一旦发生低血压，应让患者平卧，采用头低足高位，必要时给去甲肾上腺素解救，禁用肾上腺素

对糖尿病患者，使用 β 受体阻断药可掩盖胰岛素所产生的心动过速、出汗等症状，应予关注

β 受体阻断药用药剂量应个体化，从小剂量开始逐渐增加剂量并密切观察患者血压和心率变化，特别注意有无心动过缓、低血压等心脏过度抑制反应，以便及时发现，及时处理。静脉滴注 β 受体阻断药速度宜慢，并应准备好急救设备和药物，以防止引起低血压、支气管哮喘及心功能不全等反应

食物可延缓普萘洛尔吸收，故应避开用餐时间服用，普萘洛尔可引起多梦、幻觉、失眠等，不宜睡前服用

用药期间护理

抗肾上腺素药的用药护理程序

患者在用药期间应避免驾驶或操作重机械

酚苄明胶囊剂餐后服用，可减轻胃肠道刺激症状

用药后护理评价

患者不能随意和突然停药，应按医嘱逐渐减少药量

用药后心血管系统疾病症状是否得到缓解或改善，有无不良反应发生

第三章

麻 醉 药

麻醉是指机体或机体一部分暂时失去对外界刺激反应的一种状态或指造成这种状态的方法。能够引起麻醉状态的药物称为麻醉药，可分为局部麻醉药和全身麻醉药。

第一节　局部麻醉药

局部麻醉药简称局麻药，是指一类能暂时、完全、可逆地阻断神经冲动发生和传导的药物。用药后局部痛觉暂时消失，而不影响意识，以保证手术顺利进行。

一、局部麻醉的方法

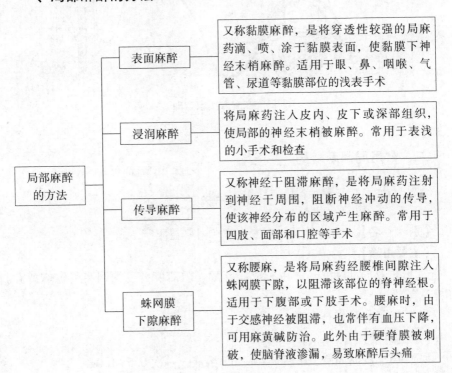

局部麻醉的方法

表面麻醉——又称黏膜麻醉，是将穿透性较强的局麻药滴、喷、涂于黏膜表面，使黏膜下神经末梢麻醉。适用于眼、鼻、咽喉、气管、尿道等黏膜部位的浅表手术

浸润麻醉——将局麻药注入皮内、皮下或深部组织，使局部的神经末梢被麻醉。常用于表浅的小手术和检查

传导麻醉——又称神经干阻滞麻醉，是将局麻药注射到神经干周围，阻断神经冲动的传导，使该神经分布的区域产生麻醉。常用于四肢、面部和口腔等手术

蛛网膜下隙麻醉——又称腰麻，是将局麻药经腰椎间隙注入蛛网膜下隙，以阻滞该部位的脊神经根。适用于下腹部或下肢手术。腰麻时，由于交感神经被阻滞，也常伴有血压下降，可用麻黄碱防治。此外由于硬脊膜被刺破，使脑脊液渗漏，易致麻醉后头痛

续流程

局部麻醉的方法	硬脊膜外麻醉	是将药液注入硬脊膜外腔，使通过此腔穿出椎间孔的脊神经根麻醉。麻醉范围广，适用于颈部至下肢的多种手术。对硬脊膜无损伤，不引起麻醉后头痛反应。硬脊膜外腔不与颅腔相通，注药水平可高达颈椎，不会麻痹呼吸中枢。如果插入停留导管，重复注药可以延长麻醉时间。但用药量比腰麻时大 5~10 倍，如误注入蛛网膜下隙，可引起严重的毒性不良反应。硬膜外麻醉也能使交感神经麻醉，引起血压下降，也用麻黄碱防治

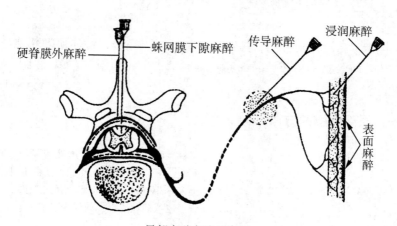

局部麻醉方法示意图

二、常用局部麻醉药

普鲁卡因

【别　　名】　奴佛卡因、盐酸普鲁卡因、益康宁。

【主要用途】

（1）短效局部麻醉药，用于浸润麻醉、阻滞麻醉、蛛网膜下隙麻醉和封闭疗法等。

（2）用于静脉复合麻醉。

【用法用量】

（1）局部浸润局麻：0.25%~0.50%溶液，一次 0.5~1.0g。

（2）外周神经阻滞：1%～2%溶液，总用量以 1.0g 为限。

（3）蛛网膜下隙阻滞：常用量为 50～75mg（5.0%～7.5%溶液）；限于下肢时，100mg（5.0%～7.5%溶液）；脊神经阻滞达肋缘，150～200mg（3%～5%溶液），成人一次量不得超过 1.0g。

【不良反应】

（1）毒性作用：剂量过大或误注入血管时，可引起中枢神经系统先兴奋后抑制的中毒症状；腰麻及硬膜外麻醉时，可引起低血压。

（2）变态反应：个别患者用药后可发生皮疹、哮喘，甚至休克等变态反应。禁用于普鲁卡因过敏者。

利多卡因

【别　　名】 盐酸利多卡因、盐酸赛洛卡因、达络、赛罗卡因、昔罗卡因、抒利。

【主要用途】

（1）咽和气管内表面麻醉。

（2）硬膜外阻滞或臂丛、颈丛神经阻滞、室性心律失常。

【用法用量】

（1）骶管阻滞：用于分娩镇痛，用量以 200mg（1%）为限；用于外科镇痛可酌增至 200～250mg（1.0%～1.5%）。

（2）硬脊膜外阻滞：胸腰段，250～300mg（1.5%～2.0%）。

（3）浸润局麻或静注区域阻滞：300mg（0.25%～0.5%）。

（4）外周神经阻滞：臂丛（单侧），250～300mg（1.5%）；牙科，20～100mg（2%）；肋间神经（每支），30mg（1%），300mg 为限。

【不良反应】

（1）可作用于中枢神经系统，引起嗜睡、感觉异常、肌肉震颤、惊厥、昏迷及呼吸抑制等不良反应。

（2）可引起低血压及心动过缓。血药浓度过高，可引起心房传导速度减慢、房室传导阻滞及抑制心肌收缩力和心排血量下降。

丁　卡　因

【别　　名】 地卡因。

【主要用途】 常用作表面麻醉、蛛网膜下隙麻醉及硬脊膜外麻醉。

【用法用量】

（1）注射剂：50mg/5ml。表面麻醉用 1%溶液，喷雾或涂抹。

（2）传导麻醉：0.1%～0.3%溶液，极量：1次0.1g。

（3）腰麻：10～15mg与脑脊液混合后注入。

（4）硬脊膜外麻醉：0.15%～0.30%溶液，与盐酸利多卡因合用时最高浓度为0.3%。

【不良反应】

（1）对普鲁卡因过敏者不宜使用丁卡因。

（2）丁卡因易吸收且毒性较大，一般不用于浸润麻醉。

（3）中毒反应多因药液在局部浓度过高所致，用药前应核对药名和浓度。

（4）误入血管也导致中毒反应，注射给药时应试抽回血。

（5）出现中毒症状，应采取维持呼吸与循环功能的措施进行抢救。

布比卡因

【别　　名】 盐酸布比卡因、盐酸丁哌卡因、丁普卡因、麻卡因。

【主要用途】 局部浸润麻醉、外周神经阻滞和椎管内阻滞。

【用法用量】

（1）臂丛神经阻滞：0.25%溶液，20～30ml或0.375%，20ml。

（2）骶管阻滞：0.25%，15～30ml，或0.5%，15～20ml。

（3）局部浸润：总用量一般以175～200mg（0.25%）为限，24小时内分次给药，极量400mg/d。

（4）交感神经节阻滞：总用量50～125mg（0.25%）。

【不良反应】

（1）少数患者可出现头痛、恶心、呕吐、尿潴留及心率减慢等。如果出现严重不良反应，可静脉注射麻黄碱或阿托品。

（2）过量或误入血管可产生严重的毒性反应，一旦发生心肌毒性几无复苏希望。

三、局部麻醉药的用药护理程序

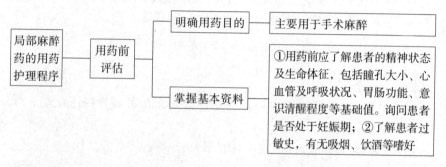

续流程

```
局部麻醉
药的用药    ┌─ 用药     ┌─ 普鲁卡因用药前询问患者有无过敏史，有则
护理程序  ─┤   方法及  ─┤   禁用；首次用药前应做皮试，皮试阳性者
            │   监护     │   禁用
            │            │
            │            ├─ 普鲁卡因在体内可被假性胆碱酯酶水解为对
            │            │   氨基苯甲酸和二乙氨基乙醇，前者能对抗磺
            │            │   胺类药物的作用，后者可增强强心苷的毒性，
            │            │   应避免与磺胺类药物和强心苷类药物合用
            │            │
            │            ├─ 减少吸收：局部麻醉药的不良反应主要与吸
            │            │   收有关，而吸收多少取决于用药剂量及浓度、
            │            │   给药方法及速度
            │            │
            │            ├─ 预防变态反应，用药中一旦过敏，立即停药，
            │            │   静脉注射肾上腺素，给予抗过敏药物、吸
            │            │   氧等
            │            │
            │            ├─ 用药中为避免局部麻醉药误注入血管内，注
            │            │   射局部麻醉药应回抽无回血后，方可注射，
            │            │   并严格控制剂量和浓度
            │            │
            │            ├─ 注意体液与局部组织的 pH 值、局麻药药液
            │            │   的比重等因素
            │            │
            │            └─ 用药后密切观察用药后的疗效及变态反应
            │
            └─ 急救及  ─┬─ 如发生局麻药早期中毒症状，应采用加压给
                处理     │   氧、输液、给予地西泮或硫喷妥钠，防止症
                         │   状进一步发展
                         │
                         ├─ 蛛网膜下隙麻醉和硬膜外麻醉时引起的血压
                         │   下降，可用麻黄碱预防
                         │
                         └─ 局麻药引起的变态反应可分为即刻反应和迟
                             缓反应。即刻反应在给药后数分钟出现，表
                             现为皮肤潮红、荨麻疹、血管神经性水肿、
                             支气管痉挛、休克；迟缓反应可在给药后数
                             小时出现，以头痛及面、舌、颈、咽喉等处
                             黏膜水肿为主，伴有轻重不等的全身症状。
                             如有变态反应发生，应立即静脉注射 AD、吸
                             氧及用抗过敏药等抢救
```

第二节　全身麻醉药

全身麻醉药简称全麻药，是指能可逆性地抑制中枢神经系统的功能，使患者产生意识、感觉（尤其是痛觉）和自主反射等反应消失的药物，主要用于外科手术前麻醉。全麻药按给药途径可分为吸入性麻醉药和静脉麻醉药两类。

一、吸入性麻醉药

吸入性麻醉药是通过呼吸道吸收进入人体，经肺泡动脉入血，而达到脑组织，阻断其突触传递功能，从而达到麻醉效果的药物，包括气体或挥发性液体吸入性麻醉药两类，前者常用的有氧化亚氮，后者常用的有氟烷、恩氟烷、异氟烷、地氟烷和七氟烷等。

氧化亚氮

【别　　名】　笑气、氧化氮、一氧化二氮。

【主要用途】　常与静脉麻醉药、麻醉性镇痛药、骨骼肌松弛药、镇静药合用组成全身复合麻醉，也用于无痛分娩和镇痛。

【用法用量】

（1）镇静：使用浓度为25%的氧化亚氮。

（2）镇痛：在氧气中混入浓度为25%～50%的氧化亚氮。麻醉，无论诱导麻醉还是麻醉维持，氧化亚氮必须与至少25%～30%的氧气一起使用。

【不良反应】　本品进入血液后会导致人体缺氧，长期吸食可能引起高血压、晕厥，甚至心脏病发作。长期接触此类气体还可引起贫血及中枢神经系统损害等。如果超量摄入，很可能因为缺氧导致窒息死亡。

氟　　烷

【别　　名】　三氟乙烷、氟氯烷。

【主要用途】　用于全身麻醉及麻醉诱导、需用电刀或电灼的手术、某些疑难病例（如支气管哮喘及糖尿病等）麻醉。

【用法用量】

（1）全麻诱导：蒸汽浓度可逐渐增加至3.0%，以此为限。

（2）全麻维持：蒸汽浓度0.5%～1.0%，小儿用药酌减。

【不良反应】

（1）增加脑血流量，颅内压升高。麻醉后暂时认识功能障碍。

（2）血压下降、心排血量下降、心律失常。

（3）呼吸抑制。

（4）中枢性肌松作用。

（5）氟烷后肝炎，尤其是 1 个月内再次使用氟烷者。

（6）血中促肾上腺皮质激素（ACTH）、血管升压素（ADH）、肾上腺皮质激素、甲状腺素略增加。与钠石灰可产生有毒物质烯烃-2-溴-1,1 双乙烯（BCDFE）。

恩　氟　烷

【别　　名】　安氟醚、安利醚、易使宁、三氟乙烷。

【主要用途】　全身麻醉的诱导和维持，静脉/吸入复合麻醉，也用于剖宫产。

【用法用量】

（1）全麻诱导：初始剂量为 0.5%，在呼吸抑制后逐渐增加 0.5%，直至达到手术所需的麻醉深度，一般为 3%，以 4.5% 为极限。

（2）全麻维持；浓度 0.5%~2% 的恩氟烷可维持一定的麻醉深度，以 3% 为极限，手术快结束时可将本药浓度降低至 0.5%。

【不良反应】

（1）使用恩氟烷麻醉过深时，尤其伴有过度通气时，可引起以肌张力过高为特点的强直性肌痉挛。

（2）以恩氟烷进行诱导时，有低血压和呼吸抑制的发生，在开始手术刺激后自行消失。清醒时恶心呕吐的发生率与恩氟烷之间的相关性比与其他大多数麻醉药的相关性均弱。

（3）偶见呃逆和呕吐的发生。

（4）极少病例出现一过性心律失常。

（5）有些患者在使用恩氟烷后偶见血糖轻度增高，所以将恩氟烷用于糖尿病患者应慎重。

（6）偶有使用恩氟烷后白细胞数目增加，但尚未明确白细胞数目的增加时与使用恩氟烷有关还是与手术刺激有关。

异　氟　烷

【别　　名】　福仑、活宁、怡美宁。

【主要用途】

（1）吸入全麻的诱导和维持。

（2）静脉/吸入复合麻醉。

（3）术中控制性降压。

【用法用量】

（1）麻醉诱导：成人，初始吸入浓度为0.5%，7~10分钟内逐渐增加0.5%~3.0%而进入麻醉期。

（2）麻醉维持：外科手术，可用浓度1.0%~2.5%的本品和氧/氧化亚氮气体混合吸入，若单独与氧气混合吸入，则本药浓度应增加0.5%~1.0%；剖宫产，和氧/氧化亚氮气体混合吸入，本药浓度为0.50%~0.75%为最合适。小儿酌减。

【不良反应】

（1）异氟烷应用中出现的不良反应一般为剂量依赖的药理生理学作用，包括呼吸抑制、低血压和心律失常。

（2）在术后可能出现寒战、恶心、呕吐和肠梗阻。

（3）与其他的全身麻醉药一样，甚至在没有手术应激的情况下也可能出现白细胞计数的一过性升高。

（4）罕有轻度、中度和重度的（一些为致命）术后肝功能损害和肝炎。

（5）本品也引起围术期高血钾。

（6）罕有与挥发性麻醉药物，包括本品使用相关的肝衰竭和肝坏死。

（7）吸入高浓度时扩张冠状血管有可能产生冠脉窃血综合征。

地 氟 烷

【别　　名】　去氟烷、地氟醚、优宁。

【主要用途】

（1）吸入全麻的诱导与维持，尤其是门诊小手术的全麻。

（2）静脉/吸入复合麻醉。

（3）麻醉期间控制性降压。

【用法用量】　必须用专用蒸发罐，单用12%~15%地氟烷可引起下颌松弛，完成气管插管，维持6%~9%，平衡麻醉时，地氟烷吸入浓度可维持3%左右，控制性降压浓度为15%~17%；门诊小手术浓度8%~14%。

【不良反应】

（1）本品用于诱导麻醉时，可能引起不良反应。成年人诱导麻醉中，发生咳嗽、窒息、呼吸困难、分泌物增加、喉痉挛和咽炎。儿童发生咳嗽、呼吸困难、喉痉挛、分泌物增加和支气管痉挛。

（2）本品用于维持麻醉时，成人与儿童的不良反应包括头痛、心动过缓、高血压、窦性心律失常、心动过速、恶心、呕吐、流涎增加、窒息、呼吸困难、咳嗽增多、喉痉挛和结膜炎。

（3）与其他麻醉药合用时可能暂时性升高血糖和白细胞数。总之，本品的不良反应多数是轻度和暂时一过性的。

（4）敏感个体吸入本品可能触发骨骼肌代谢亢进，体温急剧升高导致需氧量增高，此临床症状称为"恶性高热"。其临床表现为高碳酸血症、肌肉强直、心动过速、呼吸急促、发绀、心律失常和（或）血压不稳定（在浅麻醉、急性缺氧、高碳酸血症和血容量减少时，也会出现上述症状）。恶性高热的治疗包括中止吸入本品，静注骨骼松弛药丹曲林钠及对症治疗，并监护心肺功能和维持尿流量，以免出现肾衰。

七　氟　烷

【别　　名】　七氟醚、七氟异丙甲醚。

【主要用途】　各种手术，尤在小儿、口腔科、门诊手术麻醉。

【用法用量】

（1）吸入全麻诱导：浓度为 4.5%，诱导时间为 8～10 分钟；也可以 2.5%～4%（本药）与 50%～70%氧化亚氮吸入。

（2）麻醉维持：浓度 1.5%～2.5%。

【不良反应】

（1）血压下降、心律失常、肝功能异常、恶心、呕吐、血压上升等。

（2）严重不良反应有恶性高热，横纹肌溶解症，休克、类过敏症状，惊厥和不随意运动，肝功能不全和黄疸，严重心律失常等。

二、静脉麻醉药

静脉麻醉药是通过静脉注射入血后，通过血-脑屏障，作用于中枢神经系统，产生全身麻醉效果。目前常用的静脉麻醉药有硫喷妥钠、氯胺酮、羟丁酸钠、丙泊酚等。

硫喷妥钠

【别　　名】　戊硫巴比妥钠。

【主要用途】　全麻诱导，很少用于全麻维持，单用适合于小手术或抗惊厥。

【用法用量】

（1）全麻诱导：常用量1次3~5mg/kg，最多不超过6~8mg/kg。静脉注射时应先用小剂量（0.5~1mg/kg），证实患者无耐药性，才注入足量，耐药性大则用量可酌增，静脉注射给药总量成人不超过1.0g

（2）全麻维持：成人每小时最多用0.5g，麻醉深度不足可加用其他全麻药，吸入气内氧化亚氮的浓度为67%时，硫喷妥钠用量可减少2/3。

（3）抗惊厥：一次50~100mg。

【不良反应】

（1）呼吸系统：顽固的喉痉挛、呼吸抑制。

（2）循环系统：血压下降、心律失常。

（3）胃肠道反应：不能自制的乱动、呛咳或呃逆。

（4）异常反应：神志持久不清、兴奋乱动、幻觉、颜面和口唇或眼睑肿胀、皮肤红晕、瘙痒或皮疹、腹痛、全身发抖或局部肌肉震颤、呼吸不规则或困难，甚至出现心律失常。

氯 胺 酮

【别　　名】　开他敏、凯他敏、可达眠、盐酸氯胺酮。

【主要用途】　毋需肌松的短小诊断检查或手术，亦用于吸入全麻的诱导，或作为氧化亚氮或局麻的辅助用药及烧伤患者换敷料。

【用法用量】

（1）全麻诱导：成人1~2mg/kg缓慢静脉注射，极量4mg/(kg·min)。

（2）全麻维持：成人可采用连续静脉滴注，不超过1~2mg/min。

（3）镇痛：成人0.2~0.75mg/kg静脉注射，2~3分钟注射完，而后5~20μg/(kg·min)连续静滴。

（4）小儿基础麻醉：小儿按体重肌内注射4~5mg/kg，个体间差异很大。

【不良反应】

（1）心血管系统：血压升高、脉搏增快或异常的低血压、心动过缓、甚至心脏停搏。

（2）呼吸系统：呼吸减慢或困难，甚至停止。

（3）胃肠道反应：恶心、呕吐。

（4）精神神经系统：浮想、噩梦、幻觉、错视、嗜睡、颤抖、肌强直、颅压及眼压增高等。

羟丁酸钠

【别　　名】　羟丁酸、羟基丁酸钠、γ羟基丁酸钠、γ羟丁酸钠。

【主要用途】　常与全麻药或全麻辅助药合用，用于复合全麻的诱导和维持。

【用法用量】

（1）辅助全麻诱导：静脉注射，一次 60~80mg/kg，注射速度 1g/min。

（2）全麻维持量：静脉注射，一次 12~80mg/kg。

（3）基础麻醉：50~60mg/kg，极量 300mg/kg。

【不良反应】

（1）呼吸系统：呼吸道分泌物增多、抑制呼吸、出现呼吸频率减慢。

（2）心血管系统：血压升高。

（3）代谢系统：一过性低钾血症。

（4）神经系统：注射过快或剂量过大，可出现手、臂、肩、面部肌肉出现不自主颤动，甚至阵挛，术后睡眠时间长。

丙　泊　酚

【别　　名】　静安、力蒙欣、迪施宁。

【主要用途】　①静脉全麻诱导和维持，多用于门诊手术和短小手术，术毕可回家；②可用于心脏、颅脑手术麻醉及 ICU 患者镇静，保持机械通气患者的安静。

【用法用量】

（1）静脉全麻诱导：一般 2.0~2.5mg/kg，30~45 秒内注射完。

（2）维持量：4~12mg/（kg·h），重复单次注射给药应根据临床需要，1 次给予 50mg。

（3）辅助椎管内麻醉及重症监护病房患者镇静、催眠：0.5~2mg/（kg·h）。

【不良反应】

（1）神经系统：诱导过程中肌阵挛，苏醒过程偶有角弓反张出现。

（2）局部刺激症状：注射部位疼痛。

（3）呼吸循环系统：低血压、暂时性呼吸抑制。

三、复合麻醉

复合麻醉是指同时或先后应用两种以上麻醉药物或其他辅助药物，以达到完善的手术中和术后镇痛及满意的外科手术条件。

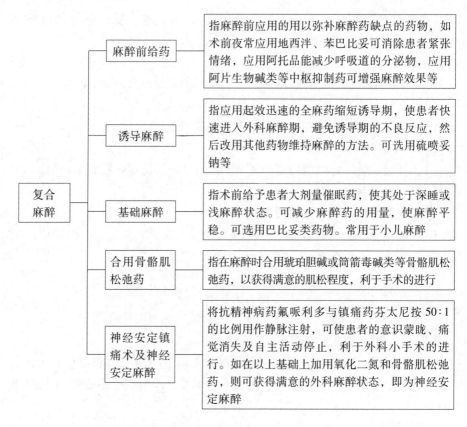

复合麻醉

麻醉前给药	指麻醉前应用的用以弥补麻醉药缺点的药物，如术前夜常应用地西泮、苯巴比妥可消除患者紧张情绪，应用阿托品能减少呼吸道的分泌物，应用阿片生物碱类等中枢抑制药可增强麻醉效果等
诱导麻醉	指应用起效迅速的全麻药缩短诱导期，使患者快速进入外科麻醉期，避免诱导期的不良反应，然后改用其他药物维持麻醉的方法。可选用硫喷妥钠等
基础麻醉	指术前给予患者大剂量催眠药，使其处于深睡或浅麻醉状态。可减少麻醉药的用量，使麻醉平稳。可选用巴比妥类药物。常用于小儿麻醉
合用骨骼肌松弛药	指在麻醉时合用琥珀胆碱或筒箭毒碱类等骨骼肌松弛药，以获得满意的肌松程度，利于手术的进行
神经安定镇痛术及神经安定麻醉	将抗精神病药氟哌利多与镇痛药芬太尼按 50∶1 的比例用作静脉注射，可使患者的意识蒙眬、痛觉消失及自主活动停止，利于外科小手术的进行。如在以上基础上加用氧化二氮和骨骼肌松弛药，则可获得满意的外科麻醉状态，即为神经安定麻醉

四、全身麻醉药的用药护理程序

（一）用药前评估

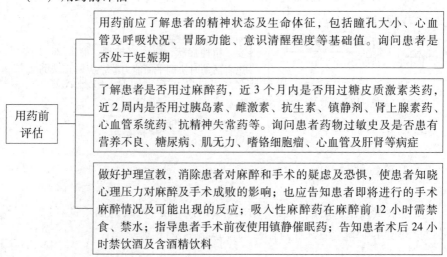

用药前评估

用药前应了解患者的精神状态及生命体征，包括瞳孔大小、心血管及呼吸状况、胃肠功能、意识清醒程度等基础值。询问患者是否处于妊娠期
了解患者是否用过麻醉药，近 3 个月内是否用过糖皮质激素类药，近 2 周内是否用过胰岛素、雌激素、抗生素、镇静剂、肾上腺素类、心血管系统药、抗精神失常药等。询问患者药物过敏史及是否患有营养不良、糖尿病、肌无力、嗜铬细胞瘤、心血管及肝肾等病症
做好护理宣教，消除患者对麻醉和手术的疑虑及恐惧，使患者知晓心理压力对麻醉及手术成败的影响；也应告知患者即将进行的手术麻醉情况及可能出现的反应；吸入性麻醉药在麻醉前 12 小时需禁食、禁水；指导患者手术前夜使用镇静催眠药；告知患者术后 24 小时禁饮酒及含酒精饮料

（二）用药方法和监护

用药方法和监护
- 药物配伍
  - 乙醚麻醉前 40~60 分钟必须应用适量阿托品，可减少涎液和呼吸道分泌物，防止呼吸道阻塞及吸入性肺炎的发生
  - 氟烷可增加心肌对 AD 和 NA 的敏感性，禁止合用
- 药物储存
  - 乙醚宜放在棕色瓶中保存，氧化亚氮在钢桶内加压储存
- 给药方法
  - 氟烷有肝毒性，两次使用间隔时间 3~6 个月
  - 氧化亚氮麻醉时，应给予 30% 浓度氧，停药后，吸入纯氧 10 分钟左右，以免发生缺氧
  - 用于诱导麻醉的静注药物，多数有刺激性，注射时防止漏出血管外
- 用药护理
  - 麻醉药在应用前要核对药物名称和浓度，防止误用
  - 全身麻醉时，患者意识消失、咽喉部反射消失，密切注意呼吸道情况以及血压的变化，以及有无心律失常和心脏骤停的现象
  - 患者在麻醉苏醒期，也可能发生呕吐，为防止呕吐物进入呼吸道，可在术前放置鼻胃管以便及时吸出胃内容物
  - 氯胺酮麻醉苏醒期可出现不同程度的幻觉、谵妄、精神症状，应注意护理，麻醉 24 小时后，患者活动时协调平衡能力差，应防止跌倒。氯胺酮还可出现血压升高，心率加快，但对休克或心功能不全患者可致血压骤降、心跳停止。亦应注意呼吸抑制和呕吐时误吸等并发症发生
  - 恩氟烷可致肝坏死，肝功能不良者不宜使用；使用氟烷后，短期内不能使用恩氟烷
  - 氟烷在患者缺氧和呼吸性酸中毒时容易引起心律失常，因此在麻醉过程中应严格观察呼吸，并不宜同时使用肾上腺素

（三）急救与处理

急救与处理 ┬ 乙醚麻醉突然增加浓度时，可引起血管扩张、血压下降，呼吸抑制导致呼吸暂停。如出现应停止吸入，进行人工呼吸，暂停手术，待呼吸恢复后再继续手术

├ 氟烷麻醉时出现血压下降可用麻黄碱等升压，禁用 NA 及 AD

└ 硫喷妥钠麻醉前应给予阿托品，防止喉痉挛、窒息的发生。麻醉时出现呼吸及循环抑制，应及时吸氧并给予中枢兴奋药

第四章
中枢神经系统药

第一节　镇静催眠药

镇静催眠药是指通过抑制中枢神经系统而产生镇静和近似生理性睡眠的药物。随着剂量的增加，抑制程度加深，小剂量产生镇静作用，较大剂量可产生催眠作用，随着剂量的加大，还可产生抗惊厥等作用。有些药物大剂量应用时还可产生麻醉作用。镇静催眠药按化学结构不同，可分为苯二氮䓬类、巴比妥类及其他镇静催眠药。镇静催眠药长期应用均可产生依赖性，突然停药可产生戒断综合征，应按精神药品进行管理。

一、苯二氮䓬类

苯二氮䓬类药物有 20 多种，多为 1,4-苯二氮䓬的衍生物，不同衍生物的抗焦虑、镇静、催眠、肌肉松弛和镇静作用各有侧重。根据半衰期长短不同，可分为长效类（如地西泮）、中效类（如硝西泮）和短效类（如三唑仑）。

地　西　泮

【别　　名】安定。

【主要用途】

（1）主要用于焦虑、镇静催眠、抗癫痫和抗惊厥。

（2）缓解炎症引起的反射性肌肉痉挛等。

（3）惊恐症。

（4）肌紧张性头痛。

（5）家族性、老年性和特发性震颤。

（6）可用于麻醉前给药。

【用法用量】

（1）抗焦虑：1 次 2.5~10mg，2~4 次/日。

（2）镇静：1 次 2.5~5mg；3 次/日。

（3）催眠：5~10mg，睡前服。

（4）急性酒精戒断：第1天1次10mg，3~4次/日，以后按需要减少到1次5mg，3~4次/日。

【不良反应】

（1）精神神经系统：兴奋、多语、嗜睡、睡眠障碍、幻觉、头晕、乏力、共济失调、震颤等。

（2）药物依赖性、成瘾性、停药综合征。

硝 西 泮

【别　　名】 硝基二氮䓬、硝草酮、硝基安定、益脑静、硝西潘、莫加顿、消虑苯。

【主要用途】 适用于入睡困难者；癫痫持续状态；婴儿痉挛及阵发性肌痉挛。

【用法用量】 片剂，5mg。

（1）催眠：5~10mg/次，睡前服。

（2）抗癫痫：5mg/次，3次/日。

【不良反应】 眩晕、嗜睡、共济失调等。服药期间禁酒，重症肌无力患者禁用。

三 唑 仑

【别　　名】 海乐神、酣乐欣。

【主要用途】 镇静、催眠。

【用法用量】 0.25~0.5mg，睡前服。

【不良反应】

（1）精神神经系统：头晕、头痛、嗜睡、头昏、视物模糊、语言模糊、动作失调、幻觉。

（2）胃肠道反应：恶心、呕吐。

二、巴比妥类

巴比妥类药物是巴比妥酸的衍生物，根据其作用发生的快慢和作用持续时间的长短，可分为：①长效类，如苯巴比妥；②中效类，如异戊巴比妥；③短效类，如司可巴比妥；④超短效类，如硫喷妥钠。

苯巴比妥

【别　　名】　迦地那、鲁米那、苯巴比妥钠、鲁米钠、佛罗那。

【主要用途】

（1）镇静，如焦虑不安、失眠、烦躁、甲状腺功能亢进、高血压、功能性恶心、小儿幽门痉挛等症。

（2）催眠，顽固性失眠症。

（3）抗惊厥，对抗中枢兴奋药中毒或高热、破伤风、脑炎、脑出血等疾病引起的惊厥。

（4）癫痫大发作的防治。

（5）新生儿胆红素脑病。

【用法用量】

（1）催眠：30~100mg，晚上1次顿服。

（2）镇静：1次15~30mg，2~3次/日。

（3）抗惊厥：90~180mg/d，晚上1次顿服，或每次30~60mg，3次/日。

（4）抗高胆红素血症：1次30~60mg，3次/日。

（5）小儿：镇静，每次2mg/kg，或60mg/m^2，2~3次/日；抗惊厥，每次3~5mg/kg；抗高胆红素血症，每次5~8mg/kg，分次口服，3~7天见效。

【不良反应】

（1）神经系统：镇静、微妙的情感变化、认知和记忆的缺损。

（2）代谢系统：叶酸缺乏和低钙血症。

（3）皮肤：皮疹、剥脱性皮炎和多形红斑。

（4）肝脏：大剂量时可产生肝炎、肝功能紊乱。

（5）其他：眼球震颤、共济失调、呼吸抑制、药物依赖、停药综合征。

（6）药物过量：15~20倍的过量药物可能引起昏迷、严重的呼吸和心血管抑制、低血压和休克，继而引发肾衰竭、死亡。

异戊巴比妥

【别　　名】　阿米妥。

【主要用途】　主要用于催眠、镇静、抗惊厥（小儿高热惊厥、破伤风惊厥、子痫、癫痫持续状态）和麻醉前给药。

【用法用量】

（1）催眠：100～200mg，晚上 1 次顿服。

（2）镇静：1 次 30～50mg，2～3 次/日，极量 1 次 200mg，600mg/d。

（3）小儿催眠：个体差异大；镇静，每次 2mg/kg，或 60mg/m^2，2～3 次/日。

【不良反应】

（1）神经系统：镇静、微妙的情感变化、认知和记忆的缺损。

（2）代谢系统：叶酸缺乏和低钙血症。

（3）皮肤：皮疹、剥脱性皮炎、多形红斑。

（4）肝脏：肝炎和肝功能紊乱。

（5）药物依赖、停药综合征。

（6）其他：眼球震颤、共济失调、呼吸抑制。

司可巴比妥

【别　　名】 速可眠。

【主要用途】 不易入睡的患者、抗惊厥（如破伤风等）。

【用法用量】

（1）催眠：50～200mg，睡前 1 次顿服。

（2）镇静：1 次 30～50mg，3～4 次/日。

（3）麻醉前用药：200～300mg，术前 1 小时服。成人极量 1 次 300mg。

【不良反应】

（1）变态反应：皮疹、环形红斑、剥脱性皮炎。

（2）药物依赖、心因性依赖、戒断综合征、停药综合征。

（3）神经精神系统：意识不清、抑郁、幻觉、兴奋。

（4）肝脏：肝功能损害、黄疸。

（5）其他：粒细胞计数减少、血小板计数减少，眼睑、口唇、面部水肿，低血压。

硫喷妥钠

【别　　名】 喷妥钠、伊索查尔、戊硫巴比妥。

【主要用途】 静脉全麻药，用于全麻诱导、复合全麻及小儿基础麻醉。

【用法用量】

（1）静脉注射：成人 1 次 4～8mg/kg，老年人应减量至 2～2.5mg/kg。

（2）肌内注射：小儿 1 次 5～10mg/kg。

【不良反应】

（1）呼吸系统：咳嗽、喉与支气管痉挛、呼吸抑制。

（2）心血管系统：心律失常、低血压。

（3）异常反应：神志持久不清、兴奋躁动、幻觉、皮肤及面部红晕、口唇或眼睑肿胀、瘙痒或皮疹、腹痛、全身发抖或局部肌肉震颤、呼吸不规则或困难。

三、其他镇静催眠药

水合氯醛

【别　　名】 水合三氯乙醛。

【主要用途】

（1）失眠，适用于入睡困难的患者。

（2）作为催眠药，短期应用有效，连续服用超过两周则无效。

（3）麻醉前、手术前和睡眠脑电图检查前用药。

（4）抗惊厥，用于癫痫持续状态的治疗。

（5）小儿高热、破伤风及子痫引起的惊厥。

【用法用量】

（1）催眠：口服或灌肠 0.5~1.0g，睡前 1 次，口服宜配制成 10% 的溶液或胶浆使用，灌肠宜将 10% 的溶液再稀释 1~2 倍灌入。

（2）镇静：1 次 0.25g，3 次/日，饭后服用。

（3）癫痫持续状态：常用 10% 溶液 20~30ml，稀释 1~2 倍后 1 次灌入，最大限量 1 次 2g。

（4）小儿催眠：1 次 50mg/kg 或 $1.5g/m^2$，睡前服用，1 次最大限量为 1g；镇静 1 次 8mg/kg 或 $250mg/m^2$，最大限量为 500mg，3 次/日，饭后服用，灌肠；每次 25mg/kg，极量每次为 1g。

【不良反应】

（1）胃肠道反应：恶心、呕吐。

（2）变态反应：皮疹、荨麻疹，大剂量能抑制心肌收缩力，缩短心肌不应期，并抑制延髓的呼吸及血管运动中枢。

（3）依赖性、耐受性、撤药综合征（神经质、幻觉、烦躁、异常兴奋、谵妄、震颤等）。

（4）肝、肾损害。

甲丙氨酯

【别　　名】　安乐神、安宁、眠而通。

【主要用途】

（1）焦虑性神经症，缓解焦虑、紧张、不安、失眠等症状。

（2）失眠症。

（3）肌张力过高或肌肉僵直的疾病。

（4）癫痫小发作。

【用法用量】　口服。

（1）抗焦虑：1 次 200mg，2~3 次／日。

（2）治疗失眠：400mg 睡前服用。

（3）治疗癫痫：1 次 200~400mg，2~3 次／日。

【不良反应】

（1）停药综合征：失眠、呕吐、震颤、肌肉抽搐、焦虑、动作失调，甚至出现幻觉、惊厥。

（2）其他：嗜睡、无力、头痛、晕眩、低血压、心悸、皮疹、骨髓抑制。

格鲁米特

【别　　名】　导眠能。

【主要用途】　失眠症的短期治疗。

【用法用量】　催眠，0.2~0.5g，睡前服，必要时可重复 1 次，但不要在起床前 4 小时服用。

【不良反应】

（1）精神神经系统：白天嗜睡、异常的乏力、反常的兴奋反应、视物模糊、动作笨拙不稳、精神错乱、头晕、头痛等。罕见的有皮疹、咽喉疼痛、发热、异常出血、淤斑。

（2）慢性中毒：持久的精神错乱、记忆障碍、言语含糊不清、行走不稳、震颤、注意力不集中。

（3）成瘾性、撤药综合征（精神错乱、幻觉、多梦、肌肉痉挛、恶心、呕吐、梦魇、胃痛、震颤、睡眠困难、心率异常增快）。

四、镇静催眠药的用药护理程序

（一）用药前评估

用药前评估

明确用药目的主要用于改善睡眠、缓解焦虑症状；也用于控制惊厥和癫痫持续状态

掌握基本资料，了解患者的基本情况，心、肝、肾、肺功能是否正常；睡眠环境是否改变；女性患者是否处于妊娠或哺乳期等

明确睡眠障碍的性质（入睡困难、夜间觉醒频繁或早醒等）；分析引起失眠的原因（如药物性、精神与神经性等）；明确焦虑的性质、程度和持续时间，区别焦虑症和一般的焦虑症状

了解患者是否用过镇静催眠药，所用药物的种类和剂量；有无过敏史；患者是否伴有青光眼、重症肌无力、肺功能不全等禁忌证和慎用情况

了解患者是否吸烟酗酒，是否经常饮用浓茶、咖啡等

（二）用药期间护理

本类药物长期应用可产生依赖性，突然停药亦可产生戒断综合征。应嘱患者适时适量使用，防止滥用。在用药护理中应注意：

用药期间护理

告诉患者服药期间应忌饮茶、忌咖啡、禁酒，提醒患者用药后不要从事驾车、操作机器或登高作业

一般多采用小剂量短程给药或间歇口服给药，用药超过2~3周，应考虑逐渐减量停药，否则出现戒断症状

因可透过胎盘屏障和随乳汁分泌，孕妇和哺乳妇女忌用

静脉注射地西泮不宜超过 5mg/min，以免造成喉痉挛、血压过低或呼吸抑制等严重不良反应。给药前要准备辅助呼吸和心肺复苏装置以应急需。静脉注射地西泮时为避免药物混浊，不可用注射用水、生理盐水或葡萄糖溶液稀释。但可加入大量输液中静脉滴注

急性中毒：用量过大或静脉注射速度过快，可致急性中毒。表现为昏睡、呼吸减慢或潮式呼吸、发绀、血压下降，甚至休克，如果不及时抢救，可因呼吸麻痹而死亡

（三）急性中毒急救处理

本类急性中毒的处理原则：排除毒物，对症治疗、支持疗法和预防并发症。

```
                ┌─ 排除毒物在 3~5 小时内服药者可用 1∶2000~1∶5000 高
                │  锰酸钾或生理盐水反复洗胃；导泻选用 50% 硫酸钠，但
                │  不要硫酸镁，因为 Mg²⁺ 吸收后可加重中枢抑制
                │
                ├─ 保持呼吸道通畅人工呼吸、输氧、气管插管及应用中枢
                │  兴奋药贝美格等，维持呼吸功能的兴奋性
                │
  急性中毒       ├─ 维持循环功能静脉输液右旋糖酐及升压药间羟胺等，补
  急救处理   ────┤  充血容量，纠正低血压
                │
                │  碱化血液及尿液，加速毒物排泄可应用强效利尿药呋塞
                ├─ 米和静脉碳酸氢钠，提高血液和尿液 pH 值，促使神经
                │  组织和细胞内的药物向血液及细胞外转移，并减少肾小
                │  管重吸收，加速其由尿中排泄
                │
                └─ 加强护理，防止感染有条件时可用血液透析或腹膜透析
                   加速毒物排出
```

（四）用药后护理评价

患者是否恢复正常的睡眠，焦虑症状是否解除，能否保持正常的呼吸功能，有无药物不良反应出现。

第二节 抗癫痫药和抗惊厥药

一、抗癫痫药

癫痫是大脑局部病灶的神经元产生阵发性异常高频放电并向周围脑组织扩散而出现的大脑功能失调综合征，具有突发性、短暂性和反复发作的特点。抗癫痫药能抑制脑细胞异常放电的产生或扩散，从而阻止运动、感觉、意识或精神失常发生。

（一）抗癫痫药的应用原则

1. 根据发作类型选药

根据癫痫的发作类型选择药物。

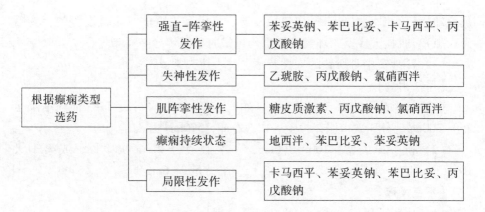

2. 个体化治疗方案

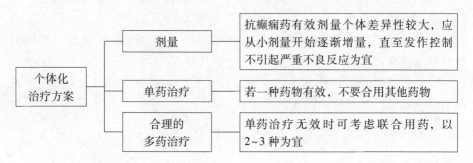

3. 用药原则

采用抗癫痫药物治疗，只是对症治疗，用药只能控制症状，停药后症状易复发，易恶化，发作控制后再按原剂量服用 3～5 年。用药期间若需换药或停药时，应逐渐减少原用药物的剂量，同时添加换用的药物，切不可突然停药或换药。有少数患者，需终身服药，要长期规律用药。

4. 注意控制不良反应

定期检查血常规及肝、肾功能。

（二）常用抗癫痫药

苯妥英钠

【别　名】大仑丁。

【主要用途】

（1）全身强直-阵挛性发作、复杂部分性发作（精神运动性发作、颞叶癫痫）、单纯部分性发作（局限性发作）和癫痫持续状态。

（2）治疗三叉神经痛、隐性营养不良性大疱性表皮松解、发作性舞蹈手足徐动症、发作性控制障碍（包括发怒、焦虑和失眠的兴奋过度等的行为障碍疾患）、肌强直症及三环类抗抑郁药过量时心脏传导障碍等。

（3）洋地黄中毒所致的室性及室上性心律失常。

【用法用量】

（1）抗癫痫：250~300mg/d，开始时100mg，2次/日，1~3周内增加至250~300mg，分3次口服，极量一次300mg，500mg/d。

（2）抗心律失常：100~300mg，一次服或分2~3次服用，或第1天10~15mg/kg，第2~4天7.5~10mg/kg，维持量2~6mg/kg。

【不良反应】

（1）胃肠道反应：恶心、呕吐，甚至胃炎。

（2）神经系统：眩晕、头痛、眼球震颤、共济失调、肌张力不全、舞蹈症、语言不清、意识模糊、震颤、扑翼样震颤等。

（3）造血系统：粒细胞和血小板计数减少、再生障碍性贫血（再障）、巨幼红细胞性贫血。

（4）变态反应：皮疹伴高热、剥脱性皮炎、多形糜烂性红斑、系统性红斑狼疮和致死性肝坏死、霍奇金病等。

卡马西平

【别　　名】　CBZ。

【主要用途】

（1）复杂部分性发作、全身强直-阵挛性发作、上述两种混合性发作或其他部分性或全身性发作。

（2）三叉神经痛和舌咽神经痛发作。

（3）预防或治疗躁狂-抑郁症；对锂、抗精神病药、抗抑郁药无效的或不能耐受的躁狂-抑郁症，可单用或与锂盐和其他抗抑郁药合用。

（4）中枢性部分性尿崩症。

（5）某些精神疾病包括精神分裂症性情感性疾病、顽固性精神分裂症及与边缘系统功能障碍有关的失控综合征不宁腿综合征（Ekbom综合征）。

（6）酒精癖的戒断综合征。

【用法用量】

（1）抗惊厥：开始一次0.1g，2~3次/日；第2天后每日增加0.1g，直到出现疗效为止；维持量根据调整至最低有效量，分次服用；注意个体化，最高量不超过2g/d。

（2）镇痛：开始1次0.1g，2次/日；第2天后每隔一日增加0.1~0.2g，直到疼痛缓解，维持量 0.4~0.8g/d，分次服用；最高量不超过 2g/d。

（3）尿崩症：单用时 0.3~0.6g/d，如与其他抗利尿药合用 0.2~0.4g/d，分 3 次服用。

（4）抗躁狂或抗精神病：开始 0.2~0.4g/d，每周逐渐增加至最大量 1.6g，分 3~4 次服用。

【不良反应】

（1）神经系统：视物模糊、复视、眼球震颤、语言困难、精神不安、耳鸣、震颤、幻视。

（2）代谢系统：低钙血症、水的潴留和低钠血症（或水中毒）。

（3）变态反应：中毒性表皮坏死溶解症、皮疹、荨麻疹、瘙痒、红斑狼疮样综合征（荨麻疹、瘙痒、皮疹、发热、咽喉痛、骨或关节痛、乏力）。

苯巴比妥

【别　　名】 鲁米那、迦地那、佛罗那。

【主要用途】

（1）镇静：如焦虑不安、烦躁、甲状腺功能亢进、高血压、功能性恶心、小儿幽门痉挛等症。

（2）催眠：偶用于顽固性失眠症，但醒后往往有疲倦、嗜睡等后遗效应。

（3）抗惊厥：常用其对抗中枢兴奋药中毒或高热、破伤风、脑炎、脑出血等病引起的惊厥。

（4）抗癫痫：用于癫痫大发作和部分性发作的治疗，出现作用快，也可用于癫痫持续状态。

（5）麻醉前给药。

（6）与解热镇痛药配伍应用，以增强其作用。

（7）治疗新生儿高胆红素血症。

【用法用量】

（1）成人常用量：催眠，30~100mg，晚上 1 次顿服；镇静，1 次 15~30mg，每日 2~3 次；抗惊厥，每日 90~180mg，可在晚上 1 次顿服，或每次 30~60mg，每日 3 次；极量 1 次 250mg，1 日 500mg；抗高胆红素血症，1 次 30~60mg，每日 3 次。

（2）小儿常用量：用药应个体化，镇静，每次按体重 2mg/kg，或按体表面积 60mg/m^2，每日 2~3 次；抗惊厥，每次按体重 3~5mg/kg；抗高胆红素血症，每次按体重 5~8mg/kg，分次口服，3~7 天见效。

【不良反应】

（1）用药后可出现头晕、困倦等后遗效应，久用可产生耐受性及依赖性。多次连用应警惕蓄积中毒。

（2）少数患者可出现皮疹、药物热、剥脱性皮炎等变态反应。

扑 米 酮

【别　　名】 扑癫酮片、去氧苯巴比妥片、麦苏林。

【主要用途】 用于癫痫强直-阵挛性发作（大发作），单纯部分性发作和复杂部分性发作的单药或联合用药治疗，也用于特发性震颤和老年性震颤的治疗。

【用法用量】

（1）成人 50mg 开始，睡前服用，3 天后改为 2 次/日，1 周后改为 3 次/日，第 10 天开始改为 250mg，3 次/日，总量不超过 1.5g/d。

（2）小儿 8 岁以下，每日睡前服 50mg；3 天后增加为每次 50mg，2 次/日；1 周后改为 100mg，2 次/日；10 天后根据情况可以增加至 125~250 mg，3 次/日。

【不良反应】

（1）神经系统：手脚不灵活或引起行走不稳、关节挛缩、眩晕、嗜睡、视力改变、复视、眼球震颤、共济失调、异常的兴奋或不安、认识迟钝、情感障碍、精神错乱、呼吸短促或障碍。

（2）变态反应：呼吸困难、眼睑肿胀、喘鸣或胸部紧迫感。

（3）血液系统：粒细胞减少、再生障碍性贫血、红细胞发育不良、巨细胞性贫血。

乙 琥 胺

【别　　名】 柴郎丁。

【主要用途】 用于失神发作，治疗癫痫小发作。

【用法用量】

（1）儿童口服，3~6 岁 250mg/d，6 岁以上 500mg/d，1 次口服。以后酌情增加，每 4~7 天加 250mg，剂量超过 750mg/d，需分次服用。

（2）成人剂量达 2g/d 时，需分次服用。

【不良反应】

（1）胃肠道反应：食欲缺乏、呃逆、恶心或呕吐、胃部不适、腹胀、腹泻。

（2）神经精神系统：行为或精神状态的改变、眩晕、嗜睡、头痛、激惹或疲乏。

（3）变态反应：荨麻疹、红斑狼疮样反应。

（4）血液系统：血小板计数减少、白细胞计数减少、血小板减少性紫癜、粒细胞缺乏症、再生障碍性贫血。

丙戊酸钠

【别　　名】　抗癫灵片、二丙乙酸钠片。

【主要用途】　用于单纯或复杂失神发作、肌阵挛发作，大发作的单药或合并用药治疗，有时对复杂部分性发作也有一定疗效。

【用法用量】　15mg/（kg·d）或 600～1200mg/d，分次 2～3 次服。开始时 5～10mg/kg，1 周后递增，至能控制发作为止。

【不良反应】

（1）消化系统：腹泻、消化不良、恶心、呕吐、胃肠道痉挛、便秘、胰腺炎及暴发性肝衰竭。

（2）神经系统：嗜睡、眩晕、疲乏、头痛、共济失调、轻微震颤、异常兴奋、不安和烦躁。

（3）其他：听力下降和可逆性听力损坏。

氯硝西泮

【别　　名】　氯硝安定。

【主要用途】　控制各型癫痫，尤其适用于失神发作、婴儿痉挛症、肌阵挛性、运动不能性发作及 Lennox-Gastaut 综合征。

【用法用量】

（1）成人：开始每次 0.5mg，3 次/日，每 3 天增加 0.5～1mg，直到发作被控制或出现了不良反应为止。

（2）小儿：常用量 10 岁或体重 30kg 以下的儿童开始 0.01～0.03mg/（kg·d），分 2～3 次服用，以后每 3 天增加 0.25～0.5mg，至达到 0.1～0.2mg/（kg·d）或出现了不良反应为止，疗程不超过 3～6 个月。

【不良反应】

（1）精神神经系统：嗜睡、头晕、共济失调、行为紊乱、异常兴奋、神经过敏、易激惹（反常反应）、肌力减退。

（2）其他：皮疹或过敏、咽痛、发热或出血异常、淤斑或极度疲乏、乏力（血细胞减少）。

二、抗惊厥药

惊厥是各种原因引起的中枢神经过度兴奋的一种症状，表现为全身骨骼肌不自主的强烈收缩。常见于小儿高热、破伤风、癫痫大发作、子痫和中枢兴奋药中毒等。临床常用苯巴比妥、地西泮或水合氯醛治疗，亦可注射硫酸镁。

硫　酸　镁

【别　　名】　泻盐、硫苦、苦盐、泻利盐。

【主要用途】

（1）导泻。

（2）十二指肠引流。

（3）胆绞痛。

（4）子痫、妊娠期高血压疾病。

（5）儿童惊厥。

（6）外用热敷消炎去肿。

【用法用量】

（1）导泻：口服每次 5~20g，用水 400ml 溶解后顿服。

（2）利胆：每次 2~5g，3 次／日，配制成 33% 或 50% 的溶液服用。

（3）中重度妊娠高血压、先兆子痫和子痫：首次剂量 2.5~4.0g，稀释后缓慢静脉注射，以后给予 1~2g/h 静滴维持，24 小时总量为 30g，根据膝腱反射、呼吸次数及尿量监测。

（4）早产及妊娠高血压：用药剂量和方法同上，缓慢静脉注射后静脉滴注，直到宫缩停止 2 小时，以后口服 β 受体激动药维持。

（5）儿童抗惊厥：每次 0.1~0.15g/kg，以 5%~10% 葡萄糖注射液将本品稀释成 1% 溶液，静脉滴注或稀释成 5% 溶液，缓慢静脉注射。

【不良反应】

（1）导泻时可致脱水及电解质紊乱。

（2）静脉注射时可引起潮红、出汗、口干；快速静脉注射可引起恶心、呕吐、心慌、头晕，个别患者出现眼球震颤。

（3）肾功能不全或大剂量用药可肌肉兴奋性抑制，感觉反应迟钝、膝腱反射消失、呼吸抑制、心律失常等。

（4）连续用药可出现麻痹性肠梗阻。

（5）其他：肺水肿、低钙血症。

三、抗癫痫药和抗惊厥药的用药护理程序

（一）用药前评估

用药前评估
- 明确用药目的抗癫痫药用于减少或消除癫痫发作，使癫痫患者正常生活或接近正常生活。抗惊厥药用于控制和缓解各种原因导致的惊厥。抗帕金森病药用于减轻或控制帕金森病症状，改善患者生活能力
- 掌握基本资料用药前应检测癫痫患者的血常规、脑电图、肝肾功能等；了解女性患者是否处于妊娠期或哺乳期等；确定癫痫患者的类型、发作频率和持续时间等
- 了解患者的服药史及药物过敏史；询问患者是否患有心动过缓、二或三度房室传导阻滞、阿-斯综合征、骨髓抑制或其他血液病，有无明显肝功能障碍等并发症
- 了解患者是否吸烟、饮酒。告知患者多食富含维生素 D 的食物并常晒太阳。注意检测患者的血压、心率、眼压、肢体活动及肝肾功能等。女性患者是否处于妊娠期或哺乳期
- 询问病史及日常生活受影响程度（工作、穿衣、洗澡、吃饭和走路等）；观察记录患者症状，运动障碍情况（动作迟缓、障碍或完全不能活动）、肌震颤和僵直程度和范围等
- 了解患者用药史和药物过敏史；询问患者是否合并青光眼，溃疡病，糖尿病，支气管哮喘，急性精神病，严重心、脑血管疾病及肝肾功能状况

（二）用药期间护理

本类药物需长期服用，在治疗过程中不可随意更换药物，也不能自行减药、停药。用药护理过程中应注意：

用药期间护理
- 详细了解患者患病及治疗情况，嘱患者及家属坚持按时服药，使其了解突然停药可能加重病情的危害性
- 教育患者建立、培养良好的生活规律和习惯，避免精神紧张、过度劳累、过饱，禁食辛辣刺激性食物，禁酒等。口服给药宜采用与食物同服或饭后服用，以减轻局部刺激
- 告诉患者服用苯妥英钠、苯巴比妥后尿液变红色或红棕色，对身体无害，停药后可自行消失，提醒服用苯妥英钠的患者注意口腔清洁和牙龈保护

续流程

用药期间护理	注意用药剂量个体化，用药期间监测血药浓度；定期检查血象、肝功能
	耐心向患者说明服用药物后短期内可能出现恶心、呕吐、厌食、腹泻、头晕、直立性低血压或一些精神活动障碍，此时通过调整剂量，注意饮食搭配和服用一些药物可以减轻其不良反应，促进患者配合治疗
	左旋多巴制剂于饭前 30 分钟服用。避免与牛奶、鸡蛋、豆浆等同食，以减少由于食物中氨基酸竞争引起左旋多巴吸收的减少。服用左旋多巴禁用维生素 B_6，以免降低左旋多巴的疗效和增加不良反应。本类药物极易潮解，置干燥处避光保存
	告知患者服用金刚烷胺时不应在睡前服药，以免兴奋、失眠。服药期间夜间排尿应坐位排尿为好，一旦出现头晕、心悸等症状应立即平卧。有过敏者、哺乳妇女、孕妇禁用。服药期间不宜驾驶车辆、操作机器等

（三）用药后护理评价

癫痫发作次数或症状是否减少或消失；惊厥是否控制；肝、肾功能是否正常等。疼痛是否缓解，生命体征是否保持正常；震颤是否控制或减轻；生活质量是否提高；有无明显不良反应发生。

第三节　抗中枢神经系统退行性疾病药

中枢神经退行性疾病是指一组由慢性进行性中枢神经组织退行性变性而产生的疾病总称。主要包括帕金森病、阿尔茨海默病及亨廷顿病等。本节主要介绍抗帕金森病药和抗阿尔茨海默病药两大类。

一、抗帕金森病药

帕金森病又称震颤麻痹，是指锥体外系功能紊乱所引起的一种慢性进行性中枢神经系统退行性疾病。临床主要症状为进行性运动徐缓、肌强直及震颤，此外，尚有知觉、识别及记忆障碍等症状。老年性血管硬化、脑炎后遗症及长期服用抗精神病药等均可引起类似帕金森病的症状，称为帕金森综合征，其药物治疗与帕金森病相似。抗帕金森病药包括拟多巴胺药和抗胆碱药两类。

（一）拟多巴胺药

1. 多巴胺前体药

左旋多巴

【别　　名】 左多巴。

【主要用途】 用于帕金森病及帕金森综合征。

【用法用量】 口服，开始 1 次 250mg，2~4 次/日，饭后服用；以后视患者耐受情况，每隔 3~7 日增加 1 次剂量，增加范围为每日 125~750mg，直至最理想的疗效为止；每日最大量 6g，4~6 次/日；脑炎后及老年患者应酌减剂量。

【不良反应】

（1）精神神经系统：头、面部、舌、上肢和身体上部的异常不随意运动，精神抑郁。

（2）心血管系统：直立性低血压，高血压、心律失常。

（3）其他：恶心、呕吐、排尿困难、溶血性贫血。

2. 外周多巴胺脱羧酶抑制药

卡比多巴

【别　　名】 α-甲基多巴。

【主要用途】 左旋多巴的重要辅助药。卡比多巴与左旋多巴 1:10 的剂量比例合用制成复方制剂用于临床上各种原因引起的帕金森病。

【用法用量】 片剂：25mg。口服，每次 25mg，3 次/日。

【不良反应】 常见有恶心，呕吐，直立性低血压，面部、舌、上肢和身体上部异常不随意运动，排尿困难，精神抑郁。少见不良反应有高血压、心律失常。

司来吉兰

【别　　名】 丙炔苯丙胺、克金平、思吉宁、盐酸司来吉兰。

【主要用途】 左旋多巴治疗的辅助用药，也可单用于早期震颤麻痹。

【用法用量】 口服，5mg/次，不超过 10mg/d，早饭顿服或早饭和午饭时服，2~3 天可降低左旋多巴剂量。

【不良反应】 可见口干、恶心、低血压、肝脏转氨酶暂时性增高等；偶有焦虑、幻觉、运动障碍等；与左旋多巴合用时易出现上述现象。

3. 多巴胺受体激动药

溴 隐 亭

【别　　名】　甲磺酸溴隐亭、溴麦角隐亭、溴麦角环肽。

【主要用途】

（1）抗震颤麻痹优于金刚烷胺。

（2）泌乳素引起的月经不调，女性不孕症。

（3）男性性功能低下。

（4）泌乳素瘤。

（5）肢端肥大症。

（6）产后初期乳腺炎。

（7）良性乳房疾病。

【用法用量】　震颤麻痹：开始每次 1.25mg，2 次/日，2 周内逐渐增加剂量，找到最佳疗效的最小剂量，20mg/d。

【不良反应】　恶心、呕吐，极少数病例出现便秘、嗜睡，偶见精神症状。

培高利特

【别　　名】　硫丙麦角林、甲磺酸培高利特、良行、倍高利特、协良行。

【主要用途】　抗震颤麻痹作用强，时间久，常与左旋多巴合用。

【用法用量】　口服。每日 0.05mg，连用 2 天，然后每间隔 3 天，每日增加 0.1~0.15mg，可连用 12 天，而后每日增加 0.25mg（间隔 3 天）直至效果满意，平均剂量 3mg/d。

【不良反应】　常见的有不自主运动、幻觉、直立性低血压、困倦、意识模糊等。

4. 多巴胺能神经递质促释药

金刚烷胺

【别　　名】　金刚胺、环癸胺。

【主要用途】

（1）对震颤麻痹有明显疗效，缓解震颤、僵直效果好，起效快，用药后48 小时即出现明显作用，2 周后达高峰。

（2）抗亚洲 A-Ⅱ型流感病毒作用，对与该型流感接触者保护率约 70%。

（3）退热作用对多种炎症、败血症、病毒性肺炎等有效，若与抗生素合用，退热作用比单用抗生素好。

【用法用量】

（1）成人口服每次 0.1g，早晚各 1 次，最大剂量每日 400mg。

（2）小儿用量酌减，可连用3~5日，最多10日；1~9岁小儿3mg/（kg·d），最大用量不超过每日150mg。

【不良反应】

（1）精神神经系统：有嗜睡、眩晕、抑郁等。

（2）皮肤：青斑、踝部水肿等。

（3）其他：食欲缺乏。

（二）中枢抗胆碱药

苯　海　索

【别　　名】 安坦。

【主要用途】

（1）帕金森病、帕金森综合征。

（2）药物引起的锥体外系疾患。

【用法用量】

（1）帕金森病、帕金森综合征：口服，开始1~2mg/d，每3~5日增加2mg，至疗效最好而又不出现不良反应为止。一般不超过10mg/d，3~4次/日，需长期服用，20mg/d。

（2）诱发的锥体外系疾患，口服，第1日2~4mg，2~3次/日，视需要及耐受情况逐渐增加至5~10mg，老年患者应酌情减量。

【不良反应】

（1）精神神经系统：常见口干、视物模糊等，长期应用可出现嗜睡、抑郁、记忆力下降、幻觉、意识混浊。

（2）其他：偶见心动过速、恶心、呕吐、尿潴留、便秘等。

苯扎托品

【别　　名】 苄托品、甲磺酸苯扎托品、氢溴酸苯扎托品。

【主要用途】 用于帕金森病和各种原因，包括利舍平、吩噻嗪类药物引起的帕金森症状，疗效优于苯海索。

【用法用量】 治疗从小剂量开始，自0.5~1mg，以后每5~6天增加0.5mg，有效量为2~6mg/d。

【不良反应】 常见的不良反应有抗胆碱反应（表现为口干、便秘、排尿困难或疼痛、腹胀、少汗、瞳孔散大、视物模糊等）。尚可见精神障碍和兴奋。轻微的不良反应有头晕、嗜睡、口咽和鼻腔干燥、头痛、畏光、肌肉痉挛、恶心、呕吐、失眠、不安、神经紧张或虚弱。

（三）抗帕金森病的用药护理程序

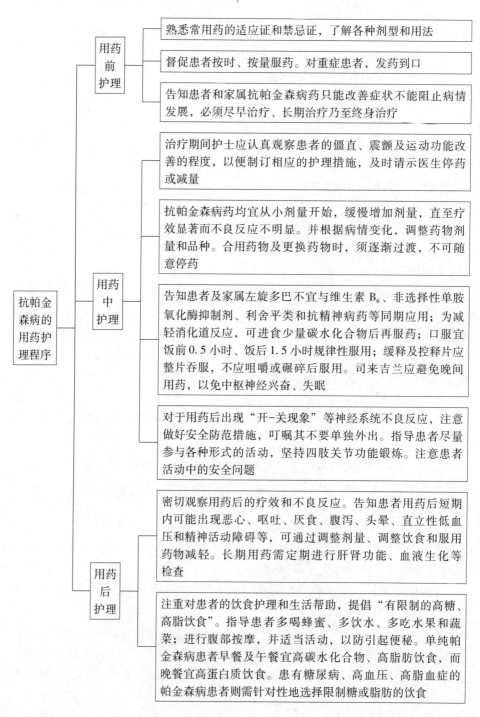

抗帕金森病的用药护理程序

用药前护理

- 熟悉常用药的适应证和禁忌证，了解各种剂型和用法
- 督促患者按时、按量服药。对重症患者，发药到口
- 告知患者和家属抗帕金森病药只能改善症状不能阻止病情发展，必须尽早治疗、长期治疗乃至终身治疗

用药中护理

- 治疗期间护士应认真观察患者的僵直、震颤及运动功能改善的程度，以便制订相应的护理措施，及时请示医生停药或减量
- 抗帕金森病药均宜从小剂量开始，缓慢增加剂量，直至疗效显著而不良反应不明显。并根据病情变化，调整药物剂量和品种。合用药物及更换药物时，须逐渐过渡，不可随意停药
- 告知患者及家属左旋多巴不宜与维生素 B_6、非选择性单胺氧化酶抑制剂、利舍平类和抗精神病药等同期应用；为减轻消化道反应，可进食少量碳水化合物后再服药；口服宜饭前 0.5 小时、饭后 1.5 小时规律性服用；缓释及控释片应整片吞服，不应咀嚼或碾碎后服用。司来吉兰应避免晚间用药，以免中枢神经兴奋、失眠
- 对于用药后出现"开-关现象"等神经系统不良反应，注意做好安全防范措施，叮嘱其不要单独外出。指导患者尽量参与各种形式的活动，坚持四肢关节功能锻炼。注意患者活动中的安全问题

用药后护理

- 密切观察用药后的疗效和不良反应。告知患者用药后短期内可能出现恶心、呕吐、厌食、腹泻、头晕、直立性低血压和精神活动障碍等，可通过调整剂量、调整饮食和服用药物减轻。长期用药需定期进行肝肾功能、血液生化等检查
- 注重对患者的饮食护理和生活帮助，提倡"有限制的高糖、高脂饮食"。指导患者多喝蜂蜜、多饮水、多吃水果和蔬菜；进行腹部按摩，并适当活动，以防引起便秘。单纯帕金森病患者早餐及午餐宜高碳水化合物、高脂肪饮食，而晚餐宜高蛋白质饮食。患有糖尿病、高血压、高脂血症的帕金森病患者则需针对性地选择限制糖或脂肪的饮食

二、抗阿尔茨海默病药

阿尔茨海默病是一种与年龄高度相关的、以进行性认知障碍和记忆力损害为主的中枢神经系统退行性疾病。其临床表现为记忆力、判断力、抽象思维能力和语言功能的丧失，但视力、运动能力等则不受影响。阿尔茨海默病迄今尚无十分有效的治疗方法，现有的药物治疗策略是增强中枢胆碱能神经功能，主要有胆碱酯酶抑制药和 M 受体激动药。

（一）胆碱酯酶抑制药

他 克 林

【别　　名】　氨氢吖啶、5-氨基四氢吖啶、单满吖啶氨。

【主要用途】　本药多与卵磷脂合用治疗阿尔茨海默病，可延缓病程，提高患者的认知能力和自理能力。

【用法用量】　片剂：10mg。1 次 10mg，每日 3 次，最高量每日 160mg，宜每周检查肝功能。

【不良反应】　最常见不良反应为肝毒性，用药时需定期测肝功能。不良反应还包括恶心、呕吐、厌食、腹泻、消化不良等，大剂量应用本药可出现尿频、流涎、多汗等胆碱综合征，女性患者多见。

多奈哌齐

【别　　名】　盐酸多奈哌齐、安理申。

【主要用途】　轻、中度阿尔茨海默型痴呆症。

【用法用量】　口服：5mg，1 次/日。服用 1 个月后可增至 10mg，1 次/日，晚上睡前服用。对肾功能及轻、中度肝功能不全患者毋需调整剂量。

【不良反应】　最常见的是腹泻、恶心和失眠，通常是轻微和短暂的，毋需停药，在 1~2 天内可缓解。

加兰他敏

【别　　名】　尼瓦林、强肌宁、Nivalin、Lycoremine。

【主要用途】　用于重症肌无力、进行性肌营养不良、脊髓灰质炎后遗症、儿童脑型麻痹、神经系统疾患所致感觉或运动障碍、多发性神经炎等。

【用法用量】

（1）肌内注射或皮下注射：每次 2.5~10mg，小儿每次每千克体重

0.05～0.1mg，1次/日，1疗程2～6周。

（2）口服：每次10mg，3次/日。小儿每日每千克体重0.5～1mg，分3次服。

【不良反应】 超量时，可有流涎、心动过缓、头晕、腹痛等不良反应。

利凡斯的明

【别　名】 卡巴拉汀。

【主要用途】 适用于轻、中度阿尔茨海默病患者，可改善患者的记忆和认知功能，改善日常生活能力，减轻精神症状，对伴有心、肝、肾疾病的阿尔茨海默病患者具有独特的疗效。

【用法用量】 胶囊剂：1.5mg、3mg、4.5mg。起始剂量1次1.5mg，2次/日，2周后增加剂量，最高量12mg/d。

【不良反应】 不良反应轻，常有恶心、呕吐、眩晕等。

石杉碱甲

【别　名】 哈伯因。

【主要用途】 主要用于良性记忆障碍，脑血管疾病，脑创伤，器质性精神障碍，外周血管阻塞性疾病，糖尿病神经病变，急慢性跟腱疼痛，运动性肌肉创伤。

【用法用量】

（1）口服：2～4片/次，2次/日，最多不超过9片/日，或遵医嘱。

（2）肌内注射：每次0.2～0.4mg。

【不良反应】

（1）少数患者可见耳鸣、头晕、肌肉颤动、出汗、腹痛等。

（2）个别患者有瞳孔缩小、呕吐、排便增加、视物模糊、心率改变、流涎、嗜睡等不良反应。

（二）M受体激动药

占诺美林

占诺美林是M_1受体选择性激动药，为目前选择性最高的M_1受体选择性激动剂之一。口服易吸收，大剂量可明显改善阿尔茨海默病患者的认知功能和行为能力，但易引起胃肠道和心血管方面的不良反应。新研制的透皮吸收贴剂可避免消化道不良反应。

（三）抗阿尔茨海默病药的用药护理程序

```
                  ┌─ 告知患者及其家属阿尔茨海默病的治疗是长期的、联合用药的过
                  │   程，要注意药物的相互作用和药物对机体的影响
                  │
                  ├─ 提示患者远离可能的危险，避免人身伤害，尤其防止走失，如佩戴
  抗阿尔茨海        │   身份标识牌或手环等
  默病药的用  ─────┤
  药护理程序        ├─ 对于阿尔茨海默病患者常见的痴呆行为和心理症状，配合医生、家属
                  │   进行心理治疗和行为康复治疗等非药物干预，保持始终如一的宽容、
                  │   关心和体贴，维持患者的适应水平，使之与患者的生活能力相符
                  │
                  └─ 避免精神刺激，给予营养丰富易消化的食物，以保证足够的维生素
                      和蛋白质，对吞咽困难者，应缓慢进食，以防噎食及呛咳；对少数
                      食欲亢进、暴饮暴食者，要适当限制食量，防止其因消化吸收不良
                      而出现呕吐、腹泻
```

第四节 抗精神失常药

精神失常是多种原因引起的认知、情感、意志、行为等精神活动异常的一类疾病，包括精神分裂症、躁狂抑郁症和焦虑症等疾病。治疗这些疾病的药物统称为抗精神失常药，可分为抗精神病药、抗躁狂症药、抗抑郁药和抗焦虑药。

一、抗精神病药

（一）吩噻嗪类

氯 丙 嗪

【别　　名】 冬眠灵。

【主要用途】

（1）精神分裂症。可治疗急、慢性精神分裂症。

（2）镇吐。

（3）低温麻醉及人工冬眠。

（3）对顽固性呃逆也有显著疗效。

【用法用量】

（1）片剂：5mg、12.5mg、25mg、50mg。

（2）注射剂：10mg/ml、25mg/ml、50mg/ml。12.5~50mg/次，每日 3 次。25~50mg/次肌内注射。治疗精神病宜从小剂量开始，轻症一般每日 300mg，中度每日 450~500mg，重症每日 600~800mg，症状好转后逐渐减至维持量（每日 50~100mg）以巩固疗效。拒服药者 1 次可用 50~100mg，加于 25% 葡萄糖注射液 20ml 内，缓慢静脉注射。

【不良反应】

（1）一般不良反应：自主神经系统反应常见有血压下降、口干、视物模糊、便秘等；中枢神经系统反应有嗜睡、乏力等；内分泌紊乱导致闭经、生长缓慢、乳房肿大、溢乳。

（2）锥体外系反应：①帕金森综合征，出现面具脸、动作迟缓、肌颤等，老年人多见；②静坐不能，患者反复坐立不安，好发于中年人；③急性肌张力障碍，出现强迫性张口、伸舌、呼吸运动障碍等，多见于青少年。以上 3 种症状是长期大剂量应用氯丙嗪阻断黑质-纹状体上的 D_2 受体，ACh 功能相对增强所致；④迟发性运动障碍，发生机制不明。

（3）变态反应：常见光敏性皮炎、皮疹，少数患者出现肝损害、溶血性贫血、粒细胞减少等，应定期查血象，一旦发生，立即停药。

（4）急性中毒：大剂量给药可致急性中毒。出现昏睡、血压骤降，甚至休克、心动过速、心电图异常等。

（二）硫杂蒽类

氯普噻吨

【别　　名】 氯丙硫新、氯丙硫蒽、氯丙噻顿、泰尔登。

【主要用途】 精神分裂症、躁狂症与反应性精神病，以及伴有兴奋或情感障碍的其他精神失常。

【用法用量】

（1）成人常用量口服：①治疗精神病，口服 200~450mg/d，必要时可用至 600mg/d。也可肌内注射，每日 90~150mg，分次用。老年或体弱者需从小量开始，缓慢增至可耐受的较低的治疗用量；②神经官能症；每次 5~25mg，3 次/日。

（2）小儿常用量口服：6~12 岁，1 次 10~25mg，3~4 次/日。

【不良反应】

（1）视物模糊、便秘、出汗减少、头晕、萎靡、口干、皮肤对光过敏、鼻黏膜充血、心率增快或过速、月经周期改变或失调、性欲降低、排尿困难及乳腺肿大等。

（2）大量或增加药量时易出现的不良反应现象：①低血压甚至晕倒；②肌肉僵直、颈背部尤为明显，不停蹬步，双手或手指震颤或抖动，头面、口部或颈部的肌肉抽搐等迟发性运动障碍。

（3）比较少见的不良反应现象：皮疹或接触性皮炎。

（三）丁酰苯类

氟哌啶醇

【别　　名】　氟哌醇、氟哌丁苯、卤吡醇。

【主要用途】

（1）急、慢性各型精神分裂症，躁狂症，反应性精神病及其他具有兴奋、躁动、幻觉、妄想等症状的重症精神病

（2）还用于儿童多发性抽动-秽语综合征，包括儿童攻击行为。

【用法用量】

（1）服成人常用量：开始时 1 次 2mg，1~2 次/日，然后根据治疗的需要和耐受状况调整用量。成人每日常用剂量为 10~40mg。老年体弱者，开始 1 次 1~2mg，1~2 次/日，然后根据耐受情况再调整用量。

（2）肌内注射成人常用量：对急性精神病，开始时一次 5mg，根据需要和耐受情况，可每隔 8~12 小时重复 1 次，使症状得到控制。静脉注射，1 次 5mg，用 25% 葡萄糖稀释，1~2 分钟内缓慢注入，每 8 小时 1 次，如无效可加剂量，如好转则改口服。

【不良反应】

（1）老年女性患者易有迟发性运动障碍的早期症状，长期使用本品或用量较大时，会有迟发性运动障碍的症状持续存在，不易控制。主要表现为①口舌、颜面与下颌出现有节律性的不自主运动；②舌头在口内蠕动或颤抖，口部不断呷嘴，下颌呈咀嚼状。其中，舌部蠕动为识别这种症状的先兆；③颈部与上、下肢肌肉僵直，双手或手指震颤或发抖，不停地蹬步。

（2）有无恶心，因恶心为氟哌啶醇毒性先兆之一，有时会被同用的镇吐药掩盖而不易识别，需加以注意。

（3）接触本品的水溶液时，应注意接触性皮炎发生的可能。

（4）排尿困难、直立性低血压、头晕、晕眩、有轻飘或晕倒感、为比较少见的症状。

（5）粒细胞减少症，咽部疼痛和发热，眼部或皮肤发黄即黄疸先兆较罕见。

（6）用药过量以及中毒先兆的表现有：呼吸困难，严重的精神萎靡或疲

乏无力，肌肉颤抖或粗大的震颤以及肌肉无力或发僵等。

（7）锥体外系症状，失眠、头痛、口干。

（8）静脉注射后可能出现心脏停搏，可有肌肉麻痹、意识模糊、行为异常、四肢抽搐。

氟哌利多

【别　　名】　氟哌啶、哒罗哌丁苯。

【主要用途】　主要用于增强镇痛药的作用，与芬太尼配合使用。用于小手术如烧伤清创、窥镜检查、造影等，也用于麻醉前给药、镇吐。

【用法用量】　注射剂：5mg/2ml。

精神安定镇痛术：氟哌利多5mg、芬太尼0.1mg，加入25%葡萄糖注射液20ml内，2~3分钟缓慢静脉注射。

麻醉前给药：术前30分钟，1次2.5~5mg，肌内注射。

【不良反应】

（1）锥体外系反应较重且常见，急性肌张力障碍在儿童和青少年更易发生，出现明显的扭转痉挛，吞咽困难，静坐不能及类帕金森病。

（2）可出现口干、视物模糊、乏力、便秘、出汗等。

（3）可引起血浆中泌乳素浓度增加，可能有关的症状：溢乳、男子女性化乳房、月经失调、闭经。

（4）少数患者可能引起抑郁反应。

（5）可引起注射局部红肿、疼痛、硬结。

（6）较少引起低血压。

（7）偶见过敏性皮疹及恶性综合征。

匹莫齐特

【别　　名】　哌迷清、匹莫奇特。

【主要用途】　用于治疗精神分裂症、躁狂症等。此药尚有较好的抗幻觉、抗妄想作用。

【用法用量】　口服，开始每日4~8mg，1日1次。必要时剂量可达每日20mg。

【不良反应】　可出现室性心律失常和心电图异常，伴有心脏病的患者禁用。

（四）其他类

五氟利多

【主要用途】

（1）慢性精神分裂症患者的维持治疗。

（2）对急性精神分裂症也有效。

【用法用量】 每周服 1 次，首次 20mg，渐增至每周 40~60mg，最大剂量每周 120mg，维持量每周 20~40mg。

【不良反应】

（1）主要为锥体外系副作用。一次服药过多或耐受性差者，可在服药次日出现急性肌张力障碍，如颈斜，动眼危象或极转痉挛。

（2）无力、头晕、睡眠障碍、焦虑、抑郁及胃肠道症状。

（3）一过性转氨酶升高，个别有皮疹，抽搐。肝功能损害、尿潴留及心电图异常等。

舒 必 利

【别　　名】 磺水杨胺氢吡咯、硫苯酰胺、消呕灵、止呕宁、止吐灵。

【主要用途】

（1）精神分裂症及慢性退缩和幻觉妄想病、官能性抑郁和疑病状态、酒精中毒性精神病、智力发育不全伴有人格障碍。

（2）可用于顽固性恶心、呕吐的对症治疗。

【用法用量】

（1）口服治疗精神分裂症：徐缓增加治疗用量至通常每日 400~800mg，分次服用。肌内注射或静脉滴注，0.4~0.6g/d，维持量 0.2~0.4g/d，木僵患者可 200~400mg/d 稀释于葡萄糖盐水中静脉滴注。一般以口服为主，对拒药者或治疗开始 1~2 周内可用注射给药，以后改为口服。

（2）治疗呕吐：每次 10~100mg。

【不良反应】

（1）注意有轻度锥体外系症状：失眠，焦虑，不安，肌肉痉挛，思睡，口干，头痛，出汗，运动障碍，可致血液粒细胞减少。

（2）偶见胃肠道反应：恶心、呕吐，食欲缺乏，腹胀，腹泻等。

（3）阳痿、高血压、月经异常、溢乳及男子乳房发育等为用药早期症状。

（4）增量过快时，可有一过性心电图改变、血压升高或降低、胸闷、脉快等，应注意。

（5）如出现皮疹、瘙痒等变态反应，应停药。

氯 氮 平

【别　　名】　氯扎平。

【主要用途】　对精神分裂症的阳性或阴性症状产生较好的疗效，故适用于难治性精神分裂症。

【用法用量】　片剂：25mg、50mg。服药首次 25～50mg，每日 1～2 次，如耐受性好，在 2 周内逐渐增至每日 300～450mg。

【不良反应】

（1）常见：头痛、头昏、精神萎靡、多汗、口涎分泌多、恶心或呕吐、便秘、体重增加症状。

（2）较少见：不安与易激怒、精神错乱、视物模糊、血压升高与严重连续的头痛。这些反应都与剂量有关。

（3）罕见：粒细胞减少症或缺乏症，两者伴随出现畏寒、高热、咽部疼痛与溃疡。

利 培 酮

【别　　名】　利司环酮、利司培酮、利哌利酮。

【主要用途】　抗精神病作用强且迅速，很少产生锥体外系反应。对精神分裂症的阳性症状、阴性症状和情感症状均有效。

【用法用量】　口服：宜从小剂量开始。初始剂量每次 1mg，2 次/日，剂量渐增，第 3 天为 3mg，以后每周调整 1 次剂量，最大疗效剂量为 4～6mg/d，最高每日不得超过 20mg。老年患者起始剂量为 0.5mg，2 次/日。

【不良反应】

（1）治疗期间可见月经失调、嗜睡、疲乏、失眠、流涎。少数出现注意力集中困难和轻度记忆障碍。

（2）有焦虑、嗜睡、头晕、恶心、便秘、消化不良、鼻炎、皮疹等。

二、抗狂躁症药

碳 酸 锂

【主要用途】

（1）急性躁狂症，对慢性、轻躁狂症，其他精神病的躁狂状态也可应用，也用于情感性精神病的预防。

（2）再生障碍性贫血、化疗和放疗引起的粒细胞计数减少。

（3）急性菌痢等。

【用法用量】

（1）躁狂症：一般剂量为 0.125~0.5g/次，3 次/日。开始可用较小剂量，以后逐渐增到 1.5~2g/d，甚至 3g。症状控制后维持量为 0.75~1.5g/d。

（2）粒细胞计数减少、再生障碍性贫血：300mg/次，3 次/日。

（3）经前期紧张综合征：于月经来潮前 10 天开始服 300mg/次，3 次/日，到月经来潮停用。

（4）月经过多症：于月经第 1 日服 0.6g，以后 0.3g/d，均分为 3 次服，共服 3 天，总量 1.2g 为 1 个疗程。每 1 个月经周期服 1 个疗程。

（5）甲状腺功能亢进：0.8~1.2g/次，1 次/日。

（6）急性菌痢：0.1g/次，3 次/日，首剂加倍。少数症状较重者，头 1~3 天每次剂量均可加倍，至症状及粪便明显好转后，以原剂量维持 2~3 天，再递减剂量，3~4 天停药。除体温过高需用解热药外，均无需加用任何其他药。总疗程为 7~10 天。

【不良反应】　有恶心、呕吐、腹痛、疲乏、无力、耳鸣、口渴、多尿等。

三、抗抑郁症药

丙　米　嗪

【别　　名】　丙咪嗪、米帕明、依米帕明。

【主要用途】

（1）有较强的抗抑郁作用，但兴奋作用不明显，镇静作用和抗胆碱作用均属中等。

（2）对内源性抑郁症、反应性抑郁症及更年期抑郁症均有效，但出现疗效较慢（多在 1 周后才出现效果）。

（3）对精神分裂症伴发的抑郁状态几乎无效或疗效差。

（4）也可用于小儿遗尿症。

【用法用量】

（1）成人常用量口服，开始 1 次 25~50mg，2~4 次/日，以后渐增至每日总量 100~300mg。老年患者每日总量 30~40mg，分次服用。需根据耐受情况调整用量，极量 0.2~0.3g/d。

（2）小儿常用量口服，治疗 6 岁以上儿童的遗尿症，1 次/日，睡前 1 小时服 25mg。如在 1 周内未获满意效果，12 岁以下每日可增至 50mg，12 岁以上每日可增至 75mg。每日量超过 75mg 并不能提高治疗遗尿症的效果。治愈后逐渐减量，遗尿的复发率较骤然停药低。

【不良反应】 最常见的为抗胆碱作用，可表现为口干、扩瞳、视物模糊、便秘、排尿困难和心动过速等，还可出现无力、肌肉震颤等症状。偶见粒细胞缺乏等变态反应。前列腺肥大及青光眼患者禁用。原有心血管疾病者慎用。

阿米替林

【别　　名】 阿密替林、氨三环庚素、依拉维。

【主要用途】 在三环类抗抑郁药中镇静效应最强，对抑郁患者可使情绪明显改善，适用于治疗焦虑性或激动性抑郁症。

【用法用量】

（1）口服成人常用量：开始1次25mg，2~4次/日，然后根据病情和耐受情况逐渐增至150~300mg/d。维持量50~150mg/d。

（2）遗尿症：睡前服10~25mg。

（3）6~12岁儿童，可用丙米嗪治疗遗尿症。少年患者对三环类药较敏感，治疗抑郁症时需减量。

【不良反应】

（1）孕妇使用应慎重权衡利弊。三环类药均可自乳汁排出，哺乳期妇女应慎用。

（2）偶有视力减退、眼痛（青光眼发作）、低血压昏倒、出现幻觉或谵妄状态、心律失常、心动过缓、肌肉震颤、尿潴留、癫痫发作、皮疹、咽痛、高热（粒细胞减少症）、黄疸等，需引起注意，采取相应的医疗措施。

（3）遇便秘、头晕、口干、头痛、恶心，心率增快、多汗、皮肤对光敏感、失眠等，应及时停药或减量。

马普替林

【别　　名】 甲胺丙内乙蒽、马普智林、吗丙啶、麦普替林。

【主要用途】

（1）内因性抑郁症、心因性抑郁症、更年期抑郁症和神经症性抑郁症。

（2）对单相抑郁效果最佳，其次是双相抑郁、神经性抑郁。

【用法用量】

（1）口服：门诊患者开始每日75mg，以后渐增至每日150~225mg；住院患者开始每日100~150mg，以后渐增至每日225~300mg，均分2~3次服。60岁以上老年患者开始每日75mg，酌增至150mg。长期维持每日75~150mg。口服，每日75~150mg，可渐增，但每日不宜超过300mg。

（2）静脉滴注，25～50mg 稀释于 250ml 葡萄糖液中于 2～3 小时滴完，见效后改为口服。老年患者宜减少剂量。

【不良反应】　可见口干、便秘、眩晕、头痛、心悸等不良反应。

四、抗焦虑症药

丁螺环酮

【别　　名】　布斯帕、布斯哌隆、丁螺旋铜、希司必隆。

【主要用途】　丁螺环酮有明显抗焦虑作用，适用于各型焦虑状态。

【用法用量】　口服 3 次／日，每次 5mg，以后可增至每日 20～30mg，老年人一般每日不宜超过 15mg。

【不良反应】　以胃肠道不适为多见。此外，尚有头晕、头痛、激动、失眠等。

劳拉西泮

【别　　名】　氯羟安定、氯羟二氮䓬、氯羟去甲安定、洛拉酮。

【主要用途】

（1）抗焦虑，包括伴有精神抑郁的焦虑。

（2）镇静催眠。

（3）抗惊厥及癫痫持续状态。

（4）癌症化疗时镇吐（限注射剂）。

（5）治疗紧张性头痛。

（6）麻醉前及内镜检查前的辅助用药。

【用法用量】

（1）成人口服：抗焦虑，1 次 1～3mg，2～3 次／日；镇静催眠，睡前服 2～4mg。年老体弱者应减量。12 岁以下小儿安全性与剂量尚未确定。

（2）肌内注射：抗焦虑、镇静催眠，按体重 0.05mg/kg，总量不超过 4mg。

（3）静脉注射：用于癌症化疗镇吐，在化疗前 30 分钟注射 2～4mg，与奋乃静合用效果更佳，必要时重复给药；癫痫持续状态，按体重 0.05mg/kg，1 次不超过 4mg，如 10～15 分钟后发作仍继续或再发，可重复注射 0.05mg/kg，如再经 10～15 分钟仍无效，需采用其他措施，12 小时内用量一般不超过 8mg。

【不良反应】

（1）静脉注射可发生静脉炎或静脉血栓形成。

（2）常见有过度镇静、头晕、疲软等。少见定向障碍。其他还有恶心、食欲改变、睡眠障碍、皮肤反应等。

艾司唑仑

【别　　名】　三唑氯安定、舒乐安定。

【主要用途】　主要用于失眠、焦虑、紧张及恐惧，也可用于抗癫痫、抗惊厥及麻醉前给药。

【用法用量】

（1）口服给药：①镇静：每次 1～2mg，每日 3 次；②催眠：每次 1～2mg，睡前服；③抗癫痫、抗惊厥：每次 2～4mg，每日 3 次；④麻醉前给药：每次 2～4mg，术前 1 小时服。

（2）肌内注射：①抗惊厥：每次 2～4mg，2 小时后可重复 1 次；②麻醉前给药：每次 2mg，术前 1 小时注射。

【不良反应】　常规剂量未见明显不良反应，用量过大时，可出现轻微乏力、口干、嗜睡、头胀、头晕等，减少剂量可自行消失。

氯 氮 䓬

【别　　名】　甲氨二氮䓬、甲氨二氮、利眠宁。

【主要用途】　用于治疗焦虑性神经症、失眠症、肌张力过高或肌肉僵直性疾病、急性酒精戒断综合征，与抗癫痫药合用，可控制癫痫发作。

【用法用量】

（1）口服给药

1）抗焦虑：①轻度或中度焦虑、紧张：每次 5～10mg，每日 3～4 次；②重度焦虑或紧张：每次 20～25mg，每日 3～4 次。

2）术前镇静：每次 5～10mg，每日 3～4 次。

（2）肌内、静脉注射：①用于酒精戒断综合征：首次注射 50～100mg，2～4 小时后可以重复注射，但 24 小时内不能超过 300mg；②急性或严重焦虑：首次注射 50～100mg，必要时给予每次 25～50mg，每日 3～4 次；③术前镇静：术前 1 小时注射 50～100mg。

【不良反应】　常见嗜睡、乏力、头痛、眩晕、恶心、便秘等。偶见皮疹、中毒性肝损害、骨髓抑制、男性阳痿等。大剂量时可引起共济失调、皮疹、粒细胞减少及尿闭等症状。

五、抗精神失常药的用药护理程序

（一）用药前评估

用药前评估
- 明确用药目的，控制精神失常的急性症状，预防其复发和最大限度地恢复患者的日常工作和生活自理能力
- 给药前应先检测患者立位及卧位血压、脉搏、肺活量、血常规、尿常规、肝功能、眼压、脑电图等，以备在治疗过程中观察对比
- 了解患者的精神状态、有无暴力行为、自杀倾向等；询问有无住院或门诊治疗史、有无精神病家族史
- 了解患者是否有药物过敏史等；是否合并低血压、青光眼、前列腺肥大、尿潴留、肠麻痹等病症
- 了解患者有无抽烟、饮酒的嗜好

（二）用药期间护理

用药期间护理
- 应告诉患者注射氯丙嗪后要缓慢改变体位，以防止直立性低血压发生，一旦出现应用去甲肾上腺素抢救，禁用肾上腺素
- 用药过程中要注意药物的相互作用。氯丙嗪可以加强乙醇、镇静催眠药、抗组胺药、镇痛药的作用；与某些肝药酶诱导剂如苯妥英钠、卡马西平合用可加速氯丙嗪的代谢，应注意适当调整剂量。氯丙嗪与吗啡、哌替啶合用时容易引起呼吸抑制和血压降低
- 氯丙嗪局部刺激性较强，宜深部肌内注射。静脉注射可引起血栓性静脉炎，应以生理盐水或葡萄糖溶液稀释后缓慢注射。冬眠合剂要现用现配
- 定时检测患者的血压、脉搏、体温、肝肾功能及粒细胞的变化等，必要时做脑电图及眼检查
- 严密观察患者用药后的不良反应，告诉患者要缓慢改变体位，不可驾驶或操作重机器
- 注意有无眩晕、嗜睡、口干，是否排尿、排便困难及视觉变化或皮肤发黄。密切注意患者是否有锥体外系反应或其他中毒反应
- 锂盐不良反应较多，安全范围较窄，其胃肠道症状很常见，特别是恶心及腹泻，用药期间应特别注意观察，如在治疗过程中出现则可能提示过量，应立即停药
- 大多数三环或四环类抗抑郁药具有镇静作用，因此适宜晚间1次服用，以减轻不良影响。三环类抗抑郁药应避免与单胺氧化酶抑制剂如异烟肼合用，以免发生高血压危象

（三）用药后护理评价

精神失常患者的幻觉、妄想、暴力行为及自杀倾向是否解除；生活自理和活动能力是否恢复。有无直立性低血压、口干、尿潴留、便秘等不良反应。

第五节 镇 痛 药

镇痛药是一类作用于中枢神经系统，在不影响意识和其他感觉的情况下选择性地消除或减轻疼痛的药物。因该类镇痛药镇痛作用与激动脑内阿片受体有关，且易产生药物依赖性，故又称为麻醉性镇痛药、成瘾性镇痛药或阿片类镇痛药。本类药中的绝大多数在管理和应用时受到严格控制。镇痛药通常可分为3类：①阿片生物碱类镇痛药；②人工合成的阿片类镇痛药；③其他镇痛药。

一、阿片生物碱类镇痛药

吗 啡

【别　　名】 美菲康。

【主要用途】

（1）用于使用其他镇痛药无效的急性剧痛，如严重创伤、烧伤、晚期癌症等引起的疼痛。

（2）用于心肌梗死而血压尚正常者的镇静，并减轻心脏负担。

（3）用于心源性哮喘，暂时缓解肺水肿症状。

（4）用于麻醉和手术前给药，使患者安静并进入嗜睡状态。

（5）偶用于恐惧性失眠、镇咳、止泻。

【用法用量】

（1）口服给药：常用量每次5~15mg，每日15~60mg。极量：每次30mg，每日100mg。

（2）皮下注射：常用量每次5~15mg，每日15~40mg。极量：每次20mg，每日60mg。

（3）静脉注射：①镇痛：常用量每次5~10mg。对于重度癌痛患者，首次剂量范围可较大，每日3~6次；②静脉全麻：不应超过1mg/kg，不够时加用作用时效短的本类镇痛药。

（4）硬膜外注射：用于手术后镇痛，自腰脊部位注入硬膜外间隙，每次极限量为 5mg，胸脊部位应减为每次 2～3mg，按一定的间隔时间可重复给药多次。

（5）蛛网膜下隙注射：单次 0.1～0.3mg，原则上不再重复给药。

【不良反应】

（1）一般不良反应：可有嗜睡、眩晕、恶心、呕吐、便秘、排尿困难、胆绞痛、呼吸抑制、直立性低血压等。

（2）耐受性和成瘾性：反复用药后易发生，一旦停药则可出现烦躁、易怒、流涕、出汗、震颤、呕吐、腹痛、虚脱等戒断症状，引发患者的强迫性觅药行为。故必须严格遵守国家《麻醉药品管理办法》严格管理。

（3）急性中毒：用量过大时易发生急性中毒。表现为昏迷、瞳孔极度缩小、呼吸抑制、血压下降、发绀、尿少、体温下降，最后死于呼吸麻痹。一旦出现中毒症状，应立即人工呼吸、给氧、使用吗啡拮抗药纳洛酮抢救，口服者还应立即洗胃。给氧应注意不可给纯氧。其他应注意静脉补液及对症治疗。

可 待 因

【别　　名】　甲基吗啡。

【主要用途】　临床上用于治疗各种原因引起的剧烈干咳和刺激性干咳，尤其适用于胸膜炎干咳伴胸痛者，也适用于中等程度疼痛的治疗。

【用法用量】

（1）成人常规剂量：①口服给药：每次 15～30mg，每日 30～90mg；极量：每次 100mg，每日 250mg。缓释片每次 45mg，每日 2 次，需整片吞服，不可嚼碎或截开；②皮下注射：每次 15～30mg，每日 30～90mg。

（2）儿童常规剂量：口服给药：镇痛时每次 0.5～1mg/kg，每日 3 次；镇咳时用量为镇痛剂量的 1/3～1/2。

【不良反应】

（1）较多见的不良反应：①心理变态或幻想；②呼吸微弱、缓慢或不规则；③心律失常。

（2）少见的不良反应：①惊厥、耳鸣、震颤或不能自控的肌肉运动等；②瘙痒、皮疹或颜面肿胀等变态反应；③精神抑郁和肌肉强直等。

（3）长期应用可引起药物依赖性：典型的戒断症状为食欲减退、腹泻、牙痛、恶心、呕吐、流涕、寒战、睡眠障碍、胃痉挛、多汗、衰弱无力、心率增快、情绪激动或原因不明的发热等。

二、人工合成镇痛药

哌替啶

【别　　名】　杜冷丁、盐酸杜冷丁、度冷丁、唛啶。

【主要用途】

（1）镇痛：用于各种剧痛，如创伤、烧伤、烫伤、手术后疼痛、内脏绞痛（与阿托品配伍应用）、分娩疼痛等。

（2）心源性哮喘：哌替啶可替代吗啡治疗心源性哮喘，效果良好，其机制与吗啡相同。

（3）麻醉前给药：哌替啶的镇静作用能使患者安静，消除患者术前紧张和恐惧情绪，麻醉前给予哌替啶，可减少麻醉药用量及缩短麻醉诱导期。

（4）人工冬眠：本药与氯丙嗪、异丙嗪合用组成冬眠合剂，用于人工冬眠疗法。

【用法用量】

（1）镇痛：口服给药：常用量每次 50~100mg，每日 200~400mg；极量每次 150mg，每日 600mg。皮下及肌内注射：常用量每次 25~100mg，每日 100~400mg，极量每次 150mg，每日 600mg。两次用药间隔不宜少于 4 小时。静脉注射：每次以 0.3mg/kg 为限。

（2）分娩镇痛：肌内注射：阵痛开始时给药，常用量为每次 25~50mg，4~6 小时按需要重复。极量：每次量以 50~75mg 为限。

（3）麻醉前给药：肌内注射：术前 30~60 分钟给予 1~2mg/kg。静脉滴注：麻醉维持中，按 1.2~2mg/kg 计算总用量，配成稀释液，通常按 1mg/min 给药。

（4）手术后镇痛或缓解晚期癌症患者中至重度疼痛：硬膜外注射：24 小时总用量以 2.1~2.5mg/kg 为限。晚期癌症患者应个体化给药，剂量可比常规大，并可逐渐增加至疗效满意。

【不良反应】　可出现轻度的眩晕、头痛、出汗、口干、恶心、呕吐、心动过速、直立性低血压等。

芬太尼

【别　　名】　多瑞吉、枸橼酸芬太尼。

【主要用途】

（1）各种疼痛及外科、妇科等手术后和手术过程中的镇痛。

（2）防止或减轻手术后出现的谵妄。

（3）可与麻醉药合用，作为麻醉辅助用药。

（4）与哌替啶配伍制成"安定镇痛剂"，用于大面积换药及进行小手术。

【用法用量】

（1）麻醉前给药：0.05~0.1mg，于手术前30~60分钟注射。

（2）诱导麻醉：静脉注射0.05~0.1mg，间隔2~3分钟重复注射直至达到要求；危重患者、年幼及年老患者的用量减小至0.025~0.05mg。

（3）维持麻醉：当患者出现苏醒状时，静脉注射或肌内注射0.025~0.05mg。

（4）一般镇痛及术后镇痛：肌内注射0.05~0.1mg，可控制手术后疼痛、烦躁和呼吸急迫，必要时可于1~2小时后重复给药。

【不良反应】　有眩晕、恶心、呕吐、低血压及胆道括约肌痉挛等。大剂量用药可产生明显肌肉僵直，可用纳洛酮拮抗。静脉注射过快可致呼吸抑制，如不及时治疗可发生呼吸停止、循环抑制及心脏停搏等。本药禁止与单胺氧化酶抑制药合用，禁用于支气管哮喘、呼吸抑制、重症肌无力、颅脑肿瘤或颅脑外伤引起昏迷的患者以及2岁以下小儿。

美 沙 酮

【别　　名】　阿米酮、美散酮、盐酸美沙酮。

【主要用途】

（1）适用于慢性疼痛，较少用于急性创伤。

（2）用于各种阿片类药物的戒毒治疗，尤其适用于海洛因依赖；也用于吗啡、阿片、哌替啶、二氢埃托啡等的依赖。

【用法用量】

（1）口服给药：①疼痛：常用量为每次5~10mg，每日10~15mg，极量为每次10mg，每日20mg；②阿片类药物成瘾：剂量应根据戒断症状严重程度和患者身体状况及反应而定。开始剂量为15~20mg，可酌情加量。

（2）肌内注射、皮下注射：常用量为每次2.5~5mg，每日10~15mg；极量为每次10mg，每日20mg。

【不良反应】　一般可见头痛、眩晕、恶心、出汗、嗜睡，便秘及直立性低血压，性功能减退等。呼吸抑制作用持续时间长。

喷 他 佐 辛

【别　　名】　镇痛新、盐酸喷他佐辛、镇痛灵。

【主要用途】 适用于各种剧烈和（或）顽固性疼痛的镇痛。

【用法用量】

（1）口服给药：每次 25~50mg。必要时每 3~4 小时 1 次。

（2）肌内注射、静脉注射、皮下注射：每次 30mg。必要时每 3~4 小时 1 次。

【不良反应】 可见恶心、呕吐、出汗、眩晕、便秘、兴奋、幻视、嗜睡、噩梦、思维障碍及发声困难等，甚至可出现癫痫大发作性抽搐。大剂量用药时可引起呼吸抑制、血压升高和心动过速等。

二氢埃托啡

【主要用途】 常用于治疗哌替啶、吗啡等无效的剧烈疼痛，也用于诱导麻醉、静脉复合麻醉以及阻滞麻醉辅助用药。也用于急性锐痛和阿片脱毒替代疗法；内脏绞痛不必合用阿托品。

【用法用量】 20μg，40μg（供舌下含服）；注射剂（粉）：10μg，20μg。

（1）常用剂量：20~40μg/次，15 分钟后疼痛可明显减轻。可视需要 2~3 小时后可重复给药。有时允许使用每次极量 60μg，每天 180μg。连续用药不得超过 3 天。晚期癌症不得超过 1 周。

（2）用于麻醉诱导：缓慢静脉注射 0.1~0.2μg/kg 及氟哌啶醇 2.5~5mg；用于静脉复合麻醉，首次缓慢静脉注射 0.3~0.6μg/kg，以后每 1 小时追加半量，手术结束前 1 小时停止给药。

（3）内镜检查：术前肌内注射 1 次（10μg），极量 15μg。术后应让患者坐或卧 30 分钟。

【不良反应】 口服不吸收，常舌下含服；时间短，需 2~3 小时静脉注射或肌内注射 1 次。

阿法罗定

【别　　名】 安那度。

【主要用途】 用于短时镇痛，也可与阿托品合用，以解除胃肠道、泌尿道平滑肌痉挛疼痛。

【用法用量】 注射液：每支 10mg（1ml）、20mg（1ml）、40mg（1ml）。

（1）每次 0.4~1.2mg/kg，最初剂量不超过每天 60mg。

（2）肌内注射：成人 10~20mg，每天 2 次。

（3）静脉注射：每次 10~20mg，必要时用。极量：每次 30mg，每天 60mg。

（4）儿童剂量每次 0.2~0.4mg/kg。

【不良反应】 眩晕、多汗、无力等。

三、其他镇痛药

罗 通 定

【别　　名】 颅痛定。

【主要用途】 对慢性钝痛效果好，如头痛、痛经、胃肠绞痛、肝胆系统引起的钝痛及分娩疼痛。也可用于疼痛所致的失眠。

【用法用量】 片剂：30~60mg。60~120mg/次，3 次/日。注射液：60mg/2ml。60~90mg/次，肌内注射。

【不良反应】 常用剂量下不良反应较轻，较长期应用也不致成瘾。偶有眩晕、乏力、恶心等反应。用于镇痛时，约有大部分的患者出现嗜睡。

四氢帕马丁

【别　　名】 延胡索乙素。

【主要用途】 适用于胃肠、肝胆系统疾病所致的钝痛，对外伤等剧痛效果差。亦用于头痛、分娩镇痛及痛经。因有镇静、催眠作用，临床可治疗失眠症，尤其适用于因疼痛所致的患者。久用无耐受性和依赖性。

【用法用量】 片剂：50mg；注射剂：60mg（2ml），100mg（2ml）。

（1）口服：用于镇痛，每次 100~150mg，每天 2~4 次；用于催眠，于睡前服 100~200mg，用于痛经，每次 50~100mg。

（2）皮下注射：每次 60~100mg。

【不良反应】 常见不良反应有眩晕、恶心和呕吐。大剂量可抑制呼吸中枢，少数患者可见锥体外系症状。

曲 马 多

【别　　名】 曲马朵、奥多、舒敏、倍平、盐酸曲马多、氟比汀曲马多、盐酸曲马多氟比汀、马伯龙、奇曼丁、反胺苯环醇。

【主要用途】

（1）用于各种中、重度急慢性疼痛，如癌症疼痛、术前术后疼痛、心脏病突发性疼痛、关节痛、神经痛、分娩痛、骨折和肌肉骨骼疼痛、创伤和劳损性疼痛、牙痛等。

（2）也可用于肾结石和胆结石体外电击波碎石术中的重要辅助用药。

【用法用量】

（1）口服给药：单次剂量为 50～100mg。必要时 4～6 小时可重复使用。连续用药不超过 48 小时。累计用量不超过 800mg。

（2）肌内注射、皮下注射：每次 50～100mg，必要时可重复。

（3）静脉注射：每次 100mg，缓慢注射。静脉滴注：每日 100～200mg，以 5% 或 10% 的葡萄糖注射液稀释后滴注。

（4）直肠给药：使用栓剂，用量同口服给药项。

【不良反应】 常见出汗、嗜睡、头晕、恶心、呕吐、食欲减退及排尿困难等。静脉注射过快可出现面部潮红、多汗和一过性心动过速。

布 桂 嗪

【别　　名】 强痛定。

【主要用途】 各种剧痛，神经性、炎性、外伤性，痛经。

【用法用量】 片剂：30mg、60mg。1 次 60mg，每日 3～4 次。注射剂：50mg/ml、100mg/2ml，1 次 50mg，皮下注射。

【不良反应】 长期用可成瘾，偶致困倦、恶心、眩晕、头痛等。

四、镇痛药的用药护理程序

（一）用药前评估

用药前评估

- 镇痛药多数都有成瘾性，属于麻醉药品，使用时熟悉常用镇痛药的适应证和禁忌证，了解各种药物剂型和用法

- 充分认识引起疼痛的原因，减轻患者的焦虑情绪

- 明确用药目的预防或解除病因明确的各种中、重度疼痛，避免或减轻由疼痛所介导的各种生理功能紊乱

- 治疗前检测患者的血压、脉搏、末梢循环、瞳孔大小等基本参数，尤其是呼吸的次数与深度；女性患者是否处于妊娠期或哺乳期等

- 了解患者既往史：①明确疼痛的部位、发生时间、性质（如锐痛、刺痛、钝痛）；了解影响痛阈的精神因素（如焦虑、抑郁、恐惧、愤怒等）；②询问患者就诊前的用药史、药物过敏史等；③了解患者是否患有肺气肿、支气管哮喘、肺源性心脏病等

- 询问患者生活习性：了解患者是否抽烟、饮酒

（二）用药期间护理

用药期间
护理

疼痛是临床上一种常见症状，镇痛药是对症治疗的药物

吗啡是晚期癌痛最常选用的镇痛药物。应用吗啡等镇痛药的过程中可出现腹胀、便秘、排尿困难等副作用，应鼓励患者多吃粗粮、多饮水、定时排便。对于经胃肠道给药不能控制的疼痛或疼痛发作特别频繁的患者，可经静脉全身给药。在口服、静脉、经皮等途径都失败后或产生难以控制的副作用时，可改用椎管内给药或复合局部神经阻滞疗法

经皮芬太尼贴剂是晚期癌痛治疗的重要药物。芬太尼缓释透皮贴剂适用于不能口服的患者

长期使用口服阿片类药物，便秘发生率高。故在使用之初就应预防性地联合使用一些治疗便秘药物，如番泻叶等。严重便秘可使用作用较强的导泻药，或改用非口服制剂，如芬太尼透皮贴剂

长期反复用药易产生依赖性，应严格掌握适应证，控制剂量和疗程，并密切观察早期表现

呼吸抑制作为阿片类药物的急性不良反应，应加强对使用阿片类药物患者的监测。一旦出现，可用阿片受体拮抗剂纳洛酮进行治疗

应用期间定时监测血压、呼吸。吗啡中毒时瞳孔缩小，哌替啶中毒时瞳孔散大，用药过程要注意观察瞳孔变化

中毒急救处理：口服吗啡过量所致的急性中毒可用1∶2000高锰酸钾洗胃，同时人工呼吸，给氧（不给纯氧），使用中枢神经兴奋药尼可刹米；亦可静注吗啡拮抗剂纳洛酮等

（三）用药后护理评价

用药后护理
评价

密切观察用药后的疗效和不良反应

指导患者合理用药，告知滥用镇痛药的危害性

注意观察患者的病情变化和情绪反应

第六节 解热镇痛抗炎药和抗痛风药

解热镇痛抗炎药是一类具有解热、镇痛，大部分还有抗炎抗风湿作用的

药物，又称为非甾体抗炎药。解热镇痛药在化学结构上虽属不同类别，但都可抑制体内前列腺素（PG）的生物合成，这是它们共同作用的基础。

一、解热镇痛抗炎药

（一）水杨酸类

阿司匹林

【别　　名】　乙酰水杨酸。

【主要用途】

（1）用于普通感冒或流行性感冒引起的发热。

（2）也可用于缓解轻至中度疼痛，如头痛、牙痛、神经痛、肌肉痛、痛经及关节痛的治疗。

【用法用量】　片剂：0.05 g、0.1g、0.3g、0.5g。

（1）解热镇痛：1 次 0.3~0.5g，每日 3 次，饭后服。

（2）抗风湿：每日 3~5g，分 4 次服，症状控制后逐渐减量。

【不良反应】

（1）胃肠道反应：引起上腹不适、恶心、呕吐。长期应用诱发加重溃疡、糜烂性胃炎、胃出血及穿孔等。

（2）凝血障碍：大剂量抑制凝血酶原合成，小剂量抑制血小板聚集，均可加重出血倾向。

（3）变态反应：偶致皮疹、血管神经性水肿和过敏性休克。诱发支气管哮喘，即"阿司匹林哮喘"，拟肾上腺素类药物治疗无效。

（4）水杨酸反应：剂量过大（5g/d 以上）时出现。表现为恶心、呕吐、头痛、头晕、听力下降，严重者出现换气频率增加，高热、酸碱平衡失调，甚至精神失常。

（5）瑞夷综合征：常见于病毒感染的青少年应用阿司匹林后，表现为严重肝功能不良合并脑病，虽少见，但致死率高。

（二）苯胺类

对乙酰氨基酚

【别　　名】　扑热息痛、百服宁、必理通、醋氨酚、泰诺止痛片、退热净、雅司达、泰诺林、泰诺、斯耐普、一粒清。

【主要用途】　主要用于退热和镇痛，如感冒发热、神经痛、肌肉痛及对阿司匹林不能耐受者和过敏者。

【用法用量】

（1）片剂：0.1g、0.3g、0.5g。1 次 0.5g，每日 3 次。

（2）注射剂：0.075g/ml、0.25 g/2ml。1 次 0.15～0.25g，肌内注射。

（3）栓剂：0.15g、0.3g、0.6g。1 次 0.3～0.6g，每日 1～2 次，直肠给药。

【不良反应】　不良反应少见，偶致皮疹、药物热等变态反应。长期使用可致肝、肾毒性。

（三）其他抗炎有机酸类

吲哚美辛

【别　　名】　消炎痛、比诺、久保新、露奇。

【主要用途】　缓解风湿性关节炎、类风湿关节炎、骨性关节炎、强直性脊柱炎及赖特综合征等的症状；缓解急性痛风性关节炎的疼痛及炎症；滑囊炎、肌腱炎及肩周炎等非关节软组织炎症；高热的对症解热，可迅速大幅度短暂退热；偏头痛、痛经、手术后痛及创伤后痛等的镇痛对症治疗。

【用法用量】

（1）抗风湿：口服，初量一次 25～50mg，2～3 次/日，最大量不超过 150mg/d。

（2）抗痛风：口服，初量一次 25～50mg，以后一次 25mg，3 次/日。

（3）退热：口服，一次 6.25～12.5mg，不超过 3 次/日。

【不良反应】　不良反应多且严重，表现在消化道反应，如恶心、呕吐、腹泻，偶致溃疡穿孔；神经系统反应有头痛、耳鸣，偶致精神失常；血液系统反应有粒细胞计数减少、溶血性贫血、血小板减少性紫癜，偶致再生障碍性贫血；其他如变态反应，与阿司匹林有交叉过敏现象；饭后服用可减少一些不良反应。消化道溃疡、肝病、癫痫、精神失常者、孕妇及儿童禁用。

布　洛　芬

【别　　名】　芬必得、异丁苯丙酸、异丁洛芬、拔怒风、波菲特、大亚芬克、芬尼康、炎痛停、美林、雅维、抗风痛、依布洛芬。

【主要用途】

（1）用于解热，减轻中度疼痛如关节炎、神经痛、肌肉痛、头痛、偏头痛、痛经、牙痛、流感症状。

（2）用于风湿性关节炎，其消炎、镇痛、解热作用与乙酰水杨酸、保泰松相似，比对乙酰氨基酚好。

【用法用量】 片剂：0.1 g、0.2 g。1 次 0.2~0.4g，每日 3 次，餐中服。

【不良反应】 常见不良反应有轻度消化不良、转氨酶水平升高、皮疹、头痛，偶见溃疡病加重、视物模糊等，出现视力障碍者应立即停药。

尼美舒利

【别　　名】 美舒宁、美舒利、美苏宁。

【主要用途】 关节与结缔组织疾病，如骨性关节炎、类风湿关节炎及其他炎性关节炎、滑囊炎、肌腱炎、腱鞘炎、腰背痛、肩周炎及其他软组织风湿病；牙痛、痛经、手术后痛及癌性疼痛等；鼻炎、喉炎、耳炎、扁桃体炎及呼吸道感染；口腔炎、牙龈炎、牙周炎及脓肿；前列腺炎及尿道炎；与运动有关的关节和软组织损伤。

【用法用量】

（1）抗风湿：1 次 100mg，2 次/日。

（2）镇痛：1 次 100mg，2 次/日。

（3）直肠给药：1 次 200mg，3 次/日。

【不良反应】

（1）胃肠道反应：恶心、上腹部灼热感及疼痛。

（2）变态反应：皮疹、红斑和面部潮红。

（3）中枢神经系统　失眠、兴奋、头痛和眩晕等。

（4）肝脏：黄疸、肝酶水平升高，甚至发生暴发性肝功能衰竭。

（5）肾脏：轻度肾毒性。

吡罗昔康

【别　　名】 安尔康、吡喜康、力必达、炎痛喜康、吡罗喜康、市普康。

【主要用途】 用于感冒发热、缓解各种关节炎及非关节炎性软组织风湿病变的疼痛和肿胀，痛风急性发作等。

【用法用量】

（1）口服：关节炎，1 次 20mg，1 次/日，或 1 次 10mg，2 次/日。

（2）肌内注射：1 次 10~20mg，1 次/日。

【不良反应】 短期服用不良反应少，偶见胃肠道反应及变态反应。但剂量过大或用药时间过久可致上消化道出血。溃疡病、支气管哮喘、"阿司匹林哮喘"、哺乳期妇女慎用。

二、解热镇痛抗炎药的复方制剂

复方阿司匹林片

【主要用途】　用于发热、头痛、神经痛、牙痛、月经痛、肌肉痛、关节痛。

【用法用量】　口服，成人：一次 1~2 片，1 日 3 次，饭后服。

【不良反应】　由阿司匹林和非那西丁为主所组成的复方片剂。阿司匹林较常见的不良反应有恶心、呕吐、上腹部不适或疼痛等胃肠道反应，停药后多可消失；长期或大量应用时可发生胃肠道出血或溃疡，在服用一定疗程后可出现可逆性耳鸣、听力下降；少数患者可发生哮喘、荨麻疹、血管神经性水肿或休克等变态反应，严重者可致死亡；剂量过大时可致肝肾功能损害。非那西丁可引起肾乳头坏死、间质性肾炎并发生急性肾衰竭，甚至可能诱发肾盂癌和膀胱癌。非那西丁还易使血红蛋白形成高铁血红蛋白，使血液的携氧能力下降，引起发绀。另外非那西丁还可以引起溶血和溶血性贫血，并对视网膜有一定毒性。长期服用非那西丁，还可造成对药物的依赖性。非那西丁还可以引起肝脏损害。

康　泰　克

【别　　名】　复方盐酸伪麻黄碱缓释胶囊。

【主要用途】　缓解感冒症状。

【用法用量】　口服，成人每 12 小时服 1 粒，24 小时内不应超过 2 粒。

【不良反应】　困倦、头晕、口干、胃部不适等。

索米痛片

【别　　名】　去痛片、索灭痛。

【主要用途】　感冒引起的发热、关节痛、神经痛、头痛以及偏头痛、痛经等轻至中度疼痛，尤其适用于对阿司匹林过敏或不适于用阿司匹林者（如水痘、血友病、出血性疾病、抗凝治疗的患者以及消化性溃疡、胃炎患者等）。

【用法用量】　口服，成人 0.3~0.6g/次，4 次/日，最大量 2g/d，退热疗程不超过 3 日，镇痛不宜超过 10 日。小儿按体重每次 10~15mg/kg，每 4~6 小时服 1 次；12 岁以下小儿不超过 5 次/日，疗程不超过 5 日。

【不良反应】　可发生高铁血红蛋白血症、过敏性皮炎、粒细胞缺乏症、血小板减少症及肝炎等。剂量过大时可引起肝功能损害，严重者可致昏迷甚至死亡，亦可引起肾绞痛和急性肾衰竭。

三、抗痛风药

痛风是指由嘌呤代谢紊乱而引起的疾病，表现为高尿酸血症，尿酸多。尿酸盐在关节、结缔组织以及肾脏等处析出尿酸钠结晶，尿酸钠结晶能引起粒细胞浸润，粒细胞对尿酸钠进行吞噬而产生炎症反应。如未及时治疗可发展为慢性痛风性关节炎或导致肾脏病变。

秋水仙碱

【别　　名】　阿妈因、秋水仙素。

【主要用途】　痛风性关节炎的急性发作、预防复发性痛风性关节炎的急性发作、家族性地中海热、假痛风、硬皮病。

【用法用量】　急性痛风；口服，初始 1～2mg，以后每 1～2 小时服 0.5～1mg，直到关节症状缓解，或出现腹泻或呕吐。维持量 1 次 0.5～0.6mg，每 2～3 小时 1 次，治疗量 24 小时内不宜超过 6mg，并在 48 小时内不需服本品。静脉滴注 1 次 1mg，最大量 2mg/d。

【不良反应】

（1）胃肠道反应：食欲缺乏、腹痛、腹泻、呕吐，长期服用者可出现严重的出血性胃肠炎或吸收不良综合征。

（2）精神神经系统：手指发麻、刺痛和无力。

（3）血液系统：长期用药造成血小板计数减少、白细胞计数减少、粒细胞缺乏、淤斑和紫癜，甚至再生障碍性贫血。

（4）肌肉骨骼：有近端肌无力和（或）血清肌酸磷酸激酶水平增高、肌肉抽搐。

（5）皮肤：注射部位的静脉炎、蜂窝织炎。

（6）其他：休克（少尿、血尿、抽搐及意识障碍）、致畸、脱发、皮疹。

别 嘌 呤

【别　　名】　别嘌醇、别嘌呤醇、华丰痛、通风平。

【主要用途】　原发性和继发性高尿酸血症，尤其是尿酸生成过多而引起的高尿酸血症；反复发作或慢性痛风者，痛风石；尿酸性肾结石和（或）尿酸性肾病。

【用法用量】 口服，初次剂量50mg，1~2次/天，每周可递增50~100mg，至200~300mg/d，分2~3次服。每2周测血和尿尿酸水平，如已达正常水平，则不再增量，如仍高可再递增，但最大量一般不大于600mg/d。

【不良反应】

（1）变态反应：皮疹、瘙痒性丘疹或荨麻疹。

（2）胃肠道反应：腹泻、恶心、呕吐、腹痛等。

（3）血液系统：白细胞减少、血小板减少、贫血。

（4）肝脏：氨基转移酶水平升高、肝肉芽肿形成伴胆囊炎、胆管周围炎、过敏性肝坏死等。

（5）肾脏：少尿、肌酐清除率降低、间质性肾炎。

（6）神经系统：头痛、头晕、手脚麻木、疼痛、乏力。

丙 磺 舒

【别　　名】 丙疏磺、羧苯磺酸。

【主要用途】 发作频繁的痛风性关节炎伴高尿酸血症及痛风石。

【用法用量】 口服，治疗痛风，开始1次0.25g，2次/日，共1周，1周后0.5g/次，2次/日，最大剂量2.0g/d。

【不良反应】

（1）消化系统：腹部不适、食欲减退、恶心、呕吐、胃溃疡、肝细胞坏死。

（2）肾脏：肾结石、肾病综合征。

（3）变态反应：呼吸困难、皮疹、皮肤瘙痒、发热。

（4）血液：白细胞计数减少、溶血性贫血、再生障碍性贫血。

苯溴马隆

【别　　名】 痛风利仙、尤诺、步利仙、尔同舒。

【主要用途】 原发性和继发性高尿酸血症，以及各种原因引起的痛风及痛风性关节炎非急性发作期。

【用法用量】 口服，由小剂量开始，25mg/d，无不良反应可逐渐递增至100mg/d，早餐后服，连服3~6个月，同时加服碳酸氢钠3g/d。

【不良反应】

（1）胃肠道反应：恶心、腹泻、腹部不适。

（2）泌尿生殖系统：肾绞痛、暂时性阳痿、肾结石形成。

（3）肝脏：氨基转移酶、碱性磷酸酶升高及肝衰竭。

（4）变态反应：风团、斑疹、潮红、瘙痒并激发关节炎急性发作。

（5）血液系统：粒细胞计数减少。

四、解热镇痛抗炎药和抗痛风药的用药护理程序

解热镇痛抗炎药和抗痛风药的用药护理程序

发热是机体的一种防御反应，不同热型又是诊断疾病的重要依据，故对一般发热患者不必急于使用解热药。在体温过高时则有必要应用，以防高热引起并发症

解热镇痛抗炎药易出现胃肠道、中枢神经、血液系统等方面的不良反应，如患者出现胃痛、便血、牙龈出血、月经量增多、紫癜、眩晕、耳鸣等，应及时通知医生，采取应对措施。若出现困倦、头晕等，应避免驾驶或操作机器

告诉患者及家属严格按医嘱用药，剂量不能太大，间隔时间不要太短，特别是小儿、老人和体弱者尤应注意。剂量过大可致大量出汗，体液丧失过多易引起虚脱，要告知患者多饮水。发热者应注意休息，解热时疗程不宜超过1周

告知患者宜饭后服药，避免空腹服药。服肠溶片应于餐前整片吞服。服药期间不要饮酒或含乙醇的饮料，防止加重胃肠道反应。消化性溃疡禁用阿司匹林、吲哚美辛等对胃肠道有刺激的药物

长期高热的疾病如血吸虫病、伤寒、晚期癌症可考虑应用吲哚美辛栓剂；儿童降温最好用阿司匹林、对乙酰氨基酚、布洛芬及其复方制剂；妊娠妇女应慎用解热镇痛药，宜选用对乙酰氨基酚

阿司匹林久用可延长出血时间，致出血倾向，可用维生素K防治。凡有严重肝病、血友病、维生素K缺乏症和近期有脑出血史者禁用，手术前1周应停用本类药。阿司匹林可引起水杨酸反应，一旦出现，应立即停药，给予对症治疗，并可静滴碳酸氢钠溶液以碱化尿液，加速药物排出

注意阿司匹林与其他药物发生相互作用：①阿司匹林与香豆素类抗凝血药、磺酰脲类降血糖药合用时，出现血浆蛋白竞争性置换，提高这些药物的游离血浓度，增强其作用及毒性；②阿司匹林与肾上腺皮质激素合用，使激素抗炎作用增强，更易诱发溃疡，诱发胃肠出血；③阿司匹林与呋塞米、青霉素、甲氨蝶呤等药物合用时，妨碍呋塞米、青霉素、甲氨蝶呤等从肾小管分泌，易致药物蓄积中毒

第七节 中枢兴奋药

中枢兴奋药是一类能选择性提高中枢神经系统功能活动的药物，其作用的强弱与药物的剂量及中枢神经功能状态有关。随着剂量的增加，药物作用的增强，作用范围也随之扩大，过量可引起中枢各部位广泛兴奋而导致惊厥，甚至死亡。因此，应用中枢兴奋药时必须严格掌握用药适应证及给药剂量，严密观察患者用药后反应，做好患者的用药护理。

根据它们对中枢不同部位的作用效应可分为 3 类：①兴奋大脑皮质层的药物；②兴奋延髓呼吸中枢的药物；③促进大脑功能恢复的药物等。

一、主要兴奋大脑皮质的药

咖 啡 因

【别　　名】 三甲基黄嘌呤、咖啡碱、茶毒、马黛因、瓜拉纳因子、甲基可可碱。

【主要用途】

（1）严重传染病及中枢抑制药过量所致呼吸抑制及循环衰竭。

（2）与解热镇痛药配伍治疗一般性头痛，与麦角胺配伍治疗偏头痛。

【用法用量】

（1）兴奋大脑皮质：小剂量（50~100mg）明显兴奋大脑皮质，能振奋精神。

（2）兴奋延髓：较大剂量（200~250mg）直接兴奋延髓呼吸中枢和血管运动中枢，使呼吸中枢对二氧化碳的敏感性增强，升高血压，改善微循环。主要用于抢救严重传染病、催眠药、抗组胺药过量中毒及其他原因引起的中枢性呼吸抑制。

【不良反应】

（1）剂量较大可致激动、失眠、心悸等。过量致抽搐，婴儿高热时更易发生。

（2）久用有依赖性，为第一类精神药品，实施严格管理。

哌 甲 酯

【别　　名】 利他林、利太林、哌醋甲酯。

【主要用途】

（1）适用于发作性睡病、注意缺陷障碍、多动障碍。

（2）小儿遗尿症。

（3）用于消除催眠药引起的嗜睡、倦怠及呼吸抑制。

（4）用于治疗抑郁症、痴呆、外伤性脑损伤等。

【用法用量】

（1）口服给药：每次 10mg，每日 2~3 次，饭前 45 分钟给药。

（2）皮下、肌内、静脉注射：每次 10~20mg。

【不良反应】 治疗量不良反应少，常见头晕、头痛、失眠、嗜睡、食欲减退、口干、恶心、呕吐，心悸等，偶见腹痛、高血压。大剂量可致抽搐和血压升高。长期用可产生耐受性和精神依赖性。宜在医生指导下使用；高血压患者禁用；避免久用。

匹 莫 林

【别　　名】 倍脑灵、苯胺噁唑啉、苯异妥英、匹吗啉。

【主要用途】

（1）轻微脑功能失调。

（2）轻度抑郁症及发作性睡眠病。

（3）遗传过敏性皮炎。

（4）小儿多动症。

（5）发作性睡病。

（6）对抗疲劳。

【用法用量】

（1）口服：6 岁以上小儿开始时每晨 1 次服 20mg，然后在第 1 周内每日增加 20mg，直至达到预期的控制作用，一般每日不超过 60mg。6 岁以下小儿的用量未定。

（2）轻度脑功能失调：口服，每日晨 20mg，不超过 60mg。

（3）遗传过敏性皮炎：从每日服 1 片（20mg）开始，每 2~3 天递增 1 片，至止痒或每日剂量为 4 片止。每周用 6 天，停 1 天，共 2 周。

（4）下午忌服。见效慢，疗效高峰在 1 周左右，停药后药效可持续 1~3 天。

【不良反应】

（1）常见：厌食、失眠或体重减轻。

（2）少见：头晕、萎靡、易激惹、抑郁、恶心、皮疹、胃病。

（3）罕见：黄疸。

（4）失眠，食欲缺乏，眼球震颤，运动障碍。个别病例头痛、头晕、嗜睡、皮疹、烦躁不安、目眩、轻度抑郁、恶心、腹痛，停药后症状消失（恢复正常）。

（5）大剂量可引起心动过速，偶见丙氨酸转氨酶（ALT）水平升高，停药后可恢复。

（6）个案报告有发生躁狂、舞蹈病（儿童）、抽搐及儿童中毒者。

二、主要兴奋延髓呼吸中枢的药

尼可刹米

【别　　名】　二乙盐酸胺、可拉明、盐酸乙胺。

【主要用途】　主要用于中枢性呼吸及循环衰竭、麻醉药、其他中枢抑制药的中毒急救。

【用法用量】　皮下注射、静脉注射或肌内注射，每次 0.25~0.5g。

【不良反应】　治疗量不良反应少。过量致血压升高，心动过速、咳嗽、呕吐、肌肉震颤、抽搐。可用地西泮抗惊厥。不宜与碱性药物如碳酸氢钠合用，以防沉淀析出。

洛　贝　林

【别　　名】　盐酸山梗菜碱、祛痰菜碱。

【主要用途】　主要适用于新生儿窒息、小儿呼吸衰竭和一氧化碳引起的窒息、吸入麻醉剂及其他中枢抑制药的中毒及肺炎、白喉等传染病引起的呼吸衰竭。

【用法用量】

（1）皮下注射、肌内注射：成人 1 次 3~10mg，极量 1 次 20mg，50mg/d；儿童 1 次 1~3mg。

（2）静脉注射：成人 1 次 3mg，极量 20mg/d；儿童 1 次 0.3~3mg；必要时每 30 分钟可重复 1 次。

【不良反应】　大剂量兴奋迷走神经，使心动过缓、传导阻滞。过量又使心动过速、抽搐。用药时应严密观察心脏的毒性不良反应。

贝　美　格

【别　　名】　美解眠。

【主要用途】

（1）用于解救巴比妥类、格鲁米特、水合氯醛等药物的中毒。

（2）亦用于加速硫喷妥钠麻醉后的恢复。

【用法用量】

（1）静脉滴注：常用量 50mg，用 5%葡萄糖注射液稀释静脉滴注。

（2）静脉注射：每 3~5 分钟注射 50mg，至病情改善或消除中毒症状为止。

【不良反应】

（1）注射量大，速度过快可引起恶心、呕吐、反射增强、肌肉震颤及惊厥等。

（2）本品迟发毒性表现为情绪不安、精神错乱、幻视等。

二甲弗林

【别　　名】 回苏灵。

【主要用途】 主要用于各种传染病和药物中毒所致中枢性呼吸抑制，也可治疗肺性脑病。

【用法用量】 片剂：8mg。1 次 8~16mg，每日 2~3 次。注射剂：8mg/2ml。1 次 8mg，肌内注射或静脉注射。用 0.9%氯化钠溶液或 5%的葡萄糖溶液稀释后静脉滴注，1 次 8~16mg。重症 1 次可静脉滴注 16~32mg。

【不良反应】 易致惊厥，有惊厥史者、吗啡中毒者禁用。

三、促大脑功能恢复的药

吡拉西坦

【别　　名】 脑复康、乙酰胺吡咯烷酮注射液、欣思维、康容、迈恩希、酰胺吡咯烷酮、酰胺吡酮、吡乙酰胺、吡咯醋酰胺、诺多。

【主要用途】

（1）急、慢性脑血管病，脑外伤，各种中毒性脑病等多种原因所致的记忆减退及轻、中度脑功能障碍。

（2）儿童智能发育迟缓。

【用法用量】

（1）肌内注射：每次 1g，2~3 次/日。

（2）静脉注射：每次 4~6g，2 次/日。

（3）静脉滴注：每次 4~8g，1 次/日，用 5%或 10%葡萄糖注射液或 0.9%氯化钠注射液稀释至 350ml 后使用。

（4）口服：每次 0.8~1.6g，3 次/日，4~8 周为 1 个疗程。

（5）儿童用量减半。

【不良反应】 不良反应轻，偶有食欲减退、失眠等反应，停药后消失。

肝、肾功能不良者慎用，孕妇禁用。

甲氯芬酯

【别　　名】　氯酯醒、遗尿丁。

【主要用途】　适用于颅脑外伤性昏迷，乙醇、一氧化碳中毒、新生儿缺氧症、脑动脉硬化所致的意识障碍及儿童遗尿症等。起效缓慢，需反复用药后显效。

【用法用量】

（1）口服：成人 0.1g ~ 0.2g/次，3 ~ 4 次/日，至少服 1 周；儿童 0.01g/次，3 次/日。

（2）静脉注射或静脉滴注：成人 0.1g ~ 0.25g/次，3 次/日；儿童 60 ~ 100 mg/次，2 次/日，可注入脐静脉，临用前用 5% 葡萄糖注射液稀释成 5% ~ 10% 溶液使用。

（3）肌内注射：成人昏迷状态 0.25g/次，新生儿缺氧症 60mg/次，每 2 小时1 次。

【不良反应】　有兴奋、失眠、倦怠、血管痛、头痛、血压变动等不良反应。

四、中枢兴奋药的用药护理程序

（一）用药前评估

用药前评估 ⎱
- 明确用药目的，用药前应了解患者的日常生活能力、思维记忆能力等，监测患者的呼吸、心率、脉搏、血压、心电图、二氧化碳结合力等基本参数
- 了解患者呼吸抑制的原因及程度，保持气道通畅是抢救呼吸抑制的首要措施
- 了解患者是否有药物过敏史及用药史。询问患者是否合并其他引起呼吸抑制及呼吸衰竭的疾病如呼吸肌麻痹等；有无精神病、癫痫、糖尿病、消化性溃疡等疾病；妊娠期妇女慎用
- 了解患者的相关饮食习惯，如每日的饮茶量及含咖啡成分的饮料量，是否抽烟及饮酒等
- 严格掌握适应证：本类药物主要用于中枢性呼吸抑制。在合理应用中枢兴奋药的同时，应注意综合治疗，如积极治疗原发病、畅通气道、氧疗、纠正酸碱平衡、抗感染等

（二）用药期间护理

用药期间护理	应用中枢兴奋药过程中注意控制好药物剂量，过量均可引起中枢神经系统各部位广泛兴奋而导致惊厥。为防治过量中毒，可交替使用
	由于中枢兴奋药维持时间短，在临床急救中常需反复用药，通常2~4小时注射1次
	治疗期间应密切观察精神异常现象并及时进行治疗，避免精神刺激，防止损害大脑组织功能
	临床抢救呼吸衰竭，特别是抢救中枢抑制药中毒时，多采用人工呼吸、吸氧等综合措施，中枢兴奋药，仅作为辅助治疗；对呼吸肌麻痹引起的呼吸功能不全，中枢兴奋药往往无效，宜用新斯的明解救；对循环衰竭、心脏骤停引起的呼吸功能不全，应少用或者不用中枢兴奋药
	口服促大脑功能恢复药在睡前6小时用药，防治失眠。颅内出血急性期不宜使用胞磷胆碱

（三）用药后护理

密切观察患者用药后反应，如出现烦躁不安、反射亢进、局部肌肉震颤、抽搐现象，往往是惊厥发生的先兆，应立即报告医生，酌情减量或减慢滴速。

第五章
心血管系统药物

第一节　抗高血压药

高血压是一类以体循环动脉血压升高为主要表现的临床综合征，是常见心血管疾病，发病率高，对人类健康危害大。成人静息时收缩压和（或）舒张压≥140/90mmHg（18.6/12.0kPa）即为高血压。绝大部分（90%以上）高血压病因不明，成为原发性高血压或高血压病；少数高血压继发于其他疾病，称继发性高血压或症状性高血压，常见病因如原发性醛固酮增多症、妊娠中毒症、肾动脉狭窄等。随着高血压疾病的发展，可引发脑血管意外、心力衰竭、肾衰竭等。凡能有效降低血压用于高血压治疗的药物成为抗高血压药，也称降压药。

一、抗高血压药的分类及应用原则

（一）抗高血压药的分类

类型	常 用 药	
利尿降压药	氢氯噻嗪、吲达帕胺	
肾上腺素受体阻断药	α受体阻断药	哌唑嗪、多沙唑嗪
	β受体阻断药	普萘洛尔、美托洛尔、阿替洛尔
	α和β受体阻断药	拉贝洛尔、卡维地洛
钙通道阻滞药	硝苯地平、尼群地平、氨氯地平、非洛地平	
肾素-血管紧张素系统抑制药	血管紧张素转换酶抑制剂（ACE）	卡托普利、依那普利、雷米普利
	血管紧张素Ⅱ受体阻滞药	氯沙坦、缬沙坦
血管扩张药	直接扩张血管药	肼屈嗪、硝普钠
	钾通道开放药	米诺地尔、二氮嗪
交感神经抑制药	中枢性交感神经抑制药	可乐定、甲基多巴、莫索尼定
	神经节阻滞药	美卡拉明（美加明）
	去甲肾上腺素能神经末梢阻滞药	利舍平（利血平）、胍乙啶

（二）抗高血压药的应用原则

1. 根据病情轻重选药

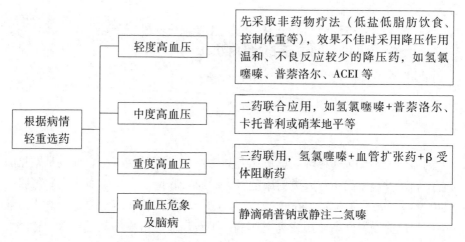

根据病情轻重选药

- 轻度高血压 —— 先采取非药物疗法（低盐低脂肪饮食、控制体重等），效果不佳时采用降压作用温和、不良反应较少的降压药，如氢氯噻嗪、普萘洛尔、ACEI 等
- 中度高血压 —— 二药联合应用，如氢氯噻嗪+普萘洛尔、卡托普利或硝苯地平等
- 重度高血压 —— 三药联用，氢氯噻嗪+血管扩张药+β 受体阻断药
- 高血压危象及脑病 —— 静滴硝普钠或静注二氮嗪

2. 根据病情特点选药

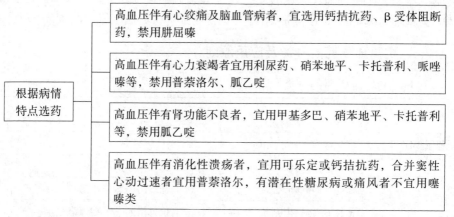

根据病情特点选药

- 高血压伴有心绞痛及脑血管病者，宜选用钙拮抗药、β 受体阻断药，禁用肼屈嗪
- 高血压伴有心力衰竭者宜用利尿药、硝苯地平、卡托普利、哌唑嗪等，禁用普萘洛尔、胍乙啶
- 高血压伴有肾功能不良者，宜用甲基多巴、硝苯地平、卡托普利等，禁用胍乙啶
- 高血压伴有消化性溃疡者，宜用可乐定或钙拮抗药，合并窦性心动过速者宜用普萘洛尔，有潜在性糖尿病或痛风者不宜用噻嗪类

3. 联合用药

为了提高降压疗效，减少不良反应，常将作用机制不同的药物联合应用。如长期单独应用可乐定、普萘洛尔可引起水钠潴留，应用扩血管药会引起反射性交感活性增加，使心率加快、肾素分泌增加，如将利尿药和 β 受体阻断药及血管扩张药合用，则可取长补短，提高疗效。

4. 剂量个体化

抗高血压药的作用个体差异很大，不同患者或同一患者在不同病程用药剂量均不相同，故应根据"最好疗效，最少不良反应"原则，选用合适药物及合理剂量。

二、常用的抗高血压药

（一）利尿降压药

氢氯噻嗪

【别　　名】　双氢氯噻嗪、双氢克尿塞、双氢氯消疾、双氢氯散。

【主要用途】　氢氯噻嗪是治疗高血压的基础药物，单独使用或与其他抗高血压药物联合应用治疗各类高血压，单用适于轻、中度高血压。老年高血压患者，因肾单位减少，水钠容量增加，血浆肾素活性降低，因此对老年人高血压或并发心力衰竭者降压效果好。

【用法用量】

（1）水肿：每次 25～50mg，25～100mg/d，隔日或每周 1～2 次服用。至恢复原体重后，可减至维持量。

（2）心脏性水肿：开始时用小剂量，12.5～25mg/d，以免因电解质及水分排泄过快而引起循环障碍或其他症状；同时注意调整洋地黄用量，以免由于钾的丢失而导致洋地黄中毒。

（3）肝硬化腹水：最好与螺内酯合用，以防血钾过低诱发肝昏迷。

（4）治疗高血压：多与其他降压药合用，可减少后者剂量，减少副作用。开始时 50～75mg/d，早晚 2 次分服。1 周后减为 25～50mg/d 的维持量。

【不良反应】

（1）消化系统：恶心、呕吐、腹泻、腹胀。

（2）皮肤症状：如皮疹、瘙痒症、疹块、光敏性皮炎等。

（3）泌尿代谢系统：结晶尿、血中尿素、尿酸浓度增高，后者导致潜伏的痛风发作。

（4）可引起血糖升高：可能与抑制胰岛素释放有关。

（5）少数病例曾发生急性胰腺炎，血小板计数减少，甚或粒细胞缺乏及肝内阻塞型黄疸而致死。

吲达帕胺

【别　　名】　吲达胺、吲满胺、吲满速尿、钠催离、寿比山。

【主要用途】　适用于 1、2 级高血压，也可与其他抗高血压药合用以增强疗效。

【用法用量】　口服，2.5mg/d，早餐后服用。

【不良反应】

（1）副作用少，偶见轻度恶心、头晕、头痛、食欲减退等。

（2）大剂量服用或长期应用可引起血钾下降和尿酸水平增高。

（3）严重肝、肾功能不全者慎用。

（二）肾上腺素受体阻断药

1. α 受体阻断药

哌 唑 嗪

【别　　名】　脉宁平。

【主要用途】　适用于各类高血压，主要适用于治疗轻、中度高血压及伴有肾功能不全的高血压患者，尤其适用于高血压合并前列腺肥大的老年患者。

【用法用量】　片剂：0.5mg、1mg、2mg。开始口服每次 0.5~1mg，每日 3 次。以后逐渐增加至每日 6~15mg，分次服用。

【不良反应】　常见有鼻塞、口干、嗜睡、头痛、腹泻等，主要不良反应是部分患者首次应用后出现"首剂现象"，表现为严重的直立性低血压、眩晕、心悸、晕厥，一般在首次用药后 30~90 分钟出现。若将首剂药量改为 0.5mg 临睡前服用，可减轻或避免这种不良反应的发生。在服用哌唑嗪前一日停止使用利尿药，可减轻"首剂效应"。

多沙唑嗪

【别　　名】　比亚欣、可多华、络欣平、降压平、伊粒平、伊舒通。

【主要用途】

（1）用于轻、中度原发性高血压：对于单独用药难以控制血压的患者，可与利尿剂、肾上腺素能受体阻滞剂、钙阻滞剂或血管紧张素转换酶抑制合用。

（2）用于良性前列腺增生的对症治疗。

（3）也可用于慢性心力衰竭。

【用法用量】　为减少直立性低血压反应，首剂及增量后的第一剂，都宜睡前服用。调整剂量的时间间隔以 1~2 周为宜。剂量超过 4mg 易引起过度体位性反应（包括晕厥、直立性头晕/眩晕和直立性低血压）。此外，如停药数日，应按初始治疗方案重新开始用药。

（1）高血压：初始剂量 1mg，每日 1 次。根据患者的立位血压反应（基于服药后 2~6 小时和 24 小时的测定值），可增量至 2mg，每日 1 次。以后可根据需要增至 4mg，每日 1 次，然后 6mg，每日 1 次，以获得理想的降压效果。本品最大日剂量为 16mg。

（2）良性前列腺增生：初量 1mg，每日 1 次。根据患者的尿动力学和症状，可增至 2mg，每日 1 次。以后可根据需要增至 4mg，每日 1 次。本品最大日剂量为 8mg。

【不良反应】

（1）心血管系统：最常见直立性低血压（很少伴有晕厥），可见心悸、心动过速、外周性水肿。

（2）神经系统：可见头晕、头痛、眩晕、虚弱、嗜睡，较少见神经质。罕见有易激惹和震颤。

2. β 受体阻断药

普萘洛尔

【别　　名】 恩特来、恩得来、萘心安、心得安、盐酸心得安。

【主要用途】

（1）用于各种原因引起的室上性和室性心律失常，尤其是由于血儿茶酚胺水平增高或对儿茶酚胺敏感性增高者。

（2）与强心苷并用，可减慢房颤的心室率。

（3）对肾上腺素依赖型为 QT 综合征伴扭转型室性心动过速有良效。

【用法用量】

（1）片剂：10mg。抗心绞痛及抗高血压，1 次 5mg，每日 4 次，每 1~2 周后增加 1/4 量，直至每日 80~100mg 或至症状明显减轻或消失。抗心律失常，每日 10~30mg，分 3 次服用，用量根据心律、心率及血压变化而即时调整。

（2）注射剂：5mg/5ml。1 次 5mg，以 5% 葡萄糖注射液 100ml 稀释后静脉滴注，按病情调整滴注速度。

【不良反应】

（1）诱发或加重充血性心力衰竭是本品最常见的不良反应。较常见轻度心动过速，少见心动过缓、高血压。

（2）可见眩晕、头昏、头痛、意识模糊、感觉异常、幻觉、抑郁、焦虑、注意力分散、反应迟钝、倦怠、嗜睡、失眠、多梦、恶心、呕吐、腹胀、腹泻、便秘、咽痛、口干、皮肤干燥、皮疹。

（3）少见支气管痉挛及呼吸困难，极少见发热。

美托洛尔

【别　　名】 倍他乐克、舒梦、捷瑞宁、美多洛尔。

【主要用途】 用于治疗原发性高血压、稳定型心绞痛，也用于急性心肌梗死早期及心肌梗死后长期治疗。但心率低于 45 次/分、PR 间期>0.24 秒、收缩期血压低于 13.3kPa 的心肌梗死者禁用。

【用法用量】

（1）片剂：50mg、100mg。1 次 50~100mg，每日 2 次。

（2）注射剂：5mg/5ml。用于心律失常，开始时 1 次 5mg，静脉推注速度每分钟 1~2mg，隔 5 分钟可重复注射，直至生效。一般总量为 10~15mg。

【不良反应】 可见心率减慢、传导阻滞、血压降低、心力衰竭加重、外周血管痉挛导致的四肢冰冷或脉搏不能触及、雷诺现象、疲乏、眩晕、头痛、多梦、失眠、腹泻等。偶见恶心、胃病、便秘、关节痛、瘙痒等。罕见血小板计数减少、抑郁、记忆力损害、精神错乱、神经质、焦虑、幻觉、味觉改变、氨基转移酶水平升高、耳聋、耳鸣、皮肤过敏、多汗、脱发、银屑病加重、光敏感、可逆性性功能异常。

阿替洛尔

【别　　名】 阿坦乐尔、氨酰心安、阿斯利康、天诺敏、氨酰心胺、苯氧胺、速降血压灵、血压灵。

【主要用途】 主要用于治疗：

（1）心绞痛。

（2）心律失常。

（3）高血压。

（4）甲状腺功能亢进。

（5）嗜铬细胞瘤。

（6）心肌梗死。

【用法用量】

（1）口服：50~100mg/d。

（2）心绞痛：25~100mg/d。

（3）高血压：50~200mg/d。

（4）静脉注射：初始剂量 2.5~5mg 溶于 25% 葡萄糖液 20ml 中稀释，按 1mg/min 速度静注，如无效 5 分钟后可重复给药，最大给药剂量为 10mg。

（5）青光眼患者：4% 溶液滴眼。

【不良反应】 头晕、四肢冰冷、疲劳、乏力、肠胃不适、精神抑郁、脱发、血小板减少症、银屑病样皮肤反应、银屑病恶化、皮疹等。罕见引起敏感患者的心脏传导阻滞、睡眠不宁、紫癜等。在心肌梗死患者中，最常见的不良反应为低血压和心动过缓。

3. α 和 β 受体阻断药

卡维地洛

【别　　名】　达利全、金络、卡维洛尔。

【主要用途】　用于轻、中度原发性高血压及心绞痛，也可用于有症状的充血性心力衰竭。

【用法用量】

（1）高血压：口服，每次 12.5mg，每日 1～2 次。最大日剂量一般不超过 50mg。

（2）心绞痛：口服，每次 25mg，顿服。最大日剂量一般不超过 100mg。

（3）有症状的充血性心力衰竭：口服，每次 3.125～6.25mg，2 次/日。逐渐增加剂量到患者能耐受的最高限度，最大日剂量一般不超过 100mg。

【不良反应】　偶见轻度头晕、头痛、乏力，心动过缓、直立性低血压、胃肠不适、哮喘、呼吸困难倾向、皮疹、眼干、四肢疼痛等。罕见抑郁、睡眠紊乱、感觉异常、外周循环障碍（四肢发凉）、水肿、心绞痛、鼻塞、便秘、呕吐、排尿障碍、性功能减退等。

（三）钙通道阻断药

硝苯地平

【别　　名】　心痛定、伲福达、硝苯吡啶、拜新同。

【主要用途】　适用于治疗各级高血压，亦适用于伴有心绞痛、糖尿病、哮喘、高脂血症的高血压患者。与利尿药、β 受体阻断药、血管紧张素转化酶抑制药等合用可增强疗效。适用于高血压病长期治疗。

【用法用量】

（1）口服：①高血压：速释剂，每次 10mg，每日 3 次；缓释剂，每次 30～60mg，每日 1 次。②心绞痛：速释剂，初始剂量为每次 10mg，每日 3 次；维持剂量为每次 10～20mg，每日 3 次。每日最大剂量不超过 120mg。缓释剂，初始剂量为每次 30～60mg，每日 1 次。

（2）静脉给药：每次 2.5～5mg，加入 5% 葡萄糖注射液 250ml 中在 4～8 小时内缓慢静脉滴注。24 小时最大剂量为 15～30mg。

（3）咽部喷药：每次 1.5～3mg。

【不良反应】　可有头痛、头晕、面部潮红、心悸、踝部水肿等。短效制剂因致血压波动较大，不利于靶器官保护，长期应用不良反应增多，目前多推荐使用缓释片剂。

尼群地平

【别　　名】　硝苯甲乙吡啶。

【主要用途】

（1）冠心病。

（2）各级高血压。

（3）充血性心力衰竭。

【用法用量】　口服，开始10mg/次，3次/日，以后随反应调整为20～40mg/次，3次/日。

【不良反应】

（1）神经精神系统：偶见头痛、头晕、脸红。

（2）消化系统：恶心。

（3）心血管系统：低血压、心绞痛发作。

（4）其他：下肢肿胀等。

氨氯地平

【别　　名】　络活喜、压氏达、麦利平。

【主要用途】　单独或与其他药物合并使用，用于高血压的治疗，也可用于心绞痛，尤其自发性绞痛。

【用法用量】

（1）治疗高血压：通常口服起始剂量为5mg，每日1次，最大不超过10mg，每日1次。瘦小者、体质虚弱者、老年患者或肝功能受损者从2.5mg，每日1次；合用其他抗高血压药者也从此剂量开始用药。用药剂量根据个体需要进行调整，调整期应为7～14天。

（2）治疗心绞痛：推荐剂量是每次5～10mg，每日1次，老年患者或肝功能受损者需减量。

【不良反应】　最常见的不良反应有头痛、水肿、头晕、潮红和心悸，较少见的有疲倦、恶心、腹痛、嗜睡、感觉异常、肌肉痛性痉挛、肌痛、吞咽困难、腹泻、呕吐、牙龈增生、血管性水肿、红斑、瘙痒、皮疹等。

（四）肾素-血管紧张素系统抑制药

1. 血管紧张素转换酶抑制剂（ACEI）

卡托普利

【别　　名】　开博通、甲巯丙脯酸、刻甫定、开富林。

【主要用途】

（1）用于治疗各种轻、中、重度原发性高血压。

（2）顽固性高血压。

（3）恶性高血压。

（4）肾血管性高血压。

（5）慢性肾衰性高血压。

（6）高肾素型高血压。

【用法用量】

（1）口服：每次 1~2 片，3 次/日或遵医嘱，饭前 1 小时服。老年患者宜从小剂量开始。

（2）注射液 25mg 溶于 10% 葡萄糖液 20ml，缓慢静脉注射（10 分钟），随后用 50mg 溶于 10% 葡萄糖 500ml，静脉滴注 4 小时。

【不良反应】

（1）变态反应：皮疹、咳嗽。

（2）心血管系统：心悸、心动过速、胸痛、血管性水肿。

（3）神经精神系统：眩晕、头痛、昏厥、味觉迟钝、面部潮红或苍白。

（4）血液系统：白细胞与粒细胞减少。

（5）其他：蛋白尿，肾病综合征。

依那普利

【别　　名】　伊苏、怡那林、悦宁定。

【主要用途】　用于治疗原发性高血压。

【用法用量】　口服，开始剂量为每日 5~10mg，分 1~2 次服，肾功能严重受损患者（肌酐清除率<30ml/min）为每日 2.5mg。根据血压水平，可逐渐增加剂量，一般有效剂量为每日 10~20mg，每日最大剂量一般不宜超过40mg，本品可与其他降压药特别是利尿剂合用，降压作用明显增强，但不宜与潴钾利尿剂合用。

【不良反应】　可有头晕、头痛、嗜睡、口干、疲劳、上腹不适、恶心、心悸、胸闷、咳嗽、面红、皮疹和蛋白尿等。必要时减量，如出现白细胞计数减少，需停药。如咳嗽不能耐受，可改用其他降压药。

2. 血管紧张素Ⅱ受体阻滞药

氯 沙 坦

【别　　名】　科素亚、Cozaar、洛沙坦。

【主要用途】　可单用或与其他药物合用，治疗原发性高血压及心力衰竭。也可用于降低高血压伴左室肥厚患者发生脑卒中的风险及减慢伴有肾病和高血压的 2 型糖尿病患者的肾病进程。

【用法用量】

（1）对大多数患者，通常起始和维持剂量为每天 1 次 50mg。治疗 3~6 周可达到最大降压效果。在部分患者中，剂量增加到每天 1 次 100mg 可产生进一步的降压作用。

（2）对血管容量不足的患者（例如应用大剂量利尿剂治疗的患者），可考虑采用每日 1 次 25mg 的起始剂量。

（3）对老年患者或肾损害患者包括做血液透析的患者，不必调整起始剂量。对有肝功能损害病史的患者应考虑使用较低剂量。

【不良反应】

头晕、头痛、失眠、乏力、疲劳、腹痛、胸痛、水肿、肿胀、腹泻、消化不良、恶心、心悸、心动过速、咳嗽、鼻充血、咽炎、窦性失调、上呼吸道感染、背痛、肌肉痉挛、肌痛、血管性水肿等。

缬 沙 坦

【别　　名】　缬克、代文、丽珠维可、怡方。

【主要用途】　轻、中度原发性高血压。尤其适用于对 ACEI 不耐受的患者。

【用法用量】　口服。每日 1 次，每次 80mg，对血压控制不满意者可增至 160mg。本品可单独使用，也可与其他抗高血压药物或利尿剂联合使用。

【不良反应】　不良反应少见、轻微且为一过性。

（1）偶见轻度头痛、头晕、疲乏、腹痛、干咳，直立性低血压改变少见。

（2）偶见血钾增高、中性粒细胞减少、血红蛋白和血细胞比容降低、血肌酐和转氨酶水平增高。

（3）有腹泻、鼻炎、咽炎、关节痛、恶心等不良反应的报道。

三、其他类型抗高血压药

（一）血管扩张药

1. 直接扩张血管药

肼　屈　嗪

【别　　名】　肼苯哒嗪、阿比西林、平压嗪、阿普利素灵。

【主要用途】　用于治疗肾性高血压及舒张压较高的患者，妊娠高血压及心力衰竭。

【用法用量】　口服或静脉注射、肌内注射。一般开始时用小剂量，每次10~25mg，每日 2~3 次，逐渐增加剂量到每次 25~50mg，每日 3~4 次。

【不良反应】

（1）常见：头痛、恶心、呕吐、腹泻、心悸、心动过速等。

（2）少见：便秘、低血压、脸潮红、流泪、鼻塞。

（3）罕见：长期大量应用（400mg/d 以上），可引起皮疹、瘙痒；胸痛；淋巴结肿大；周围神经炎；水肿；类风湿关节炎；红斑性狼疮综合征。

硝　普　钠

【别　　名】　亚硝基铁氰化钠、Nipride。

【主要用途】　主要用于高血压危象、高血压脑病、恶性高血压及难治性心功能不全的紧急救治，伴有急性心肌梗死或左心功能不全的严重高血压患者尤为适宜。

【用法用量】　注射剂：50mg。1 次 50~100mg，临用时以 50% 葡萄糖注射液 2~3ml 溶解后再用同一溶液 500ml 稀释，缓慢静脉滴注（容器避光），速度每分钟不超过 3μg/kg。配制时间超过 4 小时的溶液不宜使用。

【不良反应】　可出现恶心、呕吐、出汗、头痛、心悸等反应，多数为血压下降过快所致，停药或减慢滴速后症状消失。故静脉滴注时应严格控制滴速，监测血压，通过调整滴注速度，维持血压于所需水平。长期或大量应用或肾功能减退时，可引起硫氰化物蓄积中毒，可用硫代硫酸钠防治。

2. 钾通道开放药

米诺地尔

【别　　名】　长压定、敏乐定、降压定、罗盖因。

【主要用途】　主要用于治疗难治性的重度高血压和肾性高血压，其他降压药无效时加用本药，本品不宜单用，常与利尿药和 β 受体阻断药合用，可避免水钠潴留和交感神经的反射性兴奋。

【用法用量】

（1）成人常用量：口服，开始每次 2.5mg，每日 2 次，以后每 3 日将剂量加倍，逐渐增至出现疗效，维持量每日 10 ~ 40mg，单次或分次服用。最多每日不能超过 100mg。

（2）小儿常用量：口服，按体重每日 0.2mg/kg，每日 1 次给药。以后每 3 日调整剂量，每次每日按体重增加 0.1mg/kg，12 岁以下每日最多为 50mg。维持量按体重每日 0.25 ~ 1mg/kg，每日单次或分次服用。

【不良反应】　主要不良反应有水钠潴留、心悸等。长期应用会引起多毛症。

（二）交感神经抑制药

可 乐 定

【别　　名】　可乐宁、氯压定、血压得平、110 降压片。

【主要用途】
用于治疗原发性高血压、偏头痛、青光眼。

【用法用量】

（1）口服：①用于高血压，常用量，每次口服 0.075 ~ 0.15mg，每日 3 次。可逐渐增加剂量，通常维持剂量为每日 0.2 ~ 0.8mg，极量，每次 0.6mg。缓慢静脉注射：每次 0.15 ~ 0.3mg，加于 50% 葡萄糖注射剂 20 ~ 40ml 中注射（多用于高血压急症）。②预防偏头痛：每日 0.1mg，分 2 次服，8 周为一疗程（第 4 周以后，每日量可增至 0.15mg）。③治疗青光眼：用 0.25% 液滴眼。低血压患者慎用。

（2）贴片：揭去保护层，贴于耳后无发干燥皮肤。成年患者每次使用一片，然后根据血压下降幅度调整每次贴用面积（减少或增加），如已增至 3 片仍无效，且不良反应明显，应考虑停药。贴用 3 日后换用新贴片。

【不良反应】　口干、恶心、便秘、食欲不振、嗜睡、乏力、心动过缓、头痛、头晕等；男性偶有阳痿主诉，停药后很快消失；长期使用可由于钠潴留而下肢水肿。

甲基多巴

【别　　名】　甲多巴、爱道美。

【主要用途】　用于中度、重度或恶性高血压，尤适用于肾性高血压。

【用法用量】　成人常用量：口服，每次 0.25g，每日 2 ~ 3 次，每 2 天调整剂量一次，至疗效达到。维持量每日 0.5 ~ 2g，分 2 ~ 4 次服，但不宜超过每日 3g。小儿常用量：口服，每日按体重 10mg/kg 或按体表面积 300mg/m^2，分 2 ~ 4 次给，以后每 2 天调整剂量每次至达到疗效。每日量不宜超过 65mg/kg。

【不良反应】

（1）较常见的有水钠潴留所致的下肢水肿，乏力（始用或增量时），口干，头痛。

（2）少见的有肝功能损害，溶血性贫血，白细胞或血小板计数减少，帕金森病样表现。

（3）较少见的有药物热或者嗜酸性粒细胞增多，肝功能变化（可能属免疫性或过敏性），精神改变（抑郁或焦虑、梦呓、失眠），性功能减低，腹泻，乳房增大，恶心，呕吐，眩晕等。

（4）其他：血氨基转移酶及胆红素水平可能增高，提示肝损害。

四、抗高血压药的用药护理程序

（一）用药前评估

用药前评估
- 了解患者是否有高血脂、心脏病和糖尿病等既往病史，对哮喘病史者禁用 β 受体阻断药
- 了解患者是否有抗高血压药用药史，是否有药物禁忌
- 了解患者可能引起高血压的危险因素，如生活和工作紧张程度，高钠、高脂肪饮食，及吸烟、饮酒等嗜好
- 明确用药目的，尽量选用长效制剂，遵医嘱按时服药
- 掌握患者的高血压程度、分类，检查胸透或 X 线胸片、心电图、血和尿常规、血糖、血脂、肝及肾功能等指标
- 了解有无其他疾病如充血性心衰、肺气肿、支气管哮喘及有无肾功能不全等病症

（二）用药期间护理

用药期间护理
- 进行用药依从性教育，不得擅自增减和撤换药物，减量过快或突然停药，可引起血压反跳
- 定期检查血象、血压、心功能、肝功能、肾功能，糖尿病患者应定期检查血糖；有轻度肾功能不全且服用 ACEI 或利尿药者，定期测血钾
- 服用可致直立性低血压的降压药（如卡托普利、氯沙坦、哌唑嗪、拉贝洛尔等）的患者，改变体位时动作缓慢，出现头晕、视物模糊、恶心时立即平卧

```
用药期间      ┌─ 过敏体质者禁用 ACEI,一旦发生血管神经性水肿应立即停药,并
护理         │   给予肾上腺素 0.3~0.5mg 皮下注射
            │
            ├─ 口服控释片或缓释片须整片吞服,不得嚼碎
            │
            ├─ 硝普钠配制后应于 4 小时内使用,滴注时宜避光,溶液变色应停
            │   用;长期(72 小时以上)大剂量使用,应测血浆氰化物浓度
            │
            ├─ 为避免食物对药物吸收的影响,宜在饭前 1 小时空腹服用。对伴有
            │   胃肠刺激的药物,宜在饭后服药或与抗酸药同服
            │
            ├─ 指导患者采用低钠饮食、戒烟戒酒、控制体重、加强锻炼、健康饮
            │   食及生活等有利控制高血压的非药物治疗
            │
            └─ 有些降压药会使患者困倦、疲乏。用药期间,要劝告患者不要开
                车、高空作业等
```

(三)用药后护理及急救护理

```
用药后护理     ┌─ 密切观察用药后的疗效和不良反应
及急救护理     │
             ├─ 指导患者限制盐和脂类的摄入,纠正吸烟、酗酒等不良生活习惯,
             │   适当锻炼,控制体重,并配合药物治疗
             │
             ├─ 硝普钠遇光易被破坏,滴注时应避光;普萘洛尔、拉贝洛尔、硝苯
             │   地平也应避光保存;长期服药每天应固定时间;急症注射给药应注
             │   意剂量和给药速度
             │
             ├─ 指导患者用药宜从小剂量开始,用药期间切忌突然停药,以防血压
             │   反跳性升高和出现高血压危象
             │
             └─ 静脉用药要控制输液速度,定时观察血压、心率的变化,防止药物
                 输入过快或患者对药物敏感引起的血压骤降,或其他并发症
```

第二节 抗心律失常药

心律失常是指心脏冲动的频率、节律、起源部位和传导速度的异常。此时心房、心室正常激动和运动顺序发生障碍,影响全身器官的供血,是严重的心脏疾病。其发生机制为冲动形成障碍和冲动传导障碍 2 类。心律失常可

分为缓慢性和快速性两类：前者包括窦性心动过缓和房室传导阻滞等，可应用阿托品或异丙肾上腺素治疗；后者包括窦性心动过速、房性期前收缩、房性心动过速、心房颤动（房颤）、心房扑动（房扑）、阵发性室上性心动过速、室性期前收缩、室性心动过速（室速）及心室颤动（室颤）等，药物治疗比较复杂，本节主要介绍治疗快速性心律失常的药物。

一、Ⅰ类——钙通道阻滞药

（一）ⅠA类药物

包括奎尼丁、普鲁卡因胺、丙吡胺等。

奎　尼　丁

【别　　名】　异奎宁、异性金鸡钠碱。

【主要用途】　奎尼丁为广谱抗心律失常药，对房性、室性及房室结性心律失常均有效。主要用于：①房颤和房扑经复律后维持窦性心律，或在电复律前，与洋地黄类合用减慢心率；②防治顽固频发性的房性和室性期前收缩；③预激综合征时，用奎尼丁可以终止室性心动过速。

【用法用量】　片剂：0.2g。用于复律时，先服0.1g，如无不良反应，首日0.2g，每2小时1次，连用5次，如无效而又无明显毒性，第2天改为1次0.3g，2小时1次，连用5次，第3天改为1次0.4g，每2小时1次，连续5次。心律纠正后，改为1次0.2~0.3g，每日3次。成年人处方极量3g/d，应分次给予。

【不良反应】

（1）金鸡纳反应：最常见胃肠道及中枢神经系统症状，包括恶心、呕吐、腹泻、腹痛、耳鸣、眩晕、头痛、视力障碍等，宜饭后服用。

（2）心脏毒性：治疗浓度时减慢心室内传导，高浓度可致窦房传导阻滞、房室传导阻滞、室性心动过速等。偶见"奎尼丁晕厥"，发作时患者意识丧失、四肢抽搐、呼吸停止，甚至心室颤动。应立即进行人工呼吸、胸外心脏按压、电除颤等，同时配合异丙肾上腺素及乳酸钠等药物抢救。

（3）低血压：抑制心脏、扩张血管引起低血压，故心力衰竭、低血压患者不宜使用。

普鲁卡因胺

【别　　名】　普鲁卡因酰胺、奴佛卡因胺。

【主要用途】 本品曾用于各种心律失常的治疗，但因其促心律失常作用和其他不良反应，现仅推荐用于危及生命的室性心律失常。

【用法用量】

（1）片剂：0.25g。1 次 0.25～0.5g，每日 1～2 次，心律失常纠正后减量。

（2）注射剂：0.2g/2ml、0.5g/5ml、1g/10ml。1 次 0.25～0.5g，肌内注射；或 1 次 0.5～1g 用 5% 葡萄糖注射液 200ml 稀释后静脉滴注。

【不良反应】 长期应用可出现胃肠道反应、皮疹、药物热、粒细胞计数减少等。大剂量可致房室传导阻滞、窦性停搏，应用数月或 1 年，10%～20% 患者可出现红斑性狼疮样综合征，停药后可恢复。高浓度静脉给药可引起低血压、房室传导阻滞及窦性停搏。故注射给药时应连续监测血压和心电图的变化。完全性房室传导阻滞或束支传导阻滞者禁用。

丙 吡 胺

【别　　名】 达舒平、双异丙吡胺、异脉定、异脉停。

【主要用途】 用于房性期前收缩、阵发性房性心动过速、房颤、室性期前收缩等，对室上性心律失常的疗效较好。现主要用于其他药物无效的危及生命的室性心律失常。

【用法用量】

（1）口服：每次 100mg，每日 3 次，最大剂量每日不超过 800mg。

（2）静注：每次 50～100mg，最大剂量每次不超过 150mg，5～10 分钟内注完。

（3）静脉滴注：每次 100～200mg，以 5% 葡萄糖液 500ml 稀释，一般滴注量为每小时 20～30mg。

（4）小儿常用量：尚未确定。

【不良反应】

（1）心血管：过量可致呼吸暂停、意识丧失、心脏停搏、传导阻滞及室性心律失常、心电图出现 PR 间期延长、QRS 波增宽及 QT 间期延长，扭转性室速及室颤；负性肌力作用是本品最重要的不良反应，可使 50% 患者心力衰竭复发或加重，无心力衰竭史者发生心力衰竭的机会少于 5%，可致低血压，甚至休克；已有报道静注可产生明显的冠状动脉收缩。

（2）抗胆碱作用：是本品最常见的不良反应，有口干、尿潴留、尿频、尿急、便秘、视物模糊、青光眼加重等。

（3）胃肠道：恶心、呕吐、厌食、腹泻。

（4）肝脏：肝脏胆汁郁积或肝功能不正常。

（5）血液系统：粒细胞减少。

（6）神经系统：失眠、精神抑郁或失常。

（7）其他：低血糖、阳痿、水潴留、静注时血压升高、过敏性皮疹、光敏性皮炎、潮红及紫癜也偶有发生。

（二）ⅠB类药物

包括利多卡因、苯妥英钠、美西律、妥卡胺、

利多卡因

利多卡因为酰胺类化合物，是常用的局麻药，也具有抗心律失常作用。口服吸收良好，但因首关消除明显，须静脉给药。

【别　　名】　盐酸利多卡因、盐酸赛洛卡因、达络、赛罗卡因、昔罗卡因、抒利。

【主要用途】　主要用于各种原因引起的室性心律失常，是目前治疗室性心律失常的首选药。尤其适用于急性心肌梗死引起的室性期前收缩、室性心动过速及心室颤动，对房性心律失常无效。

【用法用量】　注射剂：0.1g/5ml、0.4g/20ml。1～2mg/kg，静脉注射，继以0.1%溶液静脉滴注，每小时不超过100mg。

【不良反应】

（1）本品可作用于中枢神经系统，引起嗜睡、感觉异常、肌肉震颤、惊厥、昏迷及呼吸抑制等不良反应。

（2）可引起低血压及心动过缓。血药浓度过高，可引起心房传导速度减慢、房室传导阻滞及抑制心肌收缩力和心排血量下降。

苯妥英钠

苯妥英钠为抗癫痫药，也具有抗心律失常作用。

【别　　名】　大仑丁。

【主要用途】　用于治疗室性心律失常，尤其适用于强心苷中毒所致的室性心律失常。对其他原因引起的室性心律失常也有效。

【用法用量】　片剂：50mg、100mg。1次50～100mg，每日2～3次。极量：1次300mg，每日500mg。注射剂：0.25g/5ml。1次0.125～0.25g，以注射用水20～40ml稀释后缓慢静脉注射，每日总量不超过0.5g。

【不良反应】　静注过快引起血压下降，偶致心动过缓、传导阻滞，甚至心跳停止。

美 西 律

【别　　名】　慢心律、慢心利、脉律定。

【主要用途】　主要用于治疗室性心律失常，对急性心肌梗死诱发的室性心律失常有效。

【用法用量】

（1）片剂：50mg、100mg。50～200mg/次，每日3次。

（2）注射剂：100mg/2ml。首剂100～200mg，10～15分钟缓慢静脉推注，然后以每分钟1～1.5mg的滴速静脉滴注3小时，继以每分钟0.5～1mg静脉滴注维持。

【不良反应】　有恶心、呕吐；久用后可见神经症状，如震颤、眩晕、共济失调等。

妥 卡 胺

【别　　名】　妥卡尼、室安卡因。

【主要用途】　适用于多种室性心律失常，尤其适用于洋地黄中毒和心肌梗死所致的心律失常。

【用法用量】　口服：1次0.4～0.6g，1.2～1.8g/d或每8小时或12小时1次，每日最大剂量不超过2.4g。儿童用量每次7.5mg/kg，1日3次。静注：每分钟0.5～0.75mg/kg，共15分钟；一般总量为500～750mg，急救时于15～30分钟内缓慢静注（或以50～100ml氯化钠注射液或葡萄糖液稀释后滴注），然后改口服维持。

【不良反应】　以胃肠道和神经系统症状多见，如厌食、恶心、呕吐、便秘、眩晕、头痛、嗜睡、听力下降、震颤。严重传导阻滞者禁用。

（三）ⅠC类药物

普罗帕酮

【别　　名】　心律平。

【主要用途】　广谱抗心律失常药，适用于室性、室上性心律失常。

【用法用量】　普罗帕酮片剂：150mg。100～200mg/次，3～4次/日，起效后减至半量。注射剂：70mg/20ml。1～1.5mg/kg，静注5分钟。

【不良反应】　常见的不良反应有恶心、呕吐、味觉改变、头晕、心律失常、房室传导阻滞、心功能不全、低血压等。窦房结功能低下、严重房室传导阻滞、心源性休克者禁用。低血压、肝、肾功能不良者慎用。

二、Ⅱ类——β肾上腺素受体阻断药

普萘洛尔

主要用于室上性心律失常的治疗，对窦性心动过速、心房颤动、心房扑动和阵发性室上性心动过速疗效好。对情绪激动、甲亢及嗜铬细胞瘤等引起的室性心律失常也有效。特别适用于伴有心绞痛或高血压的心律失常患者。

美托洛尔

主要用于室上性心律失常。对心肌梗死患者，可明显减少室性心动过速及室颤的发生，从而降低病死率。

三、Ⅲ类——延长动作电位时限药

胺 碘 酮

【别　　名】　乙胺碘呋酮、安律酮、可达龙。

【主要用途】　广谱抗心律失常药，可用于各种室上性和室性心律失常，可使阵发性心房颤动、心房扑动及室上性心动过速转复并维持其窦性节律；预激综合征合并心房颤动或室性心动过速者效佳；静脉给药抢救危及生命的室性心动过速及心室颤动。

【用法用量】

（1）片剂：0.2g。1次0.1~0.2g，每日1~4次，注射剂：0.15mg/3ml。0.3~0.45g。

（2）静脉注射；或0.3g加入250ml 0.9%氯化钠注射液中静脉滴注，于30分钟内滴完。

【不良反应】　口服有胃肠道反应，表现为食欲减退、恶心、呕吐、便秘；因分子中含碘，久用约9%的患者可引起甲状腺功能亢进或减低；药物少量自泪腺排出，故在角膜可有黄色微粒沉着，一般不影响视力，停药后可自行恢复；个别出现震颤、光敏性皮炎、间质性肺炎、肺纤维化，静脉注射过快可致心律失常或加重心功能不全。因本药不良反应与剂量大小及用药时间长短成正比，故不宜长期连续应用。甲状腺疾患及对碘过敏者禁用；肝功能不全者慎用。

四、Ⅳ类——钙通道阻滞药

维拉帕米

【别　　名】　异搏定、异搏停、戊脉安。

【主要用途】 是治疗阵发性室上性心动过速的首选药，能使 80% 以上患者转为窦性节律，静脉注射效果极佳。对房性心动过速也有良好效果。

【用法用量】 片剂：40mg。1 次 40~120mg，每日 3~4 次。注射剂：5mg/2ml。

【不良反应】 可致恶心、呕吐、头痛、眩晕、颜面潮红等。一般不与 β 受体阻断药合用。预激综合征、窦房结疾病、房室传导阻滞及严重心功能不全者慎用或禁用。

地尔硫草

【别　　名】 合心爽、硫氮酮、合贝爽、硫二氮草酮。

【主要用途】 主要用于室上性心动过速，对心房颤动者可降低其心室率。

【用法用量】 口服：初次剂量为每次 30~60mg，每日 2~4 次，每日 90~360mg，可根据治疗需要进行调整。老年人一般维持剂量 30mg，每日 2 次。静脉注射：0.25~0.35mg/kg 稀释后缓慢注射。

【不良反应】 本品不良反应较少，且多发生在用药早期，长期应用合理剂量少见严重不良反应。一般的不良反应有低血压、头晕、头痛、面色潮红、口干、胃部不适、水肿、关节痛、胸痛、皮疹、疲劳感等，偶见有房室传导阻滞、严重心动过缓、窦性停搏及血氨基转移酶水平升高。与其他抗心律失常药合用时，不良反应明显增多，应慎重合用。

五、抗心律失常药的用药护理程序

（一）用药前评估

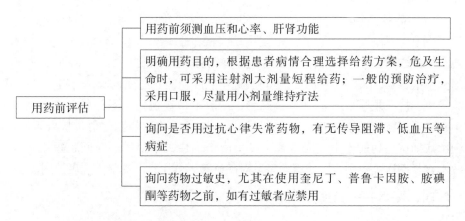

（二）用药期间护理

用药期间护理

用药期间监测血压、心率，定期做心电图，如果血压明显下降、心率减慢或过快，心电图出现 QT 间期延长，或心率突然改变，应暂停给药，立即向医师报告

嘱患者遵医嘱用药。静脉注射时，速度要慢。在使用利多卡因时应特别注意与局麻专用制剂的区别，局麻专用制剂中含有肾上腺素，如混淆使用，可诱发心律失常

告知患者奎尼丁、普罗帕酮应在餐中或餐后服用，服用奎尼丁期间缓慢改变体位，以免发生直立性低血压

眼球震颤是利多卡因中毒的早期征兆，用药时加强监护

教导患者不能随意加减剂量或服用药物，避免药物相互作用。密切观察心率、节律、血压等的变化

用量过大或静推速度过快，可抑制心脏和舒张血管，而引起心动过缓、房室传导阻滞及低血压等，要格外注意滴数控制，防止过量造成心脏停搏

注意某些抗心律失常药的特殊不良反应，如奎尼丁的金鸡纳反应和奎尼丁晕厥、胺碘酮的肺纤维化和角膜微粒沉积

（三）用药后护理

用药后护理

指导患者养成良好生活习惯，不吃刺激性食物，不饮用咖啡、浓茶，保持排便通畅

服用胺碘酮期间避免在日光下暴晒，外出戴太阳镜，以防对眼睛造成伤害

（四）急救与护理

心律失常患者有可能发生或发展成致死性心律失常，各种必要的抢救设备如心肺呼吸器、心律转复器及心脏起搏器等应配置齐全，随时待用。

第三节　抗心绞痛药

心绞痛是心肌急剧短暂的缺血、缺氧引起的一种临床综合征。常见于冠

状动脉粥样硬化性心脏病（冠心病）。表现为突然发作的胸骨后部压榨性疼痛，可放射至左上臂内侧等部位。心绞痛的发作是由于心肌供氧和耗氧之间出现矛盾而引发的。所以，药物治疗是以增加心肌供氧和减少耗氧为基础。常用药物有硝酸酯类、β受体阻断药和钙通道阻滞剂3类。

一、硝酸酯类

硝酸甘油

【别　　名】　三硝基甘油、硝化甘油、三硝酸甘油酯、耐安康。

【主要用途】

（1）心绞痛：舌下含服硝酸甘油能迅速缓解各型心绞痛发作，为首选药；皮肤外用可预防发作。

（2）急性心肌梗死：常采用静脉给药，不仅能减少心肌耗氧，增加心肌供氧，及早应用还可抑制血小板聚集和黏附作用，缩小梗死面积，减轻心肌缺血损伤。

（3）心功能不全：扩张动、静脉，减轻心脏前、后负荷，减少心肌耗氧，从而改善心脏的泵血功能。

（4）可用于降低血压或治疗充血性心力衰竭；注射剂可用于治疗高血压急症。

【用法用量】

（1）片剂：0.5mg。1次0.5mg，舌下含服。

（2）注射剂：1mg/ml、2mg/ml、5mg/ml、10mg/ml。1次5~10mg溶于5%葡萄糖注射液250~500ml中，开始以每分钟5~10μg速度静脉滴注，以后视病情调整。

（3）喷雾剂：每次0.4mg，发作时喷于口腔黏膜或舌上1~2次。

（4）贴膜剂：25mg。1次25mg，每日1次，撕去保护层，贴在皮肤上，疗效可维持24小时。

【不良反应】

（1）舒张血管引起的不良反应表现为颜面潮红、发热、搏动性头痛。较大剂量时可致直立性低血压、晕厥，甚至血压下降并反射性引起心率加快，收缩力增强，心肌耗氧量增加，使心绞痛加重。

（2）高铁血红蛋白症剂量过大或持续用药时发生，表现为呕吐、发绀等。

（3）耐受性连续用药2~3周后可出现，停药1~2周后可消失。硝酸酯类之间有交叉耐受性，调整给药次数和剂量；采用小剂量、间歇给药法，可减少耐受性的发生。

硝酸异山梨酯

【别　　名】　消心痛、异脉顺、瑞立喜、异舒吉。

【主要用途】　用于心绞痛的预防和治疗；与洋地黄和（或）利尿剂联合应用，治疗慢性充血性心力衰竭。

【用法用量】

（1）片剂：缓解心绞痛，舌下给药每次 5mg；预防心绞痛，口服每次 5~10mg，每日 2~3 次；治疗心力衰竭，口服每次 5~20mg，6~8 小时每次。

（2）缓释片：口服每次 40~80mg，8~12 小时 1 次。

（3）乳膏：将乳膏按刻度挤出需要的长度，均匀涂布于所给印有刻度的纸上，每格相当硝酸异山梨酯 0.2g。将纸面涂药区全部涂满，即 5cm×5cm，贴在左胸前区（可用胶布固定）。每日 1 次，可睡前贴用。

（4）气雾剂：向口腔内喷入本品 3~4 次、即可达到治疗量 2.5mg。每次间隔 30 秒。使用时先将罩帽取下，将瓶口对准口腔，揿下喷雾头，药液即呈雾状喷入口腔内。

（5）注射剂：静脉滴注时、将本品注射剂 10mg，加入 5% 葡萄糖注射剂 250ml 静脉滴注，从 40μg/min 开始，根据情况每 4~5 分钟增加 10~20μg/min。一般剂量为每小时 2~10mg，剂量须根据患者反应而调节。用药期间、必须密切监测患者心率及血压。

【不良反应】　由于血管扩张，可引起头痛、眩晕、昏厥、面颈潮红，严重时可出现恶心、呕吐、心动过速、视物模糊、皮疹等。过量时可出现口唇指甲青紫、气短、头胀、脉速而弱、发热、虚脱、抽搐。

单硝酸异山梨酯

【别　　名】　异乐定、长效心痛治-20、欣康、鲁南欣康。

【主要用途】　用于冠心病的长期治疗；也可用于心绞痛的预防，心肌梗死后持续心绞痛的治疗；与洋地黄和（或）利尿剂联合应用治疗慢性充血性心力衰竭。

【用法用量】　口服，每次 20mg，每日 2 次，采用不对称给药（8am，2pm），必要时可增至每日 3 次，饭后服用，不宜嚼碎；缓释片（或胶囊）：40mg（50mg）每日清晨服 1 片（粒），病情严重者，可在每日清晨服 2 片，不可咀嚼或碾碎服用。

【不良反应】 用药初期可能引起血管扩张性头痛，首次应用硝酸酯类药物发生率更高，通常连用数日后，症状可消失。个别病例出现剥脱性皮炎；罕见严重低血压而导致心绞痛症状加重现象；硝酸盐诱导的括约肌松弛所致心前区灼热；可使换气不良肺泡的血供增加形成肺"旁路"现象而导致一过性低氧症。

二、β受体阻断药

普萘洛尔

【主要用途】 用于稳定型心绞痛，对合并高血压或心律失常患者更为适用。β受体阻断药还能降低近期有心肌梗死者心绞痛的发病率和死亡率。也用于心肌梗死，能缩小梗死范围。不宜用于变异型心绞痛，因其阻断β受体后，α受体相对占优势，宜致冠状动脉收缩。

普萘洛尔与硝酸甘油合用，能互相取长补短，协同降低心肌耗氧，增强治疗心绞痛效果；合用时剂量减小，副作用也减少。但应注意，由于两类药物均可降低血压，如血压下降过多，冠脉血流减少，反而对治疗心绞痛不利。因剂量的个体差异大，应从小剂量开始逐渐增加剂量。

【用法用量】 片剂：10mg。抗心绞痛：1次10～30mg，每日3～4次。

三、钙通道阻滞药

常用于抗心绞痛的钙通道阻滞药有硝苯地平、维拉帕米、地尔硫䓬等。

【主要用途】 变异型心绞痛是最佳适应证，也可用于稳定型心绞痛，对伴有支气管哮喘及外周血管痉挛性疾病者更适合。

硝苯地平对变异型心绞痛疗效好，伴高血压者尤为适用；维拉帕米常用于稳定型心绞痛，不宜单独用于变异型心绞痛，与β受体阻断药合用虽可取得协同作用，但两药均可抑制心肌收缩力和传导系统，故合用要慎重；地尔硫䓬可用于各型心绞痛，对伴有房室传导阻滞或窦性心动过缓者应慎用。

【不良反应】 可引起头痛、心率加快、眩晕、面部潮红、直立性低血压等与此药引起血管扩张有关。

四、抗心绞痛药的用药护理程序

（一）用药前评估

用药前评估

- 明确用药目的，熟悉抗心绞痛药的适应证和禁忌证，了解各种剂型和用法
- 告知患心绞痛的防治知识，采取适当措施预防心绞痛发作，重视原发疾病的治疗
- 记录患者的血压、心率、面部表情、体位等体征；了解心绞痛的发作次数、疼痛部位和程度、每次发作持续时间及有无诱发因素
- 了解患者是否有低血压及应用降压药物；有无心力衰竭、房室传导阻滞、高血脂及青光眼等病症
- 了解患者有无吸烟、饮酒、饮茶等习惯

（二）用药期间护理

用药期间护理

- 保持患者处于半卧位
- 硝酸甘油舌下含服作为首选，变异型心绞痛首选硝苯地平。硝酸甘油性质不稳定，具有挥发性，应保存于棕色瓶内，启封后立即将棉花取出，一般本品有效期为 6 个月。另外硝酸甘油吸收个体差异大，一般宜从小剂量（半片）开始舌下含服
- 单个药物无法控制病情时，可联合给药
- 静脉给药时，注意控制滴速
- 如为首次用药，先让患者卧床休息 10 分钟后测量血压，心率。用药 1 小时后再测，药物效果可使血压下降 10mmHg 左右，注意观察患者用药后的反应如血压下降、出汗、面部潮红、发热等
- 嘱咐患者随身携带抗心绞痛药硝酸甘油，一旦发作将药片置于舌下，直至疼痛完全缓解。舌下含化药后，如有灼热或刺激感是药效的结果，不必惊慌。如果含化 1 片后疼痛仍不缓解，在 5 分钟内可再含 1~2 片，可连续用 3 次。若 15 分钟仍不见缓解，可能有心肌梗死，应立即报告医生治疗
- 每次用药前，要把皮肤表面残存的药物清理干净。用药部位要经常更换，以免发炎
- 告诉患者硝酸酯类舌下给药不可吞服；喷雾给药应将药物喷在口腔黏膜或舌下，不可把药物吸入；口服缓释剂，应将药物吞服，不可嚼碎，贴膜剂应将其贴在无毛的皮肤上

（三）用药后护理及急救护理

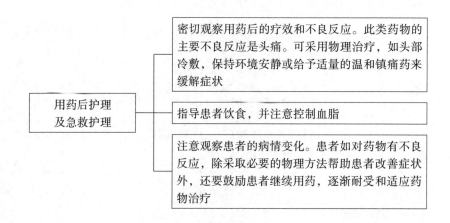

用药后护理及急救护理
- 密切观察用药后的疗效和不良反应。此类药物的主要不良反应是头痛。可采用物理治疗，如头部冷敷，保持环境安静或给予适量的温和镇痛药来缓解症状
- 指导患者饮食，并注意控制血脂
- 注意观察患者的病情变化。患者如对药物有不良反应，除采取必要的物理方法帮助患者改善症状外，还要鼓励患者继续用药，逐渐耐受和适应药物治疗

第四节　抗慢性心功能不全药

慢性心功能不全又称充血性心力衰竭（CHF），是各种病因引起的心肌收缩无力，心肌不能泵出足够的血液以适应机体的需要，所形成的动脉缺血、静脉淤血的一种临床综合征。CHF 时，心肌的结构与功能均发生变化，出现心血管重构，心率、心脏前后负荷及耗氧量增加。同时，神经内分泌的变化还表现在交感神经及肾素-血管紧张素醛固酮系统（RAAS）的激活，致血管紧张素Ⅱ增加，进一步加剧心脏功能障碍。随着心血管系统疾病发病率的增高及人口趋于老龄化，CHF 的发病逐渐增多，致残率和致死率较高。目前药物治疗是主要的治疗手段。

一、正性肌力作用药

（一）强心苷类

地　高　辛

【别　　名】　狄戈辛、强心素、异羟基洋地黄毒苷。

【主要用途】

（1）用于高血压、瓣膜性心脏病、先天性心脏病等引起的急慢性心力衰竭，尤其适用于伴有快速心室率的心房颤动者；对于肺源性心脏病、心肌严

重缺血、活动性心肌炎及心外因素（如严重贫血、甲状腺功能减低及维生素 B_1 缺乏症）所致者疗效差。

（2）用于控制伴快速心室率的心房颤动、心房扑动患者的心室率及室上性心动过速。

【用法用量】

（1）成人常规剂量

1）口服给药

①快速洋地黄化：每 6～8 小时给药 0.25mg，每日总量 0.75～1.25mg。

②缓慢洋地黄化：每次 0.125～0.5mg，每日 1 次，共 7 日。

③维持量：每次 0.125～0.5mg，每日 1 次。

2）静脉注射

①洋地黄化：不能口服者需静脉注射。每次 0.25～0.5mg，用 5% 葡萄糖注射剂稀释后缓慢注射；以后可用 0.25mg，每隔 4～6 小时按需注射，但每日总量不超过 1mg。

②维持量：每次 0.125～0.5mg，每日 1 次。

（2）儿童常规剂量

1）口服给药

①洋地黄化总量：早产儿 20～30μg/kg；足月新生儿 30～40μg/kg；1 个月至 2 岁 50～60μg/kg；2～5 岁 30～40μg/kg；5～10 岁 20～35μg/kg；10 岁或 10 岁以上同成人常用量。洋地黄化总量分 3 次或每 6～8 小时给予。

②维持量：为洋地黄化总量的 1/5～1/3，分 2 次（每 12 小时 1 次）或每日 1 次。

2）静脉注射：不宜口服者亦可静注。按下列剂量分 3 次或每 6～8 小时给予。

①洋地黄化：早产儿 15～25μg/kg；足月新生儿 20～30μg/kg；1 个月至 2 岁 40～50μg/kg；2～5 岁 25～35μg/kg；5～10 岁 15～30μg/kg；10 岁或 10 岁以上同成人常用量。

②维持量：洋地黄化后 24 小时内开始用药。早产新生儿用洋地黄化总量的 20%～30%，分 2～3 次等份给予；足月新生儿、婴儿和 10 岁以下儿童，用洋地黄化总量的 25%～30%，分 2～3 次等份给予；10 岁和 10 岁以上儿童，用洋地黄化总量的 25%～35%，每日 1 次。婴幼儿（尤其早产儿）需注意滴注剂量并密切监测血药浓度和心电图。

【不良反应】

（1）常见：出现新的心律失常（可能中毒）、食欲下降或恶心、呕吐

（刺激延髓中枢）、下腹痛、异常无力软弱（电解质失调）、异常的心动过速或心动过缓（可能为房室传导阻滞）。

（2）少见：视物模糊或"黄视"（中毒症状）、腹泻（电解质失调）、中枢神经系统反应（如抑郁或精神错乱）。

洋地黄毒苷

【别　　名】　狄吉妥辛、地吉妥辛、地黄毒。

【主要用途】

（1）充血性心力衰竭。

（2）急性心功能不全。

（3）阵发性室上性心动过速。

（4）心房颤动和心房扑动等。

【用法用量】　片剂：0.1mg。1次0.05~0.2mg。全效量0.8~1.2mg，维持量每日0.05~0.1mg。

【不良反应】

（1）消化系统：恶心、呕吐。

（2）心血管系统：心动过缓、二联律或三联律、室性期前收缩、房室传导阻滞。

（3）其他：视觉改变、排尿减少。

去乙酰毛花苷

【别　　名】　去乙酰毛苷花丙、去乙酰毛花苷丙、西地兰。

【主要用途】

（1）充血性心力衰竭。

（2）急性心功能不全或慢性心功能不全急性加重的患者。

【用法用量】

（1）成人洋地黄化，用5%葡萄糖注射液稀释后缓慢注射，总量1~1.6mg，首剂0.4~0.6mg，以后每2~4小时可再给0.2~0.4mg。

（2）小儿洋地黄化，按下列剂量分2~3次间隔3~4小时后给药。早产儿和足月新生儿或肾功能减退、心肌炎患者，肌内注射或静脉注射0.022mg/kg，2~3周岁，0.025mg/kg。

【不良反应】

（1）消化系统：食欲差、下腹痛、恶心、呕吐、腹泻。

（2）心血管系统：心前区痛，心律失常，心动过缓。

（3）精神神经系统：视物模糊、视觉改变、头痛、精神抑郁或错乱、嗜睡等。

（4）过敏反应：皮疹、荨麻疹。

毛花苷丙

【别　　名】　西地兰、毛花洋地黄苷、毛花苷 C。

【主要用途】

（1）急、慢性心力衰竭。

（2）心房颤动。

（3）阵发性室上性心动过速。

【用法用量】

（1）用于情况紧急时，0.4~0.6mg 以 5% 葡萄糖液稀释后静脉注射（5 分钟以上），2~4 小时后需要时再加 0.2~0.4mg，起效后可改口服洋地黄强心苷。

（2）成人，全效量 1~1.2mg，首次剂量 0.4~0.6mg，用葡萄糖注射液稀释后缓慢注射。

【不良反应】

（1）消化系统：恶心、食欲缺乏。

（2）心血管系统：心动过缓。

（3）精神神经系统：头痛、视觉改变。

（二）非强心苷类

米　力　农

【别　　名】　甲氰比酮、鲁南力康、Corotrop。

【主要用途】　本品可用于各种原因引起的急性心力衰竭及慢性难治性心力衰竭的短期治疗。

【用法用量】　片剂：2.5mg、5mg。1 次 2.5~7.5mg，每日 4 次。注射剂：10mg/10ml。一般开始 10 分钟以 50μg/kg 静脉滴注，然后以每分钟 0.375~0.75μg/kg 维持。每日最大剂量不超过 1.13mg/kg。小儿每分钟 0.25~1μg/kg。

【不良反应】　剂量大时可有低血压、心动过速、血小板减少、心绞痛样胸痛、头痛、低血钾。

氨 力 农

【别　　名】 安诺可、氨吡酮、氨双吡酮。

【主要用途】 用于对洋地黄、利尿药、血管扩张药治疗无效或效果欠佳的各种原因引起的急、慢性顽固性充血性心力衰竭的短期治疗。

【用法用量】 静脉滴注。

（1）成人常规剂量：负荷量 0.5~1mg/kg，用适量生理盐水稀释后，缓慢静脉注射（5~10 分钟），继之以 5~10μg/（kg·min）维持静脉滴注。根据病情随时调整剂量，必要时 30 分钟后再静脉注射 1 次。单次剂量最大不超过 2.5mg/kg，每日最大量不超过 10mg/kg。疗程不超过 2 周。

（2）儿童常规剂量

①新生儿：有研究建议给予负荷量 3~4.5mg/kg，分次给药。维持量为 3~5μg/（kg·min）静脉滴注。

②婴儿：有研究建议给予负荷量 3~4.5mg/kg，分次给药。维持量为 10μg/（kg·min）静脉滴注。

【不良反应】

（1）消化系统：可见恶心、呕吐、腹痛、畏食等，亦可见肝损害。

（2）血液系统：大剂量长期应用时可有血小板计数减少，呈剂量依赖性，常于用药后 2~4 周出现，但减量或停药后即好转。

（3）心血管系统：可引起低血压；也可诱发心律失常，血钾过低可加重此作用；快速静脉注射时可致室性期前收缩、室性心动过速。

（4）变态反应：可表现为心包炎、胸膜炎和腹水、伴有胸部 X 线间质性阴影和红细胞沉降率增快的心肌炎、低氧血症、黄疸、脉管炎。

（5）其他：可见头痛、发热、胸痛、肌痛等；可引起静脉注射部位烧灼痛，漏于血管外可致组织坏死。

二、减轻心脏负荷药

（一）血管扩张药

扩张血管药通过扩张血管，降低心脏前、后负荷，能改善 CHF 患者的临床症状及血流动力学的变化、提高运动耐力。药物舒张小静脉（容量血管）可减少回心血量、降低前负荷，进而降低左室舒张末压、肺楔压，缓解肺淤血症状。药物扩张小动脉（阻力血管）可降低外周阻力，降低后负荷，进而改善心功能，增加心排血量，增加动脉供血，缓解组织缺血症状。

血管扩张药虽能缓解 CHF 的症状，但并不能降低病死率。目前临床常用药物有：

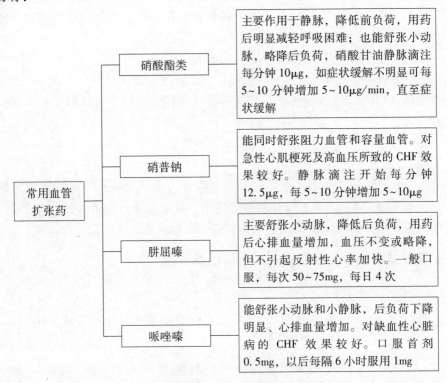

常用血管扩张药

硝酸酯类：主要作用于静脉，降低前负荷，用药后明显减轻呼吸困难；也能舒张小动脉，略降后负荷，硝酸甘油静脉滴注每分钟 10μg，如症状缓解不明显可每 5~10 分钟增加 5~10μg/min，直至症状缓解

硝普钠：能同时舒张阻力血管和容量血管。对急性心肌梗死及高血压所致的 CHF 效果较好。静脉滴注开始每分钟 12.5μg，每 5~10 分钟增加 5~10μg

肼屈嗪：主要舒张小动脉，降低后负荷，用药后心排血量增加，血压不变或略降，但不引起反射性心率加快。一般口服，每次 50~75mg，每日 4 次

哌唑嗪：能舒张小动脉和小静脉，后负荷下降明显、心排血量增加。对缺血性心脏病的 CHF 效果较好。口服首剂 0.5mg，以后每隔 6 小时服用 1mg

（二）利尿药

心功能不全时体内水钠潴留使心脏前负荷增加，是加重心功能不全的重要因素。利尿药通过排钠利尿，减少血容量和回心血量，减轻心脏的前负荷，消除或缓解静脉淤血及其引发的肺水肿和外周水肿。长期用药可致血管平滑肌细胞内 Na^+ 减少，Na^+-Ca^{2+} 交换减少，细胞内 Ca^{2+} 含量降低，对缩血管物质的敏感性下降，使血管平滑肌松弛，血管舒张，心脏后负荷减轻，有利于改善心脏泵血功能，增加心排血量，改善心功能不全症状。

对轻度或中度 CHF 患者，可单独应用噻嗪类利尿药或与保钾利尿药合用；对重度 CHF 可用袢利尿剂，如呋塞米。排钾利尿药与强心苷合用易致中毒，应注意补钾。

三、肾素-血管紧张素-醛固酮系统抑制药

（一）血管紧张素 I 转换酶抑制药

血管紧张素Ⅰ转换酶抑制药（ACEI），如卡托普利、依那普利、西那普利等，通过抑制血管紧张素Ⅰ转换酶的活性，减少ATⅡ的生成。既能舒张血管，降低心脏前、后负荷，还能防止心肌和血管肥厚与构建，从而缓解和消除CHF患者的症状，降低病死率。

（二）血管紧张素Ⅱ受体（AT_1）阻断药

血管紧张素Ⅱ受体（AT_1）拮抗药，如氯沙坦、缬沙坦、贝沙坦等，通过直接阻断ATⅡ与其受体的结合，而发挥拮抗作用。类似于血管紧张素Ⅰ转换酶抑制药。

四、β受体阻断药

β受体阻断药，如美托洛尔、卡维地洛等，通过阻断儿茶酚胺对心脏的作用，抑制RAAS，上调β受体数量等作用，从而改善心肌缺血和心室的舒张功能。临床用于Ⅱ～Ⅲ级CHF患者，扩张型心肌病者尤为合适。

五、抗慢性心功能不全药的用药护理程序

（一）用药前评估

用药前评估
- 熟悉治疗慢性心功能不全药的适应证和禁忌证，了解各种剂型和用法
- 告知患者慢性心功能不全药防治知识，采取适当措施预防疾病加重，重视原发疾病的治疗
- 明确用药目的，慢性心功能不全的药物治疗十分复杂，执行医嘱时应充分理解治疗方案的目的与意义，并做好患者教育工作
- 记录患者的体重、脉搏、心率和心律、血压、尿量等。了解患者心衰症状和体征有无咳嗽、气促、发绀、心悸、心脏扩大、肝大、颈静脉充盈、水肿、腹水等；是否处于哺乳期及老年体衰状态。监测心电图、中心静脉压和动脉血压、电解质、肝肾功能等指标等
- 询问是否用过强心苷及与强心苷有相互作用的药物。了解应用强心苷的患者是否患有如室性心动过速、心室颤动、低钾血症、高钙血症、房室传导阻滞、心肌炎、急性心肌梗死等病症
- 了解患者有无饮酒及喜好高盐饮食等习惯

（二）用药期间护理

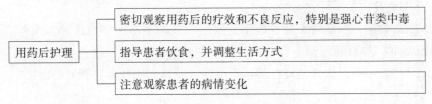

用药期间护理 ┬ 联合给药时，注意不同药物的给药时间及给药方式

├ 慢性心功能不全老年患者较多，剂量通常较成年人小

├ 静脉给药时，注意控制滴速

├ 用药期间，尽量同时进行心电监护。观察药物中毒的先兆症状，如恶心、呕吐，黄、绿、雾视，室性期前收缩及心电图的变化

├ 使用 β 受体阻断药前应评估患者的心率，当心率<60 次/分时不得使用

├ 使用强心苷类药物时，有条件可进行血药浓度监测

├ 口服维持剂量的地高辛，疗效发挥较慢，通常需要 1 周左右

├ 不同个体对强心苷的敏感性有较大差异，即使同一患者在不同病情条件下，所需剂量也有差异，故应用时须严密观察，及时调整用量

├ 钙剂与洋地黄对心脏有协同作用，服用洋地黄期间禁用钙剂，静脉稀释液避免用林格液

└ 治疗心功能不全时，既要进行病因治疗（去除各种危险因素；拮抗神经内分泌系统的激活，防止心血管重构的发生），也要进行对症治疗（改善心脏负荷，增加心排血量）

（三）用药后护理

用药后护理 ┬ 密切观察用药后的疗效和不良反应，特别是强心苷类中毒

├ 指导患者饮食，并调整生活方式

└ 注意观察患者的病情变化

（四）急救与护理

一旦中毒应立即停药，停用强心苷及排钾利尿药，酌情补钾，但房室传导阻滞及肾功能不全禁用钾盐。抗心律失常，对缓慢性心律失常可用阿托品治疗，对快速性心律失常，首选苯妥英钠，亦可用利多卡因。

第五节 抗动脉粥样硬化药

一、调血脂药

血脂是血浆中各种脂类的总称。血脂以胆固醇酯（CE）和三酰甘油（TG）为核心，外包胆固醇（CH）和磷脂（PL）构成的球形颗粒，与载脂蛋白（apo）结合后形成血浆脂蛋白（LP）进行转运和代谢。胆固醇包括游离胆固醇（FC）和 CE，两者相加为总胆固醇（TC）。血浆脂蛋白根据密度不同可分为乳糜微粒（CM）、极低密度脂蛋白（VLDL）、中间密度脂蛋白（IDL）、低密度脂蛋白（LDL）、高密度脂蛋白（HDL）及脂蛋白（a）。

某些血脂或脂蛋白高出正常范围则称为高脂血症。高脂血症是动脉粥样硬化（AS）的较为重要的易患危险因素，尤其是高胆固醇血症和高三酰甘油血症。

洛伐他汀

【别　　名】 美降脂、莫维诺林。

【主要用途】

（1）高胆固醇血症。

（2）混合型高脂血症。

【用法用量】 始服剂量 20mg/d，晚餐时服用。如需调整剂量，应间隔 4 周，最大剂量可至 80mg/d，一次服用或早、晚餐分服。轻、中度高胆固醇血症患者起始剂量是 10mg。

【不良反应】

（1）常见：胃肠道不适、腹泻、胀气，其他还有头痛、皮疹、头晕、视物模糊和味觉障碍。

（2）偶可引起血氨基转移酶水平可逆性升高，因此需监测肝功能。

（3）少见：阳痿、失眠。

（4）罕见：肌炎、肌痛、横纹肌溶解，表现为肌肉疼痛、乏力、发热，并伴有血肌酸磷酸激酶水平升高、肌红蛋白尿等，横纹肌溶解可导致肾衰竭，但较罕见。

（5）有报道发生过肝炎、胰腺炎及变态反应如血管神经性水肿。

辛伐他汀

【别　名】 舒降之。

【主要用途】

（1）高脂血症。

（2）纯合子家族性高胆固醇血症。

（3）冠心病。

【用法用量】 口服，如需要可掰开服用。

（1）高胆固醇血症：一般始服剂量为 10mg/d，晚间顿服。对于胆固醇水平轻至中度升高的患者，始服剂量为 5mg/d。若需调整剂量则应间隔四周以上，最大剂量 40mg/d，晚间顿服。当低密度脂蛋白胆固醇水平降至 1.94 mmol/L（75mg/dl）或总胆固醇水平降至 3.6mmol/L（140mg/dl）以下时，应减低辛伐他汀的服用剂量。

（2）纯合子家族性高胆固醇血症：根据对照临床研究结果，对纯合子家族性高胆固醇血症患者，建议辛伐他汀 40mg/d 晚间顿服。

（3）冠心病：始服量为每天晚上服用 20mg。

【不良反应】

（1）一般反应：可见腹痛、便秘、胃肠胀气，极少见疲乏无力，头痛。

（2）罕见的有变态反应综合征：如血管神经性水肿、狼疮样综合征、风湿性多发性肌痛、脉管炎、血小板减少、关节痛、荨麻疹、发热、呼吸困难等症状。

普伐他汀

【别　名】 普伐他汀钠片、普拉固。

【主要用途】 适用于饮食限制仍不能控制的原发性高胆固醇血症或合并有高三酰甘油血症患者（Ⅱa 和Ⅱb 型）。

【用法用量】 成人开始剂量为 10～20mg，1 次/日，临睡前服用，最高剂量 40mg/d。

【不良反应】 轻度转氨酶水平升高、皮疹、肌痛、头痛、胸痛、恶心、呕吐、腹泻、疲乏等。

阿托伐他汀

【别　名】 立普妥、阿乐、利匹托。

【主要用途】

（1）原发性高胆固醇血症和混合性高脂血症，降低升高的 TC、LDL-C、ApoB 和 TG 水平。

（2）高加固醇血症并有动脉粥样硬化危险的患者。

【用法用量】　口服，每日 1 次，每次 1 片或遵医嘱。患者在接受阿托伐他汀钙治疗前及治疗过程中都要进行标准低胆固醇饮食。阿托伐他汀钙的推荐起始剂量为 10mg/d，剂量范围 10~60mg/d，应用 2~4 周内应监测血脂水平，剂量根据治疗目标和疗效反应作相应调整。

【不良反应】　本品可被较好地耐受，不良反应多为轻度和一过性，最常见的是便秘、腹胀、消化不良和腹痛。因本品的不良反应而停药者<2%。其他有 ALT 升高（0.7%），发生在用药 16 周内。

氟伐他汀

【别　　名】　来适可、氟瓦停、Lescol。

【主要用途】　饮食治疗未能完全控制的原发性高胆固醇血症和原发性混合型血脂异常。

【用法用量】　常规推荐剂量：20~40mg（1 粒或 2 粒），每日每次，晚餐时或睡前吞服。胆固醇极高或对药物反应不佳者，可增加剂量至 40mg（2 粒）每日 2 次。给药后，4 周内达到最大降 LDL 胆固醇作用。长期服用持续有效。

【不良反应】　常见的不良反应有疲劳、头痛、恶心、腹泻、消化不良、腹痛和皮疹。

考来烯胺

【别　　名】　消胆胺、降胆敏。

【主要用途】　治疗高胆固醇血症、动脉粥样硬化、原发性胆汁性肝硬化、慢性胆囊炎、胆石症及药物引起的胆汁淤滞性黄疸等。

【用法用量】

（1）成人常规剂量口服给药：Ⅱa 型高脂血症、高胆固醇血症：维持量为每日 2~24g（无水考来烯胺），分 3 次服用。动脉粥样硬化：每次服粉剂 4~5g，每日 3 次。

（2）儿童常规剂量口服给药：用于降血脂：初始剂量为每日 4g（无水考来烯胺），分 2 次服用，维持剂量为每日 2~24g（无水考来烯胺），分 2 次或多次服用。

【不良反应】　恶心、腹胀、便秘、腹泻、食欲减退、胃肠出血、痔疮加重等。大剂量使用可引起脂肪泻、骨质疏松、肌痛等。部分患者出现暂时性血清转氨酶和碱性磷酸酶水平升高。

非诺贝特

【别　　名】　力平脂、力平之、利必非、美利普特。

【主要用途】　治疗高胆固醇血症、高三酰甘油血症及混合型高脂血症，尤其适合于高尿酸血症的患者。

【用法用量】　口服：200mg 每日 1 次，或 100mg，每日 2~3 次。

【不良反应】　头晕、局部痛、虚弱、疲乏、感觉异常、失眠、头痛；心律失常；眼部不适，眼刺激、飞蚊症、耳痛、结膜炎、视物模糊、鼻炎、鼻窦炎；消化不良、嗳气、肠胃气胀、恶心、呕吐、腹痛、便秘、腹泻；多尿、阴道炎；关节痛；咳嗽；瘙痒、皮疹；性欲降低、超敏反应、感染、流感样症状。

吉非贝齐

【别　　名】　吉非罗齐、诺衡、博利脂。

【主要用途】　治疗高脂血症，尤其是Ⅳ型高脂血症。

【用法用量】　口服：300~600mg，每日 2 次，饭后服用。血脂正常后可减量维持。

【不良反应】　本品的不良反应较小，少数人有血清转氨酶和尿素氮水平升高，但停药后可恢复正常。

二、抗氧化剂

自由基可损伤血管内皮，促发动脉粥样硬化。普罗布考、维生素 C 和维生素 E 等有抗氧化作用，对动脉粥样硬化有较好的防治作用。

普罗布考

【别　　名】　丙丁酚。

【主要用途】　用于Ⅱ型高脂血症及糖尿病或肾病综合征所致的继发性高脂血症。

【用法用量】　片剂：500mg。500mg/次，2 次/日。每日早、晚餐时服。

【不良反应】　恶心、呕吐、腹痛、腹胀、头痛、头晕、血管神经性水肿等。

三、多烯脂肪酸类

多烯脂肪酸类又称多不饱和脂肪酸类（PUFAs），根据第一个不饱和键位置不同，可分为 n-3（或 ω-3）型及 n-6（或 ω-6）型两大类。n-3 型 PUFAs 包括二十碳五烯酸（EPA）、二十二碳六烯酸（DHA），主要存在于海洋生物藻类、鱼及贝壳类中。大量食海洋鱼类的因纽特人及北极居民冠心病发病率很低。常用制剂有含 n-3 型 PUFAs 的浓缩鱼油多烯康胶丸、脉乐康、鱼油烯康等，适用于高 TG 血症，对心肌梗死患者的预后有明显改善，亦可用于糖尿病并发高脂蛋白血症等。n-6 型 PUFAs 主要存在于植物油中。

四、保护血管内皮药

动脉内皮受损是诱发动脉粥样硬化的主要因素之一，保护血管内皮免受损伤，是防治动脉粥样硬化的措施之一。该类药物多为一些多糖，如硫酸类肝素、硫酸软骨素 A、硫酸葡聚糖（右旋糖酐）等。这些药物结构中多带有大量负电荷，结合在血管内皮，防止血小板、白细胞及某些有害因子的黏附与刺激，而起保护血管内皮，防止平滑肌细胞增生作用，从而对动脉粥样硬化起到一定的防治作用。

五、抗动脉粥样硬化药的用药护理程序

（一）用药前评估

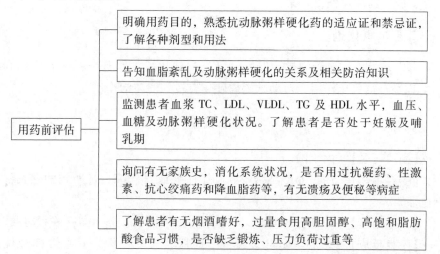

用药前评估

- 明确用药目的，熟悉抗动脉粥样硬化药的适应证和禁忌证，了解各种剂型和用法
- 告知血脂紊乱及动脉粥样硬化的关系及相关防治知识
- 监测患者血浆 TC、LDL、VLDL、TG 及 HDL 水平，血压、血糖及动脉粥样硬化状况。了解患者是否处于妊娠及哺乳期
- 询问有无家族史，消化系统状况，是否用过抗凝药、性激素、抗心绞痛药和降血脂药等，有无溃疡及便秘等病症
- 了解患者有无烟酒嗜好，过量食用高胆固醇、高饱和脂肪酸食品习惯，是否缺乏锻炼、压力负荷过重等

（二）用药期间护理

用药期间护理
- 强调长期、规律服药。告诉患者长期用药期间，应定期检查血象、血脂、血糖及肝功能
- 他汀类也可用于血脂正常的心脑血管疾病高危人群
- 他汀类与贝特类不能联用
- 教育患者和家属不能单纯依赖药物，应注意控制饮食，采用低脂肪、低胆固醇、低热量食品
- 告诉患者本类药物对胃有不同程度的刺激性，引起胃肠道反应，故溃疡病患者禁用烟酸类药物
- 注意观察有无高血容量症的出现

（三）用药后护理及急救护理

用药后护理及急救护理
- 观察用药后的疗效和不良反应。在用本类药物的最初几个月，应连续测量血清的低密度脂蛋白，以观察和评估药物的效果，血液指标持续升高或不正常，应及时与医生联系，考虑更换药物
- 指导患者饮食，并调整生活方式
- 注意观察患者的病情变化

第六章
呼吸系统药物

第一节 镇 咳 药

咳嗽是呼吸系统疾病的主要症状，也是一种保护性反射，咳嗽能促进呼吸道痰液和异物的排出，保持呼吸道的清洁和通畅。轻度咳嗽一般不需用镇咳药，严重而频繁的咳嗽，为减轻患者的痛苦，防止原发病的发展及并发症发生，应在对病因治疗的同时适当应用镇咳药。若痰多所致的咳嗽，则使用祛痰药，慎用镇咳药，否则痰液不能排出，阻塞呼吸道继发感染，引起窒息。

镇咳药是一类能抑制咳嗽反射、缓解咳嗽的药物，也可称为非特异性镇咳药。根据其作用部位不同分为中枢性镇咳药和外周性镇咳药。

一、中枢性镇咳药

可 待 因

【别　　名】 甲基吗啡。

【主要用途】

（1）适用于其他镇咳药无效的剧烈干咳和中等程度的疼痛患者。对胸膜炎患者干咳伴有胸痛者尤为适用。

（2）用于肺部疾病伴有大量咯血者。

【用法用量】

（1）成人常规剂量：①口服给药：每次 15～30mg，每日 30～90mg；极量：每次 100mg，每日 250mg。缓释片每次 45mg，每日 2 次，须整片吞服，不可嚼碎或截开。②皮下注射：每次 15～30mg，切口 30～90mg。

（2）儿童常规剂量：口服给药：镇痛时每次 0.5～1mg/kg，每日 3 次；镇咳时用量为镇痛剂量的 1/3～1/2。

【不良反应】

（1）较多见的不良反应：①心理变态或幻想。②呼吸微弱、缓慢或不规则。③心律失常。

（2）少见的不良反应：①惊厥、耳鸣、震颤或不能自控的肌肉运动等。②瘙痒、皮疹或颜面肿胀等变态反应。③精神抑郁和肌肉强直等。

（3）长期应用可引起药物依赖性：典型的戒断症状为食欲减退、腹泻、牙痛、恶心、呕吐、流涕、寒战、睡眠障碍、胃痉挛、多汗、衰弱无力、心率增加、情绪激动或原因不明的发热等。

（4）多痰患者禁用。

喷托维林

【别　　名】　咳必清、维静宁、枸橼酸喷托维林。

【主要用途】

（1）用于上呼吸道炎症引起的干咳。

（2）用于百日咳等疾病引起的刺激性咳嗽。

【用法用量】

（1）成人常用量：口服，每次 2mg，每日 3~4 次。

（2）小儿常用量：口服，5 岁以上每次 6.25~12.5mg，每日 2~3 次。

【不良反应】　偶有便秘，或有轻度头痛、头晕、口干、恶心和腹泻。

右美沙芬

【别　　名】　右甲吗南、美沙芬。

【主要用途】　主要用于干咳，适用于感冒、急性或慢性支气管炎、支气管哮喘、咽喉炎、肺结核以及其他上呼吸道感染时的咳嗽。

【用法用量】

（1）成人口服：15~30mg，每日 3 次。

（2）2~6 岁儿童口服：2.5~5mg，每日 3~4 次。

（3）6~12 岁儿童口服：5~10mg，每日 3~4 次。

【不良反应】　常见亢奋、胃肠道紊乱，少见头痛、头晕、失眠、恶心、呕吐、便秘、口渴、皮疹，偶有抑制呼吸现象及丙氨酸氨基转移酶（ALT）水平轻微升高。局部注射可有红肿、疼痛症状。

二氧丙嗪

【别　　名】　二氧异丙嗪、克咳敏。

【主要用途】　主要用于急、慢性支气管炎或其他原因所致的咳嗽。也可用于荨麻疹、过敏性鼻炎和皮肤瘙痒等。

【用法用量】　口服：每次 5~10mg，1 日 2 次或 3 次。极量为 1 次 10mg，

1 日 30mg。

　　【不良反应】　不良反应较轻，可见困倦、头晕、乏力、精神不振等。

二、外周性镇咳药

苯佐那酯

　　【别　　名】　退咳露。

　　【主要用途】　对刺激性干咳、镇咳效果好，也可用于支气管镜检查或支气管造影前预防咳嗽。

　　【用法用量】　糖衣丸剂：25mg、50mg。50～100mg/次，3 次/日，服时勿咬破药丸，以免口腔麻木。

　　【不良反应】　不良反应较轻，有嗜睡、头晕，偶见过敏性皮炎。

苯丙哌林

　　【别　　名】　咳快好、苯哌丙烷。

　　【主要用途】　适用于各种原因引起的刺激性干咳。

　　【用法用量】　口服，成人，一次 20～40mg，3 次/日。

　　【不良反应】　偶见口干、头晕、乏力、食欲缺乏、腹部不适和药疹等。

三、镇咳药的用药护理程序

（一）用药前评估

用药前评估	明确用药目的，熟悉常用镇咳药的适应证和禁忌证，了解各种剂型和用法
	告知患者咳嗽对机体的影响及什么情况下应用镇咳药
	用药前应对患者的呼吸、CO_2 结合力、血压、心率及肝肾功能状态做全面的检查和了解
	应了解患者咳嗽的性质及程度；痰液量、黏稠度及颜色，有无并发感染
	询问病程、用药史及过敏史；检查有无并发症，如糖尿病、心血管病等
	生活习性：了解患者有无吸烟、饮酒的嗜好

（二）用药期间护理

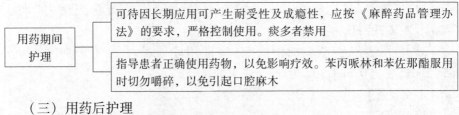

（三）用药后护理

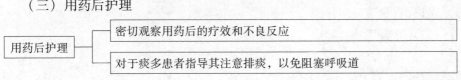

第二节　祛　痰　药

祛痰药是指能使痰液变稀或黏滞性降低易于排出的药物。痰的咳出可减少对呼吸道黏膜的刺激和对支气管的阻塞作用，有利于缓解咳嗽和减轻喘息症状。常用的祛痰药按其作用机制可分为痰液稀释药和黏痰溶解药两类。

一、痰液稀释药

氯　化　铵

【主要用途】　临床用于急、慢性支气管炎痰多黏稠不易咳出的患者，也可用于代谢性碱中毒及酸化尿液。

【用法用量】　片剂：0.3g。1 次 0.3~0.6g，每日 3 次。常配成合剂服用。

【不良反应】　空腹或稍大量服用，易引起恶心、呕吐。过量时可引起高氯性酸中毒。肝、肾功能不良者禁用。

二、痰液溶解药

乙酰半胱氨酸

【别　　　名】　痰易净。

【主要用途】　适用于痰液黏稠引起的呼吸困难、咳痰困难及对乙酰氨基酚中毒的解毒。

【用法用量】

（1）喷雾：仅用于非应急情况下，以 10% 溶液喷雾吸入，每次 1~3ml，

2~3 次/日。

（2）气管滴入：急救时，以 5% 溶液经气管插管或直接滴入气管内，每次 1~2ml，2~6 次/日。

（3）气管注入：急救时，以 5% 溶液用注射器注入气管腔内，每次 0.5~2ml（婴儿 0.5ml，儿童 1ml，成人 2ml）。

【不良反应】

（1）胃肠道反应：恶心、呕吐。

（2）呼吸系统：呛咳、支气管痉挛。

溴 己 新

【别　　名】 必嗽平、必消痰。

【主要用途】 适用于急慢性支气管炎、支气管扩张等痰液黏稠不易咳出者。

【用法用量】 口服，一次 8~16mg，3 次/日。

【不良反应】 偶致转氨酶水平升高，肝功能不全者慎用。

羧甲司坦

【别　　名】 羧甲基半胱氨酸、强力灵、强力痰灵、去痰片。

【主要用途】 用于慢性支气管炎、支气管哮喘等引起的痰液稠厚、咳嗽困难。

【用法用量】

（1）片剂：口服，成人，一次 0.25~0.75g，3 次/日。

（2）泡腾散：成人，第一天一次 3 包，3 天，以后一次 2 包，3 次/日；儿童 2~5 岁，一次 1 包，3 次/日；8~12 岁，一次 1 包，4 次/日。

【不良反应】

（1）胃肠道反应：恶心、胃部不适、胃肠道出血。

（2）变态反应：皮疹、瘙痒。

三、祛痰药的用药护理程序

（一）用药前评估

```
                  ┌─ 明确用药目的，祛痰药用于消除痰液，有利于气道畅通和控制继发
用药前评估 ─────┤   感染。熟悉常用祛痰药的适应证和禁忌证，了解各种剂型和用法
                  │
                  └─ 告知患者痰液过多对机体的危害及促进痰液排出的方法
```

（二）用药期间护理

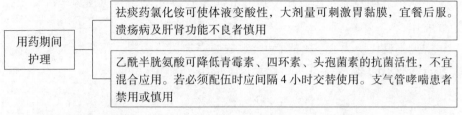

（三）用药后护理

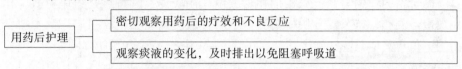

第三节　平　喘　药

哮喘为一种慢性炎症性呼吸道疾病，主要病理表现为支气管高反应性或支气管痉挛，小气道阻塞，呼吸困难。其主要病理变化为炎症细胞浸润、黏膜下组织水肿、血管通透性增加、平滑肌增生、上皮脱落。

平喘药是用于缓解、消除或预防支气管哮喘的药物，主要适应证为哮喘和喘息性支气管炎。平喘药包括支气管扩张药、抗炎性平喘药、抗过敏平喘药。

一、支气管扩张药

（一）肾上腺素受体激动药

肾上腺素

肾上腺素对 α 和 β 受体均有强大的激动作用。主要激动 β_2 受体平喘，平喘作用快而强，但可激动心脏 β_1 受体引起心动过速，甚至心律失常，对血管 α 受体的激动作用可引起收缩压明显增高，加重心脏负担，故不常用。主要用于控制哮喘急性发作，用法为皮下注射给药，数分钟见效，维持时间为 1~2 小时。

异丙肾上腺素

异丙肾上腺素又称喘息定，对 β_1 和 β_2 受体均具有明显激动作用，对 α

受体几乎无作用，其松弛支气管平滑肌的作用比肾上腺素的强。口服无效，吸入给药 1 分钟起效，作用快、强，可维持 1~2 小时，主要用于支气管哮喘急性发作。

常见不良反应为 β_1 受体激动所致的心率加快、心悸，有肌震颤现象，与激动骨骼肌上的 β_2 受体有关。长期反复应用平喘作用降低。

麻 黄 碱

麻黄碱的作用与肾上腺素的相似，但作用较弱，其特点是口服有效，作用缓慢、温和、持久。有快速耐受性，麻黄碱可兴奋中枢，引起失眠，故已少用，仅与其他药物配伍治疗轻症哮喘、喘息性气管炎和预防哮喘发作。

沙丁胺醇

【别　　名】　舒喘灵、喘乐宁、羟甲叔丁肾上腺素。

【主要用途】　临床用于防治支气管哮喘、喘息性支气管炎和肺气肿患者的支气管痉挛。制止发作多用气雾吸入，预防发作则可口服。

【用法用量】

1. 成人常规剂量

（1）口服给药：每次 2~4mg，每日 3 次。缓释及控释制剂，每次 8mg，每日 2 次，早、晚服用。

（2）气雾吸入：每 4~6 小时 200~500g，1 次或分 2 次吸入，2 次吸入时间隔 1 分钟。吸入时间隔 1 分钟。

（3）喷雾吸入：①间歇性治疗：每次 2.5~5mg，每日 4 次，从低剂量开始，以注射用生理盐水稀释至 2ml 或 2.5ml，喷雾可维持约 10 分钟。部分患者可能需要 10mg 的较高剂量，可不经稀释，取 10mg 直接置入喷雾装置中，雾化吸入，直至支气管得到扩张为止，通常需要 3~5 分钟。②连续性治疗：以注射用生理盐水稀释成 50~100mg/ml 的溶液，给药速率通常为 1mg/h，最高可增至 2mg/h。

（4）粉雾吸入：每次 0.2~0.4mg，每日 4 次。

（5）肌内注射：每次 0.4mg，必要时 4 小时可重复注射。

（6）静脉注射：每次 0.4mg，用 5% 葡萄糖注射液或生理盐水 20ml 稀释后缓慢注射。

（7）静脉滴注：每次 0.4mg，用 5% 葡萄糖注射液 100ml 稀释后滴注。

2. 儿童常规剂量

（1）口服给药：每次 0.2g，每日 3~4 次。缓释及控释制剂，每次 4mg，每日 2 次，早、晚服用。

（2）喷雾吸入间歇性治疗：1.5~12 岁以下儿童，每次 2.5mg，每日 4 次，从低剂量开始，以注射用稀释至 2ml 或 2.5ml。部分儿童可能需要增至 5mg，由于可能发生短暂的低氧血症，可考虑辅以氧气治疗。

（3）粉雾吸入：每次 0.2mg，每日 4 次。

【不良反应】 剂量过大可引起心悸、心动过速、血压波动、肌肉震颤等，故用药前后应监测心率、血压，观察是否出现手指震颤，一旦出现上述症状，应减量或停药；长期应用也可产生耐受性。心功能不全、高血压、甲状腺功能亢进者慎用。

特布他林

【别　　名】 羟沙丁胺醇、博利康尼、间羟舒喘灵、喘康速、博利康尼都保。

【主要用途】

（1）可用于治疗支气管哮喘、慢性喘息性支气管炎、阻塞性气肿和其他伴有支气管痉挛的肺部疾病。

（2）静脉滴注还可用于预防早产及胎儿窒息。

【用法用量】

（1）成人常规剂量

1）口服给药：①用于平喘：片剂通常每次 2.5~5mg，饭后服，每日 3 次。每日最大量不超过 15mg。胶囊或颗粒每次 1.25mg，每日 2~3 次，1~2 周后可加至每次 2.5mg，每日 3 次；口服溶液每次 1.5~3g，每日 3 次。②用于预防早产及胎儿窒息：用于静脉滴注后维持治疗。在停止静脉滴注前 30 分钟给予 5mg，以后每 4 小时口服 1 次。每日极量为 30mg。

2）静脉注射：必要时每 15~30 分钟静脉注射 0.25mg，4 小时内总剂量不能超过 0.5mg。

3）静脉滴注：①用于平喘：将本品注射液 0.25~0.5mg 加入生理盐水 100ml 中，以 2.5μg/min 的速度缓慢静脉滴注。每日 0.5~0.75mg，分 2~3 次给药。②用于预防早产及胎儿窒息：开始时滴速为 2.5μg/min，以后每 20 分钟增加 12.5μg/min，直至宫缩停止或滴速达到 17.5μg/min；以后每 20 分钟减 2.5μg/min，直至最低有效滴速，维持 12 小时。若再出现宫缩，可再按上述方法增加滴速控制。

4）皮下注射：每次 0.25mg，如 15~30 分钟无明显临床改善，可重复注射 1 次，但 4 小时内总量不能超过 0.5mg。每日最大剂量为 1mg。

5）气雾吸入：每 4~6 小时吸入 0.25~0.5mg，可 1 次或分次吸入，两次吸入之间需要间隔 1 分钟。

6）雾化吸入：本品雾化溶液每次 5mg（2ml）加入雾化器中，24 小时内最多给药 4 次。如雾化器中药液未每次用完，可在 24 小时内使用。

7）粉雾吸入：每次 0.25~0.5mg，每 4~6 小时 1 次，严重者可增至 1 次 1.5mg，每日最大量不超过 6mg，需要多次吸入时，每吸间隔时间 2~3 分钟。

（2）儿童常规剂量

1）口服给药：12 岁以上儿童：每日 65μg/kg，分 3 次口服。

2）雾化吸入：①体重大于 20kg 者：本品雾化溶液每次 5mg（2ml）加入雾化器中，24 小时内最多给药 4 次。②体重小于 20kg 者：每次 2.5mg（1ml），24 小时内最多给药 4 次。如雾化器中药液未 1 次用完，可在 24 小时内使用。

3）粉雾吸入：每次 0.25~0.5mg，每 4~6 小时 1 次，严重者可增至每次 1mg，每日最大量不超过 4mg，需要多次吸入时，每吸间隔时间 2~3 分钟。

肾功能不全时中度肾功能不全患儿用量为常规用量的 1/2。轻度肾功能不全者不必调整剂量。

【不良反应】 神经过敏、震颤、嗜睡、头晕、乏力、视物模糊；心动过速、心悸、心律不齐、潮红；干燥、易刺激鼻喉；胃灼热、恶心、呕吐；长期应用可致矛盾性支气管痉挛，呼吸困难；低钾血症、出汗。本品不良反应发生率低，多为轻度，可耐受，不影响继续治疗。

克伦特罗

【别　　名】 氨哮素、克喘素、克仑特罗、氨双氯喘通。

【主要用途】 适用于防治哮喘、喘息性气管炎，以及伴可逆性气管阻塞的慢性支气管炎和肺气肿等。

【用法用量】

（1）片剂：20μg、40μg。20~40μg/次，3 次/日。

（2）气雾剂：2mg/瓶。10~20μg/次，3~4 次/日。

（3）栓剂：60μg。60μg/次，1~2 次/日，塞入肛门。

【不良反应】 心血管系统不良反应较少，少数患者有心悸、手指震颤、口干、头晕等现象，继续用药一般能逐渐消失。心脏病、高血压、甲状腺功能亢进患者慎用。

（二）茶碱类

氨 茶 碱

【别　　名】 阿米诺菲琳、茶碱胺、茶碱乙烯双胺、乙二氨茶碱。

【主要用途】

（1）支气管哮喘和哮喘型慢性支气管炎，与 β 受体激动药合用可提高疗效。在哮喘持续状态，常选用本品与肾上腺皮质激素配伍进行治疗。

（2）治疗急性心功能不全和心源性哮喘。

（3）胆绞痛。

【用法用量】

（1）口服：成人，常用量，每次 0.1～0.2g，3 次/日，极量 0.5g/次，1g/d；小儿，每次 3～5mg/kg，3 次/日。

（2）肌内注射或静脉注射：成人，常用量，每次 0.25～0.5g，2 次/日；极量 0.5g；小儿，每次 2～3mg/kg；以 50% 葡萄糖注射液 20～40ml 稀释后缓慢静脉注射（不得少于 10 分钟）；或以 5% 葡萄糖注射液 500ml 稀释后静脉滴注。

（3）直肠给药：栓剂或保留灌肠，0.3～0.5g/次，1～2 次/日。

【不良反应】

（1）消化系统：恶心、呕吐。

（2）局部刺激症状：肌注局部红肿、疼痛。

（3）心血管系统：头晕、心悸、心律失常、血压剧降。

（4）神经系统：激动不安、失眠，甚至谵妄、惊厥。

二羟丙茶碱

【别　　名】 喘定、丙羟茶碱、甘油茶碱。

【主要用途】 支气管哮喘和哮喘性慢性支气管炎，与 β 受体激动药合用可提高疗效。在哮喘持续状态，常选用本品与肾上腺皮质激素配伍进行治疗。尤适用于伴有心动过速的哮喘患者。

【用法用量】

（1）口服：0.2g/次，3 次/日。

（2）肌内注射：0.25～0.5g/次，1.5g/d。

（3）静脉注射：0.25～0.5g/次。

（4）静脉滴注：1～2g/d。

【不良反应】

（1）消化系统：口干、恶心。

（2）心血管系统：心悸。

（3）其他：中枢兴奋症状、多尿等。

（三）M 胆碱受体阻断药

异丙托溴铵

异丙托溴铵又名异丙阿托品，为阿托品的异丙基衍生物，对呼吸道平滑肌具有较高的选择性。雾化吸入时用 0.025%，每次吸入 40~80mg，不易从气道吸收，口服也不易从消化道吸收，只在局部发挥舒张平滑肌作用，故没有阿托品样的全身性不良反应，也不影响痰液分泌，主要用于防治支气管哮喘和喘息型慢性支气管炎。

二、抗炎性平喘药

倍氯米松

【别　　名】　倍氯米松双丙酸酯、倍氯松、丙酸倍氯松。

【主要用途】　本品气雾剂、粉雾剂或鼻喷雾剂适用于过敏性鼻炎、支气管哮喘等过敏性疾病。

【用法用量】

（1）气雾吸入：一般每次 50~250μg，每日 3~4 次，每日最大量一般不超过 1mg。重症用全身性皮质激素控制后再用本品治疗，每日最大量不超过 1mg。

（2）粉雾吸入：每次 200μg，每日 3~4 次。

（3）鼻腔喷雾：每次一侧 100μg，每日 2 次；也可每次一侧 50μg，每日 3~4 次。每日最大量一般不超过 400μg。

【不良反应】

（1）少数患者使用气雾剂可有刺激感，口腔、咽喉部念珠菌感染，还可因变态反应引起皮疹。此外，偶见口干及声音嘶哑。

（2）少数患者使用鼻喷雾剂有鼻咽部干燥或烧灼感、喷嚏或轻微出血，极个别患者可见鼻中隔穿孔、眼压升高或青光眼。

（3）使用软膏易引起局部红斑、灼热、丘疹、痂皮等。长期用药可出现皮肤萎缩、毛细血管扩张、多毛、毛囊炎等。

布地奈德

【别　　名】　普米克、英福美、丁地去炎松、布地缩松。

【主要用途】 用于糖皮质激素依赖性或非依赖性的支气管哮喘和哮喘性慢性支气管炎患者。

【用法用量】 气雾剂：10mg。1 次 1~2 喷（一喷相当于 $200\mu g$），每日 2~4 次，气雾吸入。

【不良反应】

（1）呼吸系统：轻度喉部刺激、咳嗽、声嘶、口咽部念珠菌感染、支气管痉挛。

（2）变态反应：皮疹、接触性皮炎、荨麻疹、血管神经性水肿。

（3）神经系统：紧张、不安、抑郁和行为障碍等。

三、抗过敏平喘药

色甘酸钠

【别　　名】 咽泰、咳乐钠、宁敏。

【主要用途】 预防支气管哮喘和过敏性鼻炎、春季角膜炎、结膜炎。

【用法用量】

（1）支气管哮喘：干粉吸入，一次 20mg，4 次／日，症状缓解后 40 ~ 60mg／d，维持量 20mg／d。

（2）过敏性鼻炎：每次每个鼻孔 5~10mg，3~4 次／日。

【不良反应】 不良反应少见。粉雾吸入时，少数患者有咽喉干痒、呛咳、口干、胸部紧迫感，甚至诱发哮喘，同时吸入少量异丙肾上腺素可预防。孕妇慎用。

四、平喘药的用药护理程序

（一）用药前评估

用药前评估	明确用药目的，平喘药主要用于防治哮喘的发作和复发，以缓解和控制气道阻塞的症状。熟悉常用平喘药的适应证和禁忌证，了解各种剂型和用法
	告知患者引起哮喘发作的相关因素
	告知患者哮喘的防治知识，认识规范治疗的重要性
	告知患者气雾吸入的方法及注意事项

（二）用药期间护理

用药期间护理

沙丁胺醇在使用过程中应监测患者的心率、血压，长期使用可产生耐受性

氨茶碱在使用过程中要注意剂量和给药速度，静脉注射过快或浓度过高可引起心脏毒性反应，出现心悸、心律失常、血压骤降，甚至心脏骤停

倍氯米松长期局部用药可引起声音嘶哑、咽部白色念珠菌感染。每次用药后及时漱口可减少发生率

平喘药应用期间，必须定期监测患者的 CO_2 结合力、血象、血压、心功能等方面的变化

（三）用药后护理

用药后护理

密切观察用药后的疗效和不良反应

注意观察患者病情变化

第七章
消化系统药物

第一节　助消化药

助消化药多为消化液中成分或促进消化液分泌的药物，能促进食物的消化，用于消化道分泌功能减弱，消化不良。有些药物能阻止肠道的过度发酵，也用于消化不良的治疗。

胃蛋白酶

【别　　名】　胃液素、蛋白酵素。

【主要用途】　用于胃蛋白酶缺乏症及消化功能减退。

【用法用量】

（1）胃蛋白酶片，每次 0.2~0.4g，3 次/日。

（2）含糖胃蛋白酶片，每次 2~4g，3 次/日。餐前服用，同时服稀盐酸，每次 0.5~2ml。

（3）胃蛋白酶合剂，每次 10~20ml，3 次/日，餐前或进餐时服。

（4）多酶片，每次 1~2 片，3 次/日；5 岁以上儿童，每次 1 片，3 次/日，餐前服用。避免与过热食物同服。

【不良反应】　不宜与抗酸药、抗菌药、硫糖铝同服，两药合用时至少间隔 2 小时；忌与碱性药物配伍。

胰　　酶

【别　　名】　胰酵素、胰液素、胰消化素。

【主要用途】　用于消化不良、食欲不振及胰液分泌不足等引起的消化不良。

【用法用量】　成人每次 0.3~1g，3 次/日；5 岁以上的儿童，每次 0.3g，3 次/日，餐前或进餐时服。

【不良反应】

（1）消化系统：颊部与肛周疼痛、消化道出血，偶见恶心、胃部不适、腹泻、便秘等。

（2）变态反应：喷嚏、流泪、鼻炎、支气管哮喘、皮疹等。

（3）囊性纤维化的患者服药期间，可见尿中尿酸增多，与剂量有相关性。

乳 糖 酶

【别　　名】　β-半乳糖苷酶、表飞鸣。

【主要用途】　常用于消化不良、腹胀及小儿消化不良性腹泻。

【用法用量】　在进食含乳糖的食物前服用，成人或 12 岁以上的少儿，每次 1~3 片，嚼服或吞服。

【不良反应】　可减少钙离子的吸收。

第二节　抗消化性溃疡药

消化性溃疡是指胃及十二指肠溃疡，发病与黏膜局部损伤和保护机制之间的平衡失调有关。损伤因素（胃酸、胃蛋白酶和幽门螺杆菌）增强或保护因素（黏液、H_2CO_3 的屏障和黏膜修复）减弱，均可引起消化性溃疡。目前常用的药物有抗酸药、胃酸分泌抑制药、胃黏膜保护药、抗幽门螺杆菌药等。

一、抗酸药

氢氧化铝

【别　　名】　水合氢氧化铝、胃舒平、Al（OH）$_3$。

【主要用途】　用于治疗胃及十二指肠溃疡、反流性食管炎、上消化道出血等；大剂量时可用于尿毒症患者，以减少磷酸盐的吸收，减轻酸血症。与钙剂和维生素 D 合用时可用于治疗新生儿低钙血症。

【用法用量】

（1）氢氧化铝凝胶：每次 5~8ml，每日 3 次，一般于餐前 1 小时服；上消化道出血时，每次 10~20ml，每 2~3 小时 1 次。

（2）氢氧化铝片：每次 0.6~0.9g，每日 3 次，一般于餐前 1 小时服。

【不良反应】

（1）消化系统：可引起便秘，与剂量有关。长期大剂量服用，可导致严重便秘，甚至形成粪块引起肠梗阻。

（2）神经/精神系统：氢氧化铝少量在胃内转变为可溶性氯化铝自胃肠道

吸收，肾功能不全者可导致血中铝离子浓度升高。肾衰竭者长期服用本品可引起铝中毒，出现精神症状，特别是对血液透析的患者，可产生透析性痴呆。表现为肌肉抽搐，神经质或烦躁不安，味觉异常、呼吸变慢以及极度疲乏无力。

（3）血液系统：尿毒症患者，血液中过量的铝可能引起小细胞低色素性贫血。减少本品用量或合用铁胺螯合剂可有效的纠正这一症状。

氧 化 镁

【别　名】 煅制镁、重质氧化镁、氧化镁。

【主要用途】 适用于伴有便秘的胃酸过多症、胃及十二指肠溃疡患者，对不伴便秘者，其轻泻作用可同服碳酸钙纠正。常用于配制复方制酸药，替代食物中镁含量的不足，可做食品添加剂。

【用法用量】

一般不单独使用。常与其他制酸药合用或制成复方制剂。

（1）抗酸：每次服 0.2~1g，每日 3 次；疗程不宜超过 2 周。

（2）缓下：每次可服 3g，每日 3 次。疗程不宜超过 1 周。

【不良反应】

（1）肾脏病患者长期大量服用本品可出现眩晕、头晕、心跳异常、精神状态改变以及倦怠无力等高镁血症症状。

（2）大量长期服用可导致血清钾浓度降低、出现呕吐及胃部不适。

（3）服用过量或出现变态反应时可有腹痛、皮疹、皮肤瘙痒等，以腹泻为最常见。

碳 酸 钙

【别　名】 沉降钙。

【主要用途】

（1）缓解胃酸过多而造成的反酸、胃烧灼感等症状，适用于十二指肠溃疡病及反流性食管炎的治疗。

（2）补充钙缺乏。可作为骨质疏松的辅助治疗，以及纠正各种原因引起的低钙血症。

（3）肾衰竭时纠正低钙高磷血症。

（4）作为磷酸盐结合剂，治疗继发性甲状旁腺功能亢进纤维性骨炎所导致的高磷血症酸滞留时。

【用法用量】

（1）补钙：每日 1.0~2.0g，分 2 次服用。应同时服用维生素 D_3。

（2）制酸：每次 0.5~1g，每日 3~4 次。餐后 1 小时服用及睡前服用可增加作用持续时间。

（3）高磷血症：每日 1.5g，最高可用至 13g，或与氢氧化铝合用。

【不良反应】 嗳气，便秘，碱中毒，大量长期服用本品可引起胃酸分泌反跳性增高，并可发生高钙血症。

二、抑制胃酸分泌药

西咪替丁

【别　　名】 甲氰咪胍、泰胃美。

【主要用途】

（1）各种酸相关性疾病，如十二指肠溃疡、胃溃疡、卓-艾综合征、上消化道出血、反流性食管炎、高酸性胃炎等。

（2）可用于治疗带状疱疹和包括生殖器在内的其他疱疹性感染。

（3）用于各种原因引起免疫功能低下的治疗和肿瘤的辅助治疗。

【用法用量】 片剂：0.2g。0.2~0.4g/次，4 次/日，分别于每餐饭后和睡前服用，连用 6~8 周。胶囊剂：0.2g。用法和用量同片剂。

【不良反应】

（1）消化系统反应：较常见的有腹泻、腹胀、口苦、口干、血清转氨酶水平轻度升高等，偶见严重肝炎、肝坏死、肝脂肪变等。

（2）泌尿系统反应：近年来不少关于本品引起急性间质性肾炎、导致肾衰竭的报道。但此种毒性反应是可逆的，停药后肾功能一般均可恢复正常。

（3）造血系统反应：少数患者可发生可逆性中等程度的白细胞或粒细胞计数减少，也有出现血小板计数减少以及自身免疫性溶血性贫血的，其发生率为用药者的 0.02‰。尚有报道本品可引起再生障碍性贫血。用药期间应注意检查血象。

（4）中枢神经系统反应：头晕、头痛、疲乏、嗜睡等较常见。少数患者可出现不安、感觉迟钝、语言含糊不清、出汗、局部抽搐或癫痫样发作，以及幻觉、妄想等症状。

（5）心血管系统反应：可有心动过缓或过速、面部潮红等。静脉注射时偶见血压骤降、房性期前收缩、心跳呼吸骤停。

（6）对内分泌和皮肤的影响：由于具有抗雄激素作用，用药剂量较大（每日剂量>1.6g）时可引起男性乳房发育、女性溢乳、性欲减退、阳痿、精子数减少等，停药后即可消失。

（7）其他：可抑制皮脂分泌，诱发剥脱性皮炎、皮肤干燥、皮脂缺乏性皮炎、脱发、口腔溃疡等。皮疹、巨型荨麻疹、药物热等也有发生。

雷尼替丁

【别　　名】　甲硝呋胍、呋喃硝胺、呋硫硝胺、善胃得、瑞宁。

【主要用途】

（1）用于治疗十二指肠溃疡、胃溃疡、反流性食管炎、卓-艾综合征及其他高胃酸分泌疾病。

（2）预防应激性溃疡引起的消化道出血。

（3）非类固醇消炎药引起的急性胃黏膜损伤。

（4）用于全身麻醉或大手术后及衰弱昏迷患者，防止胃酸反流合并吸入性肺炎。

【用法用量】　片剂：150mg。150mg/次，2次/日，早、晚饭后服，连用4~8周。

【不良反应】　头痛、皮疹、腹泻等。孕妇慎用，8岁以下儿童禁用。

法莫替丁

【别　　名】　高舒达、信法丁、保胃键、保维坚、立复丁、甲磺噻脒。

【主要用途】　适用于消化性溃疡（胃、十二指肠溃疡）、急性胃黏膜病变、反流性食管炎以及胃泌素瘤。

【用法用量】

（1）片剂：20mg。20mg/次，2次/日，早、晚饭后服。

（2）注射剂：20mg/2ml。20mg/次加入0.9%氯化钠注射液或5%葡萄糖注射液20ml，缓慢静注或静滴，2次/日。

【不良反应】　本品不良反应较少。少数患者可有口干、头晕、失眠、便秘、腹泻、皮疹、面部潮红、白细胞减少；偶有轻度一过性转氨酶水平增高等。罕见腹部胀满感及食欲减退、心率增快、血压升高、耳鸣、月经不调等。

尼扎替丁

【别　　名】　爱希。

【主要用途】　治疗活动性十二指肠溃疡和良性胃溃疡，预防十二指肠溃疡的复发。

【用法用量】

（1）活动性十二指肠溃疡：口服，每日 1 次，每次 300mg，睡前服用，或每日 2 次，每次 150mg。

（2）良性胃溃疡：口服，每日 1 次，300mg 睡前服用。

（3）预防十二指肠溃疡：口服，每日 1 次，每次 150mg，睡前服用。

【不良反应】 不良反应发生率约 2%。可行头痛、腹痛、肌痛、无力、背痛、感染性发热。消化系统有腹泻、恶心、呕吐、消化不良、便秘、口干、食欲不振和胃肠不适等。神经系统有头晕、失眠，或嗜睡、神经质和焦虑。偶见鼻炎、咽炎、鼻窦炎、咳嗽、皮疹，肝酶水平增高，胆汁淤积性黄疸或肝细胞性与胆汁淤积性混合黄疸，贫血、血小板减少症、变态反应。

罗沙替丁

【别　　名】 罗沙替丁乙酸酯、乙酰罗沙替丁、哌芳替丁、哌芳酯丁、匹法替丁、乐卫顺。

【主要用途】

（1）胃、十二指肠溃疡。

（2）吻合口溃疡。

（3）卓-艾综合征。

（4）反流性食管炎。

（5）麻醉前给药防止吸入性肺炎。

【用法用量】

（1）胃、十二指肠溃疡、吻合口溃疡、卓-艾综合征及反流性食管炎：每次 75mg，2 次/日，早餐后及晚睡前服。

（2）麻醉前给药：于手术前 1 天晚睡前及手术诱导麻醉前 2 小时各服 75mg。

【不良反应】

（1）消化系统：口唇干燥、吞咽困难、恶心、腹部不适、便秘、腹泻。

（2）血液系统：嗜酸性粒细胞增多、白细胞减少、红细胞减少。

（3）神经系统：失眠、头痛、嗜睡、紧张、倦怠、感觉障碍及血压上升。

（4）皮肤：皮疹、瘙痒。

哌仑西平

【别　　名】 胃疾平、哌吡草酮、胃疡草酮、吡疡平、哌吡氮平、必舒胃。

【主要用途】 用于治疗胃溃疡或十二指肠溃疡。

【用法用量】　片剂：25mg、50mg。50～75mg/次，2 次/日，于早、晚饭前 1.5 小时服。注射剂：10mg。10mg/次，2 次/日，肌内注射或静注。

【不良反应】　有轻度口干、眼睛干燥及视力调节障碍等轻微副作用，停药后症状即消失。如见发疹，应予停药。

丙 谷 胺

【别　　名】　二丙谷酰胺。

【主要用途】　适用于治疗消化性溃疡，也可用于慢性胃炎、应激性溃疡病等。

【用法用量】　片剂：0.2g。0.4g/次，3 次/日，饭前服。

【不良反应】　无明显副作用，对肝、肾、造血系统等功能无影响。偶有口干、失眠、腹胀、下肢酸胀等不良反应。

奥美拉唑

【别　　名】　洛赛克、奥克、奥西康、亚砜咪唑。

【主要用途】　用于治疗十二指肠溃疡、胃溃疡、反流性食管炎、卓-艾综合征。

【用法用量】

（1）消化性溃疡及反流性食管炎：每次 20mg，每日 1 次，2～4 周为一个疗程。

（2）卓-艾综合征：首剂量 60mg，每日 1 次，然后根据情况适当调整，剂量大于 80mg 时，应分 2 次给药。

（3）对于不能口服用药的重疗患者，可均静脉注射或滴注，每次 40mg，每日 2 次，连用 3 天。

【不良反应】　较少见，偶见疲倦、稀便、便秘和口干等。头痛的发生率略高。长期应用可致血清胃泌素水平提高 3～4 倍，肠嗜铬样细胞（ECL）也增多。

三、胃黏膜保护药

硫 糖 铝

【别　　名】　舒可捷、维宁、胃溃宁、蔗糖硫酸酯铝。

【主要用途】　用于治疗胃炎、胃及十二指肠溃疡。

【用法用量】　片剂：0.25g。1.0g/次，3 次/日，于饭前 1 小时嚼碎服。

【不良反应】 可见口干、便秘；偶见眩晕、昏睡、腹泻、恶心、胃痛、消化不良、皮疹、瘙痒等。长期及大剂量使用本药可引起低磷血症，可能出现骨软化。

枸橼酸铋钾

【别　　名】 碱式柠檬酸铋钾、次枸橼酸铋、德诺、迪乐、卫特灵、仙乐、先瑞。

【主要用途】

（1）消化性溃疡。

（2）慢性胃炎。

（3）缓解胃酸过多引起的胃烧灼感和反酸、胃痛。

（4）与抗生素联用，根除幽门螺杆菌。

（5）与抗酸分泌药（质子泵抑制药或 H_2 受体拮抗药）合用组成四联方案，作为根除幽门螺杆菌失败的补救治疗。

【用法用量】 枸橼酸铋钾颗粒剂：每袋 1.0g，含铋 110mg；每袋 1.2g，含铋 110mg。片剂：0.3g，含铋 110mg。胶囊剂：0.3g，含铋 110mg。

（1）胃黏膜保护：每次颗粒剂 1 包或胶囊剂 1 粒，4 次/日，于早、中、晚餐前 30 分钟各 1 次、晚餐后 2 小时口服，或早、晚各服颗粒剂 2 包或胶囊剂 2 粒，2 次/日，连服 28 天为 1 个疗程。

（2）杀灭幽门螺杆菌：与抗生素合用，早晚各服颗粒剂 2 包或胶囊剂 2 粒，2 次/日，疗程 7~14 天。

【不良反应】

（1）消化系统：口中有氨味，舌苔及粪便呈灰黑色，易与黑粪症混淆。偶见恶心、呕吐、食欲缺乏、腹泻、便秘等。

（2）神经系统：轻微头晕、头痛、失眠等，当血药浓度>100mg/ml 时，可能导致铋性脑病。

（3）泌尿系统：长期大量服用可导致肾毒性，甚至发生肾衰竭。

（4）骨骼、肌肉：与铋性脑病相关的骨关节病，以单侧或双肩疼痛为先兆症状。

（5）皮肤：皮疹。

米索前列醇

【别　　名】 喜克溃、喜克馈、米索、米索普鲁斯托尔、米索普特。

【主要用途】 用于胃及十二指肠溃疡，特别适用于阿司匹林等非甾体类抗炎药引起的消化性溃疡与出血。

【用法用量】

（1）胃溃疡和十二指肠溃疡：每次 200μg，每天 4 次，于餐前和睡前口服。疗程 4~8 周，如溃疡复发可继续延长疗程。

（2）预防抗炎所致的消化性溃疡：每次 200μg，每天 2~4 次，剂量应根据个体差异、临床情况不同而定。

（3）抗早孕：停药≤49 天的健康早孕妇女，要求药物流产时，服用米非司酮 150mg，分次服用（每次 25mg，每天 2 次，连服 3 天），或每次口服 200mg，服药前后应禁食 2 小时。服用米非司酮 36~48 小时后，再空腹顿服米索前列醇 400~600μg。

【不良反应】 以胃肠道反应最为常见，并与剂量有关。主要为稀便或腹泻，大多数不影响治疗，偶有较严重且持续时间长的情况，需停药。其他可有轻度恶心、呕吐、腹部不适、腹痛、消化不良、头痛、眩晕、乏力等。极个别妇女可出现皮疹、面部潮红、手掌瘙痒、寒战、一过性发热甚至过敏性休克。

四、抗幽门螺杆菌药

寄生于胃黏膜上的幽门螺杆菌与溃疡的发病和复发有密切关系。除前已述的铋剂、质子泵抑制药、硫糖铝等抗消化性溃疡药有抗幽门螺杆菌作用外，抗菌药也发挥重要作用，如阿莫西林、克拉霉素、庆大霉素、甲硝唑、四环素、呋喃唑酮等。临床上常选不同类别 2~3 药联合用药，疗效肯定。

五、抗消化性溃疡药的用药护理程序

（一）用药前评估

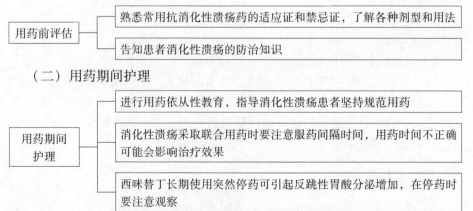

用药前评估 —— 熟悉常用抗消化性溃疡药的适应证和禁忌证，了解各种剂型和用法

—— 告知患者消化性溃疡的防治知识

（二）用药期间护理

用药期间护理 —— 进行用药依从性教育，指导消化性溃疡患者坚持规范用药

—— 消化性溃疡采取联合用药时要注意服药间隔时间，用药时间不正确可能会影响治疗效果

—— 西咪替丁长期使用突然停药可引起反跳性胃酸分泌增加，在停药时要注意观察

（三）用药后护理

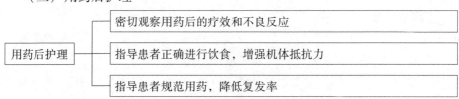

第三节 催吐药与止吐药

一、催吐药

催吐药为引起呕吐的药物。按其作用部位可分为两类：①通过兴奋延髓催吐化学感受区催吐（如阿扑吗啡）；②通过刺激消化道反射性地兴奋呕吐中枢而催吐（如硫酸铜）。主要用于中毒急救时催吐。但对于有挥发性或腐蚀性的口服毒物则不宜使用催吐药，以免损伤消化道。目前常采用洗胃方法代替催吐药。

阿扑吗啡

【别　　名】 盐酸去水吗啡、优立玛、丽科吉、意森。

【主要用途】

（1）意外中毒不能洗胃的患者。

（2）石油蒸馏液吸入患者。

（3）可用于诊断和治疗帕金森病患者长期应用多巴胺治疗而出现的严重的症状波动。

【用法用量】 皮下注射，每次 2～5mg；小儿每次 0.07～0.1mg/kg。极量：一次 5mg。

【不良反应】

（1）中枢抑制：呼吸短促不规则、呼吸困难或心动过缓、昏迷甚至死亡。

（2）神经系统：疲倦无力、颤抖、昏睡、晕厥、直立性低血压、欣快感、烦躁不安、震颤、头痛、幻视、急性精神病、严重的意识模糊及运动障碍等。

（3）消化系统：恶心、呕吐、口腔炎和味觉异常。

二、止吐药

止吐药是指通过抑制呕吐反射的不同环节而制止呕吐的药物。

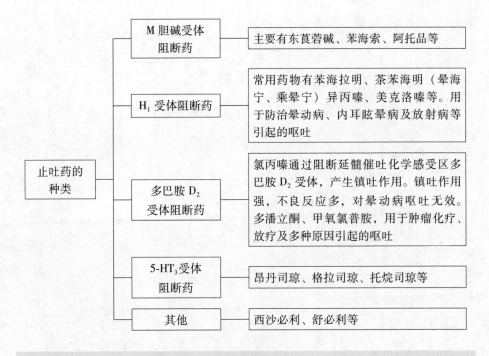

甲氧氯普胺

【别　　名】　胃复安、灭吐灵。

【主要用途】

（1）慢性胃炎、胃下垂伴有胃动力低下和功能性消化不良。

（2）胆胰疾病等引起的腹胀、腹痛、嗳气、胃灼热及食欲缺乏等胃排空功能障碍。

（3）各种原因引起的恶心呕吐。

（4）硬皮病等引起的消化不良。

（5）反流性食管炎。

（6）胆汁反流性胃炎。

【用法用量】

（1）片剂：5mg。1 次 5~10mg，每日 2~3 次，饭前半小时服。

（2）注射剂：10mg/ml。1 次 10~20mg，肌内注射。

【不良反应】

（1）消化系统：恶心、便秘、腹泻。

（2）神经系统：昏睡、烦躁不安、倦怠无力、眩晕、头痛、容易激动。

（3）锥体外系反应：表现为帕金森病，出现肌震颤、头向后倾、斜颈、阵发性双眼向上注视、发声困难、共济失调等。

（4）生殖系统：乳腺肿痛、乳汁增多。

多潘立酮

【别　　名】　氯哌酮、吗丁啉、哌双咪酮、胃得灵、益动、邦能、恒邦等。

【主要用途】

（1）胃排空延迟（轻瘫）。

（2）中度以上功能性消化不良（FD）。

（3）胃食管反流。

（4）慢性胃炎。

（5）消化性溃疡的辅助治疗。

（6）各种原因引起的恶心、呕吐。

（7）促进产后泌乳。

【用法用量】

（1）片剂：10mg。1次10mg，每日3次，饭前半小时服。

（2）栓剂：60mg。1次60mg，每日2~3次，直肠给药。

（3）注射剂：10mg/2ml。1次10mg，肌内注射。

【不良反应】

（1）消化系统：口干、便秘、腹泻、腹部痉挛性疼痛等。

（2）中枢神经系统：头痛、头晕、嗜睡、倦怠、神经过敏等。

（3）代谢-内分泌系统：非哺乳期泌乳、乳房胀痛、月经失调。

（4）皮肤：一过性皮疹或瘙痒。

昂丹司琼

【别　　名】　恩丹西酮、枢复宁、枢丹、安美舒。

【主要用途】

（1）用于预防和治疗由化疗和放疗引起的恶心、呕吐。

（2）用于预防和治疗手术后引起的恶心、呕吐。

【用法用量】

（1）片剂：4mg、8mg。1次8mg，每日1~3次。

（2）注射剂：4mg/ml。1次0.15mg/kg，化疗前30分钟静脉注射，之后每4小时1次，共2次，再改口服。

【不良反应】

（1）常见不良反应有头痛、头部和上腹部发热感、腹泻、便秘、口干、皮疹、嗜睡、短暂性无症状转氨酶水平增高。

（2）罕见不良反应有支气管痉挛、心动过速、低钾血症、胸痛、心电图改变、癫痫大发作，运动失调、心律不齐、低血压及心动过缓等。

格拉司琼

【别　　名】　盐酸格雷西隆、格兰西龙、康泉、枢星、凯特瑞。

【主要用途】

（1）用于预防和治疗由化疗和放疗引起的恶心呕吐。

（2）可用于预防和治疗手术后引起的恶心呕吐。

【用法用量】

（1）口服给药：化疗引起的恶心呕吐。化疗时每次口服本品 1mg，每日 2 次，首剂应于化疗前 1 小时内服用，12 小时后服用第 2 次。

（2）静脉注射：成人常用量为 3mg，用 20~50ml 葡萄糖或氯化钠注射液稀释后，在化疗、放疗或手术结束前注入，给药时间应超过 5 分钟。大多数患者只需给药 1 次，必要时可增加给药 1~2 次。24 小时内最大剂量不应超过 9mg，每一疗程可连续使用 5 日。

（3）静脉滴注：将本品 3mg 加入 5% 葡萄糖注射液 100ml 稀释后，于化疗或放疗前每日 1 次静脉滴注，滴注时间为 30 分钟。

【不良反应】　主要不良反应为头痛、便秘，头痛通常为轻度或中等强度且可自行消退，一般的镇痛药即可有效治疗；少数患者可发生强烈而持久的头痛。其他少见的不良反应有嗜睡、腹泻、发热、丙氨酸氨基转移酶（ALT）和门冬氨酸氨基转移酶（AST）水平暂时性升高、血压变化等。上述反应轻微，无须特殊处理。

三、催吐药与止吐药的用药护理程序

（一）用药前评估

（二）用药期间护理

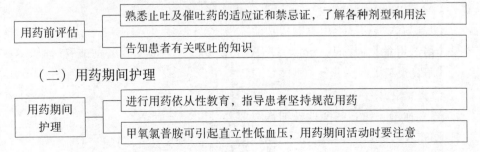

（三）用药后护理

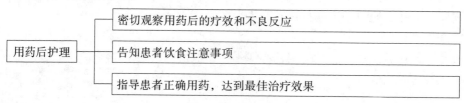

第四节　胃肠运动功能调节药

　　胃肠运动功能调节药是指具有调节胃肠道平滑肌动力的药，可分为促进胃肠道运动和减弱胃肠道运动的药，后者又可称为胃肠解痉药。由于功能性胃肠病在消化道疾病谱中呈明显增多的流行趋势，胃肠动力障碍是这类疾病重要的发病机制之一，因而胃肠动力药成为主要的治疗措施。此类药品种多，新药研制快，临床应用广泛，药物的正确选择十分重要。

一、促胃肠动力药

　　主要增强上部胃肠动力的药有甲氧氯普胺、多潘立酮；全胃肠道动力药主要有西沙必利、莫沙必利及伊托必利等。主要用于治疗胃肠运动功能低下引起的消化道症状。

莫沙必利

【别　　名】　枸橼酸莫沙必利、盐酸莫沙必利、新络纳、贝络纳、加斯清、瑞琪。

【主要用途】
（1）功能性消化不良。
（2）胃食管反流病。
（3）糖尿病胃轻瘫。
（4）胃大部切除术患者的胃功能障碍。

【用法用量】　片剂：5mg。口服：每次5mg，3次/日，餐前或餐后服。

【不良反应】
（1）消化系统：腹泻、腹痛、口干。
（2）血液系统：嗜酸性粒细胞增多。
（3）神经系统：倦怠、头晕等。

（4）皮肤：皮疹。

（5）生化反应：三酰甘油升高及门冬氨酸氨基转移菌、丙氨酸氨基转移酶、碱性磷酸酶、γ-谷氨酰转肽酶升高。

西沙必利

【别　　名】　普瑞博思。

【主要用途】　主要用于胃肠运动障碍性疾病，如反流性食管炎、胃轻瘫、胃肠反流性疾病、慢性自发性便秘等。

【用法用量】　片剂：5mg，10mg。5～10mg/次，3～4次/日。

【不良反应】　腹痛、腹泻、头痛、头晕、嗜睡等。剂量过大可引起心电图示 QT 间期延长、晕厥和严重的心律失常，胃肠出血或穿孔，机械性肠梗阻，妊娠期妇女禁用。哺乳期妇女、儿童及肝肾功能不全者慎用。

二、胃肠解痉药

胃肠解痉药主要为 M 胆碱受体阻断药，能解除胃肠平滑肌痉挛或蠕动亢进，缓解平滑肌痉挛性疼痛，常用药物有颠茄生物碱类，如阿托品、山莨菪碱等；还包括合成解痉药，如溴丙胺太林（普鲁本辛）、丁溴东莨菪碱（解痉灵）等。此类药阻断胃肠 M 胆碱受体的选择性较高，故在临床上较常用。

三、胃肠运动功能调节药的用药护理程序

（一）用药前评估

熟悉胃肠运动功能调节药的适应证和禁忌证，了解各种剂型和用法。

（二）用药期间护理

用药期间护理	进行用药依从性教育，指导患者坚持规范用药
	除莫沙必利外，促胃肠动力药如多潘立酮、甲氧氯普胺、伊托必利可刺激垂体泌乳素的过度分泌，从而引起女性泌乳、卵巢功能紊乱、排卵减少、乳房肿胀、生殖器萎缩、阴毛减少、多食、肥胖，甚至闭经；男性可致乳房发育、性欲减退、阴茎勃起功能障碍，停药后即可恢复正常。维生素 B_6 可抑制泌乳素分泌，减轻本品泌乳反应
	用药期间密切关注锥体外系反应，无论成人还是儿童，一日剂量不宜超过 0.5mg/kg，否则易引起锥体外系反应

（三）用药后护理

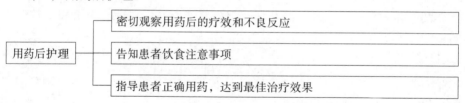

第五节 泻 药

泻药是能增加肠内水分，促进蠕动，软化粪便或润滑肠道促进排便的药物。临床主要用于功能性便秘。分为容积性、接触性和润滑性泻药3类。

一、容积性泻药

硫酸镁和硫酸钠

也称盐类泻药。在肠道难以吸收，大量口服形成高渗压而阻止肠内水分的吸收，扩张肠道，刺激肠壁，促进肠道蠕动。一般空腹应用，并大量饮水，1~3小时即发生下泻作用，排出液性粪便。导泻作用剧烈，故临床主要用于排除肠内毒物及服用驱肠虫药后排除虫体。对中枢抑制药中毒者，因 Mg^{2+} 可少量吸收而加重中枢抑制，应改用硫酸钠。

口服高浓度硫酸镁或用导管直接注入十二指肠，因反射性引起胆总管括约肌松弛，胆囊收缩，发生利胆作用，可用于阻塞性黄疸、慢性胆囊炎。

硫酸镁、硫酸钠下泻作用较剧，可引起反射性盆腔充血和失水。月经期、妊娠妇女及老人慎用。

乳 果 糖

【别　　名】半乳糖苷果糖。

【主要用途】

（1）高血氨症。

（2）肝性脑病。

（3）作为促生素。

（4）内毒素血症。

（5）慢性功能性便秘。

【用法用量】

（1）肝性脑病：口服，起初 1~2 天，2~3 次/日，每次 10~20g，后改为每次 3~5g，每天排出 2~3 次软便为宜。灌肠，200g 加于一定量的水或氯化钠注射液中，保留或流动灌肠 30~60 分钟，每 4~6 小时一次。儿童和婴儿的初始量为 1.7~6.7g，分次给予；年龄较大的儿童和青少年 27~60g/d，后调整剂量到每天排出 2~3 次软便。

（2）便秘：成人每次 5~10g，1~2 次/日；儿童 6~12 岁者每次 5g，1~5 岁 3g，婴儿 1.5g，1~2 次/日。

【不良反应】 腹部不适、胀气、腹痛、恶心、呕吐、电解质失衡。

蒽 醌 类

大黄、番泻叶和芦荟等植物，含有蒽醌苷类，口服后被大肠内细菌分解为蒽醌，能增加结肠推进性蠕动。用药后 6~8 小时排便，常用于急、慢性便秘。

二、接触性泻药

酚 酞

【别　　名】 非诺夫他林。

【主要用途】 习惯性顽固性便秘、肠道清洁。

【用法用量】

（1）成人常用量：每次 50~200mg，睡前顿服。

（2）儿童常用量：1~5 岁，15~20mg/d；6 岁以上，30~60mg/d，睡前顿服。

【不良反应】

（1）消化系统：腹胀、腹痛（肠绞痛）。

（2）过敏反应：皮疹、瘙痒、灼痛，偶有皮肤出血倾向，可持续数月或数年，并致色素沉着。

（3）电解质紊乱：可诱发心律失常、神志不清、肌痉挛以及倦怠无力等。

比沙可啶

【别　　名】 便塞停、变爽、解泰、便秘等。

【主要用途】 便秘、腹部 X 线检查。内镜检查及手术清洁肠道。

【用法用量】

（1）口服：成人每次 5～10mg，1 次/日，晚睡前服。

（2）直肠给药：每次 10mg，1 次/日，晚睡前给药。

【不良反应】 腹部绞痛、直肠炎、过度腹泻、尿色异常、低血钾。

三、润滑性泻药

液状石蜡

【别　　名】 石蜡油。

【主要用途】 便秘、粪块嵌塞、肠梗阻、器械润滑。

【用法用量】 口服，成人每次 15～45ml，2 次/日；6 岁以上儿童，10～15ml，晚睡前顿服。

【不良反应】

（1）消化系统：恶心、呕吐、腹痛、直肠出血或肠管功能突然变化。

（2）呼吸系统：老年人可见脂质性肺炎。

甘　　油

【别　　名】 丙三醇。

【主要用途】

（1）便秘。

（2）降低颅内压与眼压。

（3）外用防止皮肤干燥皲裂。

【用法用量】 栓剂：1.8g。小儿用甘油栓，1.33g。1 次 1 粒，塞入肛门内。

【不良反应】

（1）消化系统：咽部不适、恶心、呕吐、腹泻。

（2）血液系统：高浓度（30%以上）静脉滴注可引起溶血致血红蛋白尿。

（3）神经系统：头痛、血压下降。

四、泻药的用药护理程序

（一）用药前评估

用药前评估 —— 熟悉泻药的适应证和禁忌证，了解各种剂型和用法

　　　　　　　 告知患者便秘的危害及防治知识

（二）用药期间护理

进行用药依从性教育，指导患者坚持规范用药

过量使用泻药可造成脱水，用药中要注意补充水分

硫酸镁静脉使用过量或给药速度过快可引起中毒，要注意观察患者的血压、呼吸等的变化

硫酸镁用于导泻时，应空腹用药并大量饮水

硫酸镁肌内注射可致剧痛，需深部注射

硫酸镁缓慢静脉注射时密切观察患者呼吸、血压和膝腱反射。若膝腱反射迟钝或消失，呼吸<16 次/分，应立即停药，缓慢静脉注射钙剂（10%葡萄糖酸钙或氯化钙）急救，必要时进行人工呼吸

对于便秘患者应先从调节饮食着手，多食含纤维素的食物，并且养成定时排便的习惯，不可依赖泻药

服用驱虫药后宜用硫酸镁导泻，中枢抑制药中毒宜选用硫酸钠导泻，脂溶性毒物如苯或磷等中毒禁用蓖麻油类泻药，而胃肠 X 线检查或外科手术前宜用硫酸镁或蓖麻油，可使肠道彻底排空

疝气、心血管疾病患者、手术后、年老体弱者为避免用力排便以及痔疮和其他肛肠疾病等，为维持软便可用润滑性泻药

泻药禁用于心绞痛、急性腹泻、恶心、呕吐、原因不明的腹痛或肠内有器质性病变者。刺激性泻药禁用于月经期及妊娠期妇女

用药期间护理

（三）用药后护理

用药后护理

密切观察用药后的疗效和不良反应

指导患者养成良好的饮食习惯，减少便秘的发生，以配合药物治疗

第六节 止 泻 药

腹泻是多种疾病的症状，治疗时应采取对因疗法。例如肠道细菌感染引

起的腹泻，应当首先用抗菌药物。但剧烈而持久的腹泻，可引起脱水和电解质紊乱，可在对因治疗的同时，适当给予止泻药。

一、抑制胃肠蠕动药

地芬诺酯

【别　　名】　苯乙哌啶、止泻宁。
【主要用途】　功能性腹泻。
【用法用量】　复方地芬诺酯片，每片含盐酸地芬诺酯 2.5mg，硫酸阿托品 0.025mg。1~2 片/次，3 次/日。
【不良反应】　偶有口干、恶心、腹痛、眩晕、皮疹等。

洛哌丁胺

【别　　名】　苯丁哌胺、易蒙停。
【主要用途】　急、慢性功能性腹泻。
【用法用量】　胶囊剂：2mg。2mg/次，首次 4mg，4~6 小时/次。
【不良反应】　偶见口干、恶心、腹痛、眩晕、皮疹。

二、收敛吸附药

鞣酸蛋白

【别　　名】　单那尔宾。
【主要用途】　急性胃肠炎、非细菌性痢疾。
【用法用量】　每次 1~2g，3 次/日，空腹服用。
【不良反应】　消化系统：恶心、呕吐，对肝脏有损害。

碱式碳酸铋

【别　　名】　次碳酸铋。
【主要用途】
（1）有腹胀和腹泻等消化不良症状的患者。
（2）慢性胃炎。
（3）溃疡病。
（4）与抗生素合用治疗与幽门螺杆菌感染有关的消化性溃疡。

（5）糊剂外用于轻度烧伤、溃疡及湿疹等。

【用法用量】

（1）成人常用量：口服，每次，0.3~0.6g，3 次/日，饭前服。

（2）儿童常用量：口服，3~5 岁，每次 0.2~0.6g，3 次/日；5 岁以上，每次 0.6~1g，3 次/日，饭前服。

（3）外用：涂患处。

【不良反应】

（1）消化系统：舌苔和粪便呈黑色，应用可引起便秘。

（2）与胃酸作用产生的二氧化碳可导致嗳气、继发性酸分泌增加。

药　用　碳

【别　　名】 活性炭、白陶土。

【主要用途】

（1）食物、生物碱等中毒。

（2）腹泻、腹胀气。

（3）腹部 X 线平片摄片前和腹部 B 超检查前用药。

【用法用量】

（1）解毒：成人 30~100g，混悬于水中口服。

（2）肠道疾患：每次 1~3g，3 次/日，饭前口服。

【不良反应】 长期或大量服用可引起便秘。

三、止泻药的用药护理程序

止泻药的用药护理程序	由于胃肠液中钾离子浓度较高，腹泻常可致钾离子的过量丢失，低血钾可影响到心脏功能，故需特别注意补充钾盐
	长期或剧烈腹泻时，体内水、盐的代谢发生紊乱，常见的为脱水症和钠、钾代谢的紊乱，严重者可危及生命。因此，在针对病因治疗同时，还应及时补充水和电解质，以调整不平衡状态
	腹泻时由于大量排出水分，可使全身血容量下降，血液黏稠度增加和流动缓慢，使脑血液循环恶化，诱发脑动脉闭塞、脑血流不足、脑梗死，也应给予关注
	对伴有感染的腹泻应联合应用有效的抗菌药物

第七节 肝胆疾病用药

一、利胆药

（一）促胆汁分泌药

去氢胆酸

【别　　名】 脱氢胆酸。

【主要用途】

（1）胆囊及胆道功能失调。

（2）胆囊切除后综合征。

（3）慢性胆囊炎。

（4）胆石症胆汁淤积。

（4）急慢性胆道感染。

【用法用量】

（1）口服：成人每次 250~500mg，3 次/日，餐后服。

（2）静脉注射：去氢胆酸钠注射液 0.5g/d，以后可根据病情逐渐增加至 2g/d。

【不良反应】

（1）消化系统：口苦、嗳气、恶心等。

（2）呼吸系统：呼吸困难、哮喘。

（3）循环系统：心脏骤停、心律失常。

（4）全身症状：皮肤瘙痒、疲乏无力、肌痉挛、电解质失衡。

苯 丙 醇

【别　　名】 利胆醇等。

【主要用途】

（1）胆囊炎。

（2）胆道感染。

（3）胆石症。

（4）胆道手术后综合征。

（5）胆道运动功能障碍。

（6）高胆固醇血症和脂肪肝。

（7）慢性肝炎。

（8）消化不良综合征，尤其是与肝胆疾病有关者。

【用法用量】 成人常用量，口服，每次 0.1~0.2g，3 次/日，餐后服。如治疗超过 3 周，不宜超过 0.1~0.2g/d。

【不良反应】 偶有胃部不适。

（二）促胆囊排空药

硫　酸　镁

高浓度（33%）的硫酸镁溶液口服或灌入十二指肠，反射性地引起胆囊收缩，促进胆汁排出。临床用于治疗胆囊炎、胆石症、十二指肠引流检查。

（三）溶解胆石药

熊去氧胆酸

【别　　名】 熊脱氧胆酸、优思弗等。

【主要用途】

（1）不宜手术治疗的胆固醇型胆结石。

（2）预防药物性结石形成。

（3）胆囊炎、胆管炎、黄疸、胆汁性消化不良、胆汁反流性胃炎等疾病。

（4）慢性肝病伴肝内胆汁淤积及回肠切除后脂肪泻。

（5）高三酰甘油血症、慢性肝炎。

（6）原发性胆汁性肝硬化及原发性硬化性胆管炎。

【用法用量】

（1）口服，8~10mg/(kg·d)，分 2~3 次进餐时给予。

（2）胆汁反流性胃炎：250mg/d，晚睡前顿服。

【不良反应】

（1）消化系统：腹泻、便秘、胃痛、胰腺炎等。

（2）神经系统：头痛、头晕。

（3）运动系统：可出现关节痛、关节炎、背痛和肌肉痛等。

（4）其他：瘙痒、脱发、心动过缓或过速等。

二、治疗肝性脑病药

肝性脑病又称肝昏迷，是由于肝代谢障碍，血中氨及苯乙醇胺、β-羟酪胺等假神经递质水平过高，透过血脑屏障，引起中枢神经功能紊乱，表现为意识改变和昏迷为主的一系列精神神经症状。目前治疗肝性脑病的药物主要有降血氨药和抗假神经递质药。

乳 果 糖

乳果糖不吸收，在肠道被代谢成乳酸和乙酸，降低肠道 pH，促使氨分子变成难吸收铵离子，由肠道排出，同时促使血氨向肠腔扩散，降低血氨。用于防治肝性脑病。此外，本品也可使肠内渗透压升高，促进肠蠕动而导泻，治疗慢性便秘。大剂量可致恶心、腹泻、胃肠气胀等，服用本品应从小剂量开始，以调节到每日排便 2~3 次，粪便 pH 以 5~6 为宜。

谷 氨 酸

【主要用途】 肝性脑病、某些精神神经系统疾病治疗的辅助用药。

【用法用量】 谷氨酸片：0.3g；0.5g。口服，每次 2~3g，3 次/日。

【不良反应】

（1）消化系统：流涎、呕吐、恶心等。

（2）变态反应：面部潮红、头痛、胸闷、晕厥等。

（3）电解质紊乱：碱中毒与低钾血症。

（4）其他：小儿可出现震颤。

三、肝炎辅助用药

联苯双酯

【别　　名】 右旋糖酐 20、联苯酯、合三。

【主要用途】 慢性肝炎、长期单项丙氨酸氨基转移酶（ALT）异常者及化疗药物引起的 ALT 水平增高的患者。

【用法用量】

（1）片剂：每次 25~50mg，口服，3 次/日。

（2）滴丸：每次 1.5mg，3 次/日。

【不良反应】

（1）少数患者有恶心、口干、上腹部不适、皮疹。

（2）偶可引起胆固醇增高。

（3）病毒性肝炎患者可出现黄疸、肝功损害及症状加重。

门冬氨酸钾镁

【别　　名】 L-天门冬氨酸钾镁盐、久安天东、脉安定、门冬酸钾镁、潘南金、朴佳美、天冬氨酸钾镁、天冬钾镁。

【主要用途】

（1）低钾血症。

（2）急性黄疸型肝炎。

（3）病毒性肝炎。

（4）肝硬化。

（5）肝性脑病。

（6）低钾及洋地黄中毒引起的心律失常。

（7）心肌炎后遗症。

（8）充血性心力衰竭。

（9）心肌梗死的辅助治疗。

【用法用量】

（1）口服：成人常用量，每次4片（每片含门冬氨酸钾79mg，门冬氨酸镁70mg）或2片（每片含门冬氨酸钾158mg，门冬氨酸镁140mg），3次/日。儿童用量酌减。

（2）预防用药：每次2片，3次/日。

（3）静脉滴注：每次10~20ml，加入5%或10%葡萄糖注射液500ml中缓慢滴注，1次/日。门冬氨酸钾镁葡萄糖注射液可直接静脉滴注，每次250ml，1次/日。

【不良反应】

（1）消化系统：恶心、呕吐、腹泻。

（2）心血管系统：血管疼痛、面包潮红、血压下降，心率减慢。

四、肝胆疾病的用药护理程序

门冬氨酸钾镁可引起高血钾，尤其是给药速度过快时可引起高钾血症，故用药期间应监测血钾水平。

第八章
泌尿系统药物

第一节 利 尿 药

利尿药是一类选择性作用于肾脏，增加水和电解质得排出，从而使尿量增多的药物。临床主要用于治疗各种原因引起的水肿，也可用于高血压、尿崩症、高血钙等某些非水肿性疾病的治疗。

一、高效能利尿药

呋 塞 米

【别　　名】　呋喃苯胺酸、腹安酸、利尿磺胺、利尿灵、速尿、速尿灵。

【主要用途】

（1）严重水肿：呋塞米可用于心、肝及肾性水肿的治疗，主要用于对其他利尿药无效的严重水肿。

（2）急性肺水肿和脑水肿：因强大的利尿作用，可使血容量降低，回心血量减少，左心室充盈压降低。另一方面还能扩张小动脉，降低外周阻力，减轻左心室后负荷，从而迅速消除由左心衰竭所引起的肺水肿。另外，此药利尿作用强，水分丢失多于电解质，血液浓缩，血浆渗透压升高，有助于消除脑水肿。

（3）肾功能不全：在急性肾功能不全的少尿期，静脉注射本药可降低肾血管阻力，增加肾皮质的血流量，提高肾小球滤过率，使尿量增加。

（4）加速毒物排泄：由于此药强大的利尿作用，可促使毒物随尿排出，故可用于药物中毒的解救。

（5）其他：口服或静脉注射均可降低血压，但一般不作降压药使用，仅用于伴有肺水肿或肾衰竭的高血压及高血压危象时的辅助治疗；也可用于高钾血症和高钙血症的治疗。

【用法用量】

（1）片剂：20mg。1次20mg，每日1~3次。从小剂量开始，间歇给药，服药1~3天，停药2~4天。

（2）注射剂：20mg/2ml。1次20mg，每日1次或隔日1次，肌内注射或稀释后缓慢静注。

【不良反应】

（1）水电解质紊乱：过度利尿可造成水和电解质丢失，主要表现为低血容量、低血钾、低血钠、低血镁和低氯性碱中毒。尤与洋地黄同时应用治疗心功能不全时，低钾血症易诱发洋地黄中毒、肝硬化时易诱发肝性脑病。应注意补充钾盐，或与保钾利尿药合用以防止低钾血症。

（2）耳毒性：引起耳鸣、耳聋、眩晕，大量快速静脉注射时更易发生。应避免和其他具有耳毒性的药物（如氨基糖苷类抗生素）配伍。肾功能不全患者使用该药更易发生此毒性。

（3）高尿酸血症：与尿酸竞争有机酸分泌机制，使肾排泄尿酸减少，导致高尿酸血症而诱发痛风。

（4）其他：可引起恶心、呕吐、腹胀、上腹痛、胃肠道出血等胃肠道反应。少数发生粒细胞减少、血小板减少、溶血性贫血等。

依他尼酸

【别　　名】 利尿酸。

【主要用途】 用于充血性心力衰竭、急性肺水肿、肾性水肿、肝硬化腹水、肝癌腹水、血吸虫病腹水、脑水肿及其他水肿。

【用法用量】

（1）口服：每次25mg，1~3次/日，如效果不显，可略增加，但不宜超过100mg/日，3~5天为1个疗程。

（2）静脉注射（用其钠盐）：每次25~50mg。偶需注射第二次时，应更换部位，以免发生血栓性静脉炎。临用前，以5%葡萄糖注射液或生理盐水50ml稀释后缓慢静脉滴注或静脉注射，所配溶液在24小时内用毕，3~5天为1个疗程。

【不良反应】

（1）消化系统：出现口干、恶心、食欲减退等。

（2）神经系统：感觉异常、头痛、视物模糊等。

（3）血液系统：粒细胞缺乏等。

（4）皮肤肌肉：皮疹、肌肉痉挛、乏力。

布美他尼

【别　　名】 丁苯氧酸、丁尿胺、丁尿酸。

【主要用途】

（1）用于治疗心力衰竭、肝病、肾脏病等各种顽固性水肿及急性肺水肿、脑水肿。对急慢性肾衰竭患者尤为适宜。

（2）在高血压的阶梯疗法中，当噻嗪类药物疗效不佳，患者伴有肾功能不全或出现高血压危象时，本类药物尤为适用。

（3）预防各种原因（如失水、休克、中毒、麻醉意外及循环功能不全等）导致的肾脏血流灌注不足，在纠正血容量不足的同时及时应用，可减少急性肾小管坏死的机会。

（4）高钾血症及高钙血症。

（5）稀释性低钠血症（血钠浓度低于120mmol/L时）。

（6）抗利尿激素分泌过多症。

（7）急性药物（如巴比妥类药物等）毒物中毒。

（8）某些呋塞米无效的病例。

【用法用量】

（1）成人：①一般水肿：晨服，0.5～1mg，必要时6～8小时后可再服1次；②心源性水肿、肺水肿：肌内注射或静脉注射0.5～1mg，或2～5mg加入5%葡萄糖溶液500ml静脉滴注，30～60分钟内滴完。

（2）小儿：口服一次按体重0.01～0.02mg/kg，必要时4～6小时一次；肌内注射或静脉注射剂量同口服药。

【不良反应】

（1）消化系统：口干、恶心、呕吐、食欲缺乏、腹泻、胃肠道刺激或不适，肝功能损害，可诱发胰腺炎、肝昏迷（肝性脑病）。

（2）神经系统：头痛、头晕、乏力、嗜睡、指（趾）感觉异常。

（3）耳部：注入过快可引起耳鸣、听力障碍等听力损害。

（4）血液系统：个别病例出现白细胞减少、短暂的中性粒细胞减少，血小板减少、再生障碍性贫血、高尿酸血症。

（5）心血管系统：直立性低血压、心律失常。

（6）体液：大量或长期使用可发生水、电解质及酸碱平衡紊乱。

（7）变态反应：皮疹、休克、心脏骤停。

（8）皮肤肌肉：皮肤黏膜及肌肉强直、肌肉疼痛、胸痛等。

（9）其他：男子乳房发胀，偶见未婚男性遗精和阴茎勃起困难。

二、中效能利尿药

常用噻嗪类药物有氢氯噻嗪（双氢克尿噻）、环戊噻嗪、苄氟噻嗪等。其中以氢氯噻嗪较为常用。氯噻酮（氯酞酮）、吲达帕胺等为非噻嗪类药物，但其作用、作用机制、利尿效能等与噻嗪类相似。

苄氟噻嗪

【别　　名】　氟克尿噻、氟利尿、利钠素。

【主要用途】　充血性心力衰竭、肝硬化腹水、肾病综合征、急慢性肾炎水肿、慢性肾衰竭早期、肾上腺皮质激素和雌激素治疗所致的水钠潴留、原发性高血压、中枢性或肾性尿崩症、肾石症等。

【用法用量】

（1）利尿：1 次/日，晨服，5~15mg。

（2）降压：3 次/日，每次 2.5~5mg，维持剂量为 2.5~5mg/d，最好与其他降压药合用，合用时剂量可酌减。

（3）水肿性疾病或尿崩症：开始每次 2.5~10mg，1~2 次/日或隔日服用；或每周连续服用 3~5 天；维持阶段则 2.5~5mg，1 次/日或隔日 1 次，或每周连续服用 3~5 天。

（4）高血压：开始 2.5~20mg/d，单次或分两次服，并酌情调整剂量。

（5）小儿：①治疗水肿性疾病或尿崩症：开始按体重 0.4mg/（kg·d）或按体表面积 12mg/m^2，单次或分两次服用；维持阶段 0.06~0.1mg/（kg·d）或 1.5~3mg/m^2；②治疗高血压：0.05~0.4mg/（kg·d）或 1.5~12mg/m^2，分 1~2 次服用，并酌情调整剂量。

【不良反应】

（1）水、电解质平衡紊乱：低钠血症、低钾血症、低氯性碱中毒或低氯低钾性碱中毒，氯及水钠的潴留。

（2）泌尿系统：肾损害出现结晶尿。

（3）心血管系统：严重快速性心律失常。

（4）神经系统：倦睡、极度疲乏无力。

（5）血液系统：血白细胞减少或缺乏症、血小板减少性紫癜等。

（6）胃肠道反应：恶心、呕吐、腹胀、腹泻、胆囊炎、胰腺炎。

（7）高糖血症：口干、烦渴、糖耐量降低、血糖升高、尿糖增高。

（8）高尿酸血症：肌肉痛、肌肉痉挛、痛风。

（9）皮肤：皮疹、荨麻疹、瘙痒、光敏性皮炎。

（10）其他：性功能减退、光敏感、色觉障碍等。

氯　噻　酮

【主要用途】

（1）水肿性疾病，包括充血性心力衰竭、肝硬化腹水、肾病综合征、急慢性肾炎水肿、慢性肾衰竭早期、肾上腺皮质激素和雌激素治疗所致的水钠潴留。

（2）高血压。

（3）中枢性或肾性尿崩症。

（4）肾石症。

【用法用量】

（1）成人水肿性疾病：25～100mg/d，或隔日 100～200mg；或 100～200 mg/d，每周连服 3 天。肾脏疾病肾小球滤过率低于 10ml/min 时，用药间歇应在 24～48 小时以上。

（2）成人高血压：25～100mg/d，1 次服用或隔日 1 次，并依降压效果调整剂量。与其他降压药联合，应用较小剂量，12.5～25mg/d。

（3）小儿：按体重 2mg/kg，1 次/日，每周连服 3 天，并根据疗效调整剂量。

【不良反应】

（1）水、电解质紊乱：低钾血症、低氯性碱中毒、低氯低钾性碱中毒、低钠血症、脱水。

（2）内分泌系统：高糖血症。

（3）泌尿系统：高尿酸血症。

（4）过敏反应：皮疹、荨麻疹等。

（5）血液系统：血白细胞减少或缺乏症、血小板减少性紫癜等。

（6）其他：胆囊炎、胰腺炎、性功能减退、光敏感、色觉障碍等。

三、低效能利尿药

低效能利尿药又称保钾利尿药，常用药物有螺内酯、氨苯蝶啶、阿米洛利等。

螺 内 酯

【别　　名】 安体舒通、螺旋内酯固醇。

【主要用途】

（1）水肿性疾病：与其他利尿药合用，治疗充血性水肿、肝硬化腹水、肾性水肿等水肿性疾病，纠正伴发的继发性醛固酮分泌增多，且对抗其他利尿药的排钾作用；也用于特发性水肿的治疗。

（2）高血压：作为治疗高血压的辅助药物。

（3）原发性醛固酮增多症：可用于此病的诊断和治疗。

（4）低钾血症的预防：与噻嗪类利尿药合用，增强利尿效应和预防低钾血症。

【用法用量】 胶囊剂：20mg。1 次 20mg，每日 2～3 次。

【不良反应】

（1）神经系统：可能引起头痛、嗜睡、精神紊乱、运动失调等。

（2）变态反应：出现皮疹甚至呼吸困难。

（3）水、电解质、血液变化：可引起低钠血症、高钾血症、高氯性酸中毒、暂时性血浆肌酐、尿素氮升高。

（4）心血管系统：低钾时会有心律失常发生。

（5）内分泌系统：长期大量应用，男子可出现女性型乳房、性欲减退、阳痿；女子可出现月经不调及乳腺分泌过多等，更年期后子宫出血，乳房触痛，褐斑，声音变粗。

（6）胃肠道反应：恶心、呕吐、胃痉挛和腹泻及消化性溃疡。

氨苯蝶啶

【别　　名】　三氨蝶呤。

【主要用途】

（1）充血性心力衰竭。

（2）肝硬化腹水。

（3）肾病综合征。

（4）肾上腺糖皮质激素治疗过程中发生的水钠潴留。

（5）特发性水肿。

【用法用量】　片剂：50mg。1 次 50~100mg，每日 2~3 次。

【不良反应】

（1）水、电解质失衡：高钾血症、低钠血症。

（2）胃肠道反应：恶心、呕吐、胃痉挛和腹泻等。

（3）神经系统：头晕、头痛、嗜睡等。

（4）变态反应：皮疹、呼吸困难、光敏感等。

（5）血液系统：粒细胞减少症甚至粒细胞缺乏症、血小板减少性紫癜、巨红细胞性贫血（干扰叶酸代谢）等。

（6）泌尿系统：可能形成肾结石。

阿米洛利

【别　　名】　氨氯吡咪。

【主要用途】　慢性充血性心力衰竭、肝硬化伴随腹水、原发性醛固酮症所致的低血钾。与其他排钾性利尿剂合用可预防低血钾。

【用法用量】　口服，成人初始剂量每次 5~10mg，每天 1 次，以后酌情调整，最大剂量每天 20mg。

【不良反应】 单独使用时高钾血症较常见。本药偶可引起低钠血症、高钙血症，轻度代谢性酸中毒，胃肠道反应如恶心、呕吐、腹痛、腹泻或便秘，头痛，头晕，性功能下降，变态反应，表现为皮疹甚至呼吸困难。

四、利尿药的用药护理程序

（一）用药前评估

| 用药前评估 | 熟悉利尿药的适应证和禁忌证，了解各种剂型和用法 |
| | 用药前了解患者的血压，体重，水肿部位和程度，心、肝、肾功能及药物过敏史 |

（二）用药期间护理

用药期间护理	根据疾病严重程度选择高效能、中效能、低效能利尿药
	用药期间准确记录 24 小时液体出入水量。入量包括饮水、摄入食物及水果的含水量；出量包括尿量、大便以及呕吐物含水量、抽出的胸腹水量等
	监测患者的体重、血压、电解质（尤其是血钾）、血尿酸、血糖、尿素氮等指标，防止和避免电解质紊乱
	听力下降的患者，避免使用高效利尿药
	有低血钾趋势的患者，可以考虑使用或合用保钾利尿药
	对胃肠道刺激作用明显的药物，选择饭后服用。如使用排钾利尿药，应指导患者多食富含钾的食物如香蕉、橘子等。长期应用排钾利尿药可引起低钾血症，应及时报告医生。如静脉补钾，应注意药液的稀释比例和静脉滴注速度，并密切观察钾的浓度变化
	高效利尿药可口服、肌内注射或稀释后静脉注射，禁忌加入酸性液体中注射。中效利尿药多为口服，降压时常与其他降压药合用。低效利尿药餐后口服为宜。在应用排钾利尿药时，应注意患者有无关节痛等症状，监测患者血清尿酸水平，预防痛风出现。有痛风史的患者，应提醒医生
	强效利尿药具有耳毒性，与氨基苷类抗生素合用更易发生，应避免合用。一旦发生，应立即停药
	治疗高血压时，要密切监测患者血压、脉搏。因排尿量过多易产生脱水及血压降低，引起直立性低血压

（三）用药后护理

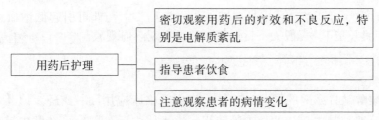

用药后护理
- 密切观察用药后的疗效和不良反应，特别是电解质紊乱
- 指导患者饮食
- 注意观察患者的病情变化

第二节　脱　水　药

脱水药又称渗透性利尿药，是一类迅速提高血浆渗透压、使组织脱水的药物。具有下列特点：①静脉注射后不易从血管透入组织；②易经肾小球滤过；③不易被肾小管再吸收；④体内不被代谢或少被代谢。因此，这类药物在大量静脉给药时，可升高血浆渗透压及肾小管腔液的渗透压而产生脱水、渗透性利尿作用。

一、常用脱水药

甘　露　醇

【别　　名】　D-甘露醇、D-甘露密醇、D-甘露糖醇、D-木蜜醇。

【主要用途】　用于降低颅内压、眼内压、利尿及防治肾衰竭。

【用法用量】　静脉滴注，1~2g/kg，可根据病情4~6小时酌情重复使用。

【不良反应】

（1）变态反应：皮疹、打喷嚏、畏寒、呼吸困难等。

（2）神经系统：头痛、眩晕等。

（3）泌尿系统：偶尔出现血尿。

（4）眼部：注射过快可出现视物模糊。

（5）注射部位：局部疼痛、漏出血管外可致局部组织肿胀、坏死。

甘油果糖

【主要用途】　用于脑血管病、脑外伤、脑肿瘤、颅内炎症及其他原因引起的急慢性颅内压增高，脑水肿等症。

【用法用量】　静脉滴注。成人一般一次250~500ml，1~2次/日。每

500ml 需滴注 2~3 小时，250ml 需滴注 1~1.5 小时。根据年龄、症状可适当增减。

【不良反应】 一般无不良反应，偶可出现溶血现象。

山 梨 醇

山梨醇是甘露醇的同分异构体，作用及临床应用同甘露醇，但其水溶性较高，一般可制成 25% 的高渗液使用，进入体内后少部分可在肝内转化为果糖，故作用稍弱。但因其易溶和价廉，临床也常用。注射剂：20g/100ml、62.5g/250ml。1 次 1~2 g/kg，快速静脉滴注，必要时可重复使用。

葡 萄 糖

50%高渗葡萄糖注射液具有脱水及渗透性利尿作用，但葡萄糖可部分从血管弥散进入组织中，并且易被组织代谢利用，故作用弱而短。因可进入脑脊液使颅内压回升，单独应用时容易出现"反跳现象"，可与甘露醇交替使用。注射剂：10g/20ml、25g/50ml、50g/100ml。1 次 40~60ml，静脉注射，每 4~6 小时重复 1 次。

二、脱水药的用药护理程序

（一）用药前评估

| 用药前评估 | 熟悉脱水药的适应证和禁忌证，了解各种剂型和用法 |
| | 用药前需排空膀胱 |

（二）用药期间护理

	静脉注射时注意适当控制速度，并防止外漏
	用药后可引起口渴，可适当增加饮水量；若静脉给药外漏，可引起局部刺激和水肿，应及时报告医生并进行处理
用药期间护理	若出现皮疹、打喷嚏、流涕、舌肿大、呼吸困难、血尿、恶心、头痛、发热、心动过速等其他症状，应及时报告医生进行处理
	用药期间应密切观察出入量，每小时测尿量，并做好记录
	观察水、电解质紊乱的症状和体征，并监测血清电解质

续流程

用药期间护理	密切观察血压、脉搏、呼吸，防止出现心功能不全。有心脏疾病患者、老年患者及小儿更需注意体征变化
	静脉注射或静脉滴注时，宜用大号针头，250ml 液体应在 20~30 分钟内静脉注射完毕。不能与其他药物混合静脉滴注，严禁肌内或皮下注射。一旦发生外漏，可用 0.25%普鲁卡因封闭或 50%硫酸镁热敷

（三）用药后护理

用药后护理	密切观察用药后的疗效和不良反应
	注意观察患者的病情变化

第九章
血液及造血系统药物

第一节 抗贫血药

循环血液中红细胞数或血红蛋白量低于正常称为贫血。临床常见贫血为缺铁性贫血，此外还有巨幼红细胞贫血和再生障碍性贫血。后者是骨髓造血功能抑制所致，治疗比较困难。缺铁性贫血可用铁剂，巨幼细胞性贫血可用叶酸和维生素 B_{12} 治疗。

一、常用抗贫血药

硫酸亚铁

【别　　名】　干燥硫酸亚铁、硫酸低铁、绿矾、铁矾、施乐菲、青矾、降矾、皂矾。

【主要用途】　防治小儿缺铁性贫血，也可用于孕妇、哺乳期和月经量过多的妇女。

【用法用量】

（1）片剂：0.3g。0.3g/次，3 次/日，饭后服。

（2）缓释片：0.45g。0.45g/次，2 次/日。

【不良反应】

（1）胃肠道反应：恶心、呕吐、上腹疼痛、轻度腹泻或便秘、黑粪。

（2）急性中毒表现：多见于儿童，严重呕吐、腹泻、腹痛、血压降低、代谢性酸中毒，甚至全身抽搐、昏迷。24～48 小时后，严重中毒可发展至休克、肝损害及心力衰竭。中毒后期症状有皮肤湿冷、发绀、嗜睡、极度疲乏及虚弱、心动过速。获救后，可能遗有幽门或贲门狭窄、肝损害或中枢神经系统病变。

枸橼酸铁铵

【别　　名】　枸橼酸铁铵、柠檬酸铁胺。

【主要用途】　各种原因如慢性失血、营养不良、妊娠、儿童发育期等引起的缺铁性贫血。

【用法用量】

（1）成人：糖浆，10～20ml/次，3次/日，预防量为治疗量的1/5。

（2）儿童：糖浆，1～2ml/（kg·d），分3次饭后服。

【不良反应】

（1）胃肠道反应：恶心、呕吐、上腹疼痛、轻度腹泻或便秘、黑粪。

（2）急性中毒表现：多见于儿童，严重呕吐、腹泻、腹痛、血压降低、代谢性酸中毒，甚至全身抽搐、昏迷。24～48小时后，严重中毒可发展至休克、肝损害及心力衰竭。中毒后期症状有皮肤湿冷、发绀、嗜睡、极度疲乏及虚弱、心动过速。获救后，可能遗有幽门或贲门狭窄、肝损害或中枢神经系统病变。

右旋糖酐铁

【别　　名】　葡聚糖铁、右糖酐铁。

【主要用途】　用于慢性失血、营养不良、妊娠、儿童发育期等引起的缺铁性贫血。

【用法用量】

（1）口服给药：2～4片/次，1～3次/日，饭后服。

（2）深部肌内注射：注射剂：25mg/1ml。25～50mg/次，1次/日。

【不良反应】

（1）胃肠道反应：恶心、呕吐、食欲缺乏、上腹疼痛、便秘、黑粪。

（2）注射局部：疼痛及色素沉着。

富马酸亚铁

【别　　名】　反丁烯二酸亚铁、反丁烯酸铁、富马酸铁、富马铁、富血铁、红泉、胡索酸铁、惠血佳、延胡索酸铁、紫酸铁。

【主要用途】　用于各种原因（如慢性失血、营养不良、妊娠、儿童发育期）引起的缺铁性贫血。

【用法用量】　片剂或胶囊剂：0.2g。0.2～4g/次，3次/日。

【不良反应】　恶心、呕吐、食欲缺乏、上腹疼痛、便秘、黑粪。

叶 酸

【别　　名】 蝶酰谷氨酸、维生素 B_{11}、维生素 M、维生素 R、叶片酸。

【主要用途】

（1）各种原因引起的叶酸缺乏及叶酸缺乏所致的巨幼红细胞贫血。

（2）妊娠期、哺乳期妇女预防给药。

（3）预防胎儿先天性神经管畸形。

【用法用量】

（1）片剂：5mg。口服，5~10mg/次，3 次/日。

（2）注射剂：15mg/ml。肌内注射，15~30mg/次，1 次/日。

【不良反应】

（1）胃肠道反应：长期用药可出现厌食、恶心、腹胀等肠胃症状。

（2）泌尿系统：大剂量给药时，可使尿呈黄色。

维生素 B_{12}

【别　　名】 钴胺素、氰钴氨宏、氰钴胺、氰基钴胺、维生素 B_{12} 晶体、维生素乙$_{12}$、维他命 B_{12}、抗恶性贫血维生素、动物蛋白质因子、维克斯。

【主要用途】

（1）主要用于内因子缺乏所致的巨幼红细胞性贫血。

（2）用于亚急性联合变性神经系统病变，如神经炎的辅助治疗。

（3）维生素 B_{12} 溶液外用于放射性皮肤损伤（Ⅰ~Ⅱ度）治疗。

【用法用量】

（1）片剂：25mg、50mg。25mg/次，3 次/日。

（2）注射剂：0.05mg/ml、0.1mg/ml、0.25mg/ml、0.5mg/ml。0.025~0.1 mg/d 或隔日 0.05~0.2mg，肌内注射。

【不良反应】

（1）变态反应：皮疹、瘙痒、腹泻及过敏性哮喘。

（2）代谢-内分泌系统：高尿酸血症、低钾血症。

二、抗贫血药的用药护理程序

（一）用药前评估

明确用药目的，抗贫血药主要是补充及参与造血物质的不足，需根据不同类型贫血选择药物，且应结合病因治疗

熟悉抗贫血药的适应证和禁忌证，了解各种剂型和用法

告知患者贫血的防治知识

询问患者年龄、妇女有无妊娠、是否为生长期儿童等

记录患者的心率、呼吸及血压

监测血液检查的各项指标，如红细胞计数、网织红细胞计数、血细胞比容等资料

询问患者用药史，有无药物不良反应，是否正在使用能产生相互作用的药物。了解禁忌证，如消化性溃疡、肝硬化、溶血性贫血等；有无影响药物吸收的因素

用药前评估

（二）用药期间护理

告知患者注意饮食习惯

铁剂口服可刺激消化道，应饭后服，服用过量可致急性中毒

对于巨幼红细胞性贫血应联合使用叶酸和维生素 B_{12}

影响铁吸收的因素：稀盐酸、维生素 C、果糖、半胱氨酸等能促进 Fe^{3+} 还原为 Fe^{2+}，有利于铁的吸收；而胃酸缺乏、抗酸药、饮食中的高钙、高磷及茶叶中的鞣酸等能使铁盐沉淀，妨碍铁的吸收；四环素类能与铁结合，相互影响吸收，应避免同服

为减少胃肠刺激，口服铁剂、维生素 B_{12} 应在饭后 30 分钟服用。肠溶片勿研碎或嚼服。如有胃肠不适、腹泻或便秘发生，可通过调整饮食来缓解。注射铁剂期间应停止口服铁剂，以免发生过量中毒反应

用药期间应定期做血常规等检查。注射给药的患者，要监测生命体征的变化，观察药物的不良反应，如有呕吐、腹痛、心率加快、嗜睡、昏迷等应立即停药，通知医生组织抢救

用药期间护理

（三）用药后护理

密切观察用药后的疗效和不良反应

指导患者注意饮食，以配合药物治疗

用药后护理

第二节　促白细胞增生药

白细胞减少是指血液中的白细胞总数低于 $4.0 \times 10^9/L$。引起的病因有多种，如苯中毒、某些药物、X 线及放射性物质、某些感染等。治疗时应针对发病原因用药，对骨髓造血功能受损者，使用兴奋骨髓造血功能药促进白细胞增生；对由于免疫抗体形成而破坏中性粒细胞者，使用糖皮质激素等减少白细胞破坏；对感染或其他疾病引起的还应控制感染或治疗有关疾病。目前促进白细胞增生药物的疗效多数不够满意。

一、常用促白细胞增生药

非格司亭

【别　　名】　促白细胞生成素、非雷司替、惠尔血、洁欣、瑞白、赛格力、雷诺格拉斯蒂姆、雷诺司替、粒细胞集落刺激因子、优保津、重组人白细胞生成素、优宝金、人粒细胞集落刺激因子、促白细胞生长素、基因重组人粒细胞集落刺激因子、粒生素、粒细胞集落细胞刺激因子、赛强、重组人白细胞生长素、里亚金。

【主要用途】　临床上主要用于肿瘤化疗、放疗引起骨髓抑制及自体骨髓移植后严重的中性粒细胞缺乏症。对再生障碍性贫血、骨髓再生不良和艾滋病中性粒细胞缺乏症也有一定疗效，可升高中性粒细胞数量，减少感染发生率。

【用法用量】　冻干粉针剂：50μg、75μg、100μg、150μg、250μg、300μg、460μg。1 次 2~5μg/kg，以 5% 葡萄糖注射液稀释，皮下注射或静脉滴注。

【不良反应】
（1）变态反应：皮疹、荨麻疹，严重者可出现过敏性休克。
（2）消化系统：食欲缺乏、恶心、呕吐、肝功能异常。
（3）运动系统：骨痛、腰痛、腰背部痛、胸部痛。
（4）血液系统：血小板减少。
（5）心血管系统：心悸、一过性低血压、室上性心动过速。
（6）其他：发热、头痛、乏力。

沙格司亭

【别　　名】　沙格莫丁、生白能、保粒律、利百多、粒细胞巨噬细胞集落细胞刺激因子、赛源、莫拉司亭、格宁、海之林、里亚尔、吉姆欣、特尔立。

【主要用途】　临床常用于骨髓移植、再生障碍性贫血、肿瘤化疗以及艾滋病等疾病，也可用于血小板减少症。

【用法用量】　注射用冻干粉：50μg、100μg、150μg、300μg、400μg。1次5~10μg/kg，每日1次，皮下注射，于化疗停止1天后使用，连用7~10天。

【不良反应】

（1）变态反应：皮肤瘙痒、皮疹，严重可有过敏性休克。

（2）首剂反应：面部潮红、出汗及血压下降、血氧饱和度降低。

（3）神经系统：嗜睡、乏力。

（4）胃肠道：腹痛、腹泻。

（5）骨骼运动系统：发热、骨痛、关节肌肉酸痛。

（6）心血管系统：心律失常、心力衰竭。

腺　嘌　呤

【别　　名】　维生素B_4、6-氨基嘌呤。

【主要用途】

（1）各种原因引起的白细胞减少症，特别是由于肿瘤化疗、放射治疗以及苯中毒等所造成的白细胞减少症。

（2）急性粒细胞减少症。

【用法用量】　口服：成人每次10~20mg，1日3次。肌注或静注，每日20~30mg，儿童每日2次，每日20mg。

【不良反应】

（1）注射时，需溶于2ml磷酸氢二钠缓冲液中，缓慢注射，不能与其他药物混合注射。

（2）由于此药是核酸前体，故与肿瘤化疗或放疗并用时，应考虑是否有促进肿瘤发展的可能性。

二、促白细胞增生药的用药护理程序

（一）用药前评估

用药前评估 ─┬─ 熟悉促白细胞增生药的适应证和禁忌证，了解各种剂型和用法

　　　　　　└─ 告知患者白细胞减少的危害及防治知识

（二）用药期间护理

用药期间护理 ─┬─ 粒细胞集落刺激因子大剂量使用可致骨痛

　　　　　　　└─ 告知患者注意休息，预防感染

（三）用药后护理

用药后护理 ─┬─ 密切观察用药后的疗效和不良反应

　　　　　　└─ 指导患者注意饮食和休息，以配合药物治疗

第三节　影响凝血功能药

一、抗血栓药

（一）抗凝血药

1. 体内、体外抗凝血药

肝　素

【别　　名】　海普林、美得喜。

【主要用途】

（1）防治血栓栓塞性疾病：主要用于防止血栓的形成与扩大，对已形成的栓塞无溶解作用。尤其适用于急性动、静脉血栓形成，是最好的快速抗凝药物。

（2）治疗弥散性血管内凝血（DIC）：宜早期应用，防止凝血因子 I 及其他凝血因子耗竭所致的继发性出血。

（3）防治心肌梗死、脑梗死、心血管手术及外周静脉术后血栓形成：预防高危患者发生静脉血栓栓塞性疾病及心肌梗死患者发生动脉栓塞。

（4）体外抗凝：体外循环、心导管手术、器官移植及血液透析等，防止血液凝固。

【用法用量】

（1）深部皮下注射：首次 5000～10000U，15000～20000U/12h，总量

30000~40000U/d。

（2）静脉注射或静脉滴注：稀释给药，首次 5000 ~ 10000U，总量 20000~40000U/d。

【不良反应】

（1）过量易引起自发性出血。表现为黏膜出血、关节腔积血和伤口出血等，是最常见的不良反应。一旦发生须立即停药，若出血严重可用鱼精蛋白对抗。

（2）可引起发热、荨麻疹、哮喘等变态反应，发现后停药并抗过敏治疗。

（3）连续用药 3~6 个月可引起骨质疏松和自发性骨折，也可发生短暂性血小板减少症；孕妇应用可引起早产及胎儿死亡。

低分子量肝素

低分子量肝素是用化学方法从普通肝素分离而得的分子质量低于 6500 的肝素。与肝素相比具有以下特点：①抗血栓形成作用强于抗凝，出血的危险性较小。②$t_{1/2}$长，静脉注射可维持 12 小时，皮下注射每日 1 次。③生物利用度高，皮下注射生物利用度可达 98%。④不良反应少而轻，但过量仍可致自发性出血，可用鱼精蛋白中和。低分子量肝素将取代普通肝素用于治疗血栓栓塞性疾病、DIC 早期；也可用于体外抗凝。

常用制剂有：依诺肝素、替地肝素、弗希肝素、格吉肝素及洛莫肝素。

依诺肝素

【别　　名】　克赛、依诺肝素钠。

【主要用途】

（1）预防深部静脉血栓形成和肺栓塞。

（2）治疗已形成的急性深部静脉血栓。

（3）在血液透析中预防体外循环中的血凝块形成。

（4）用于狼疮抗体阳性所致的习惯性流产。

【用法用量】

（1）一般外科手术：术前 2 小时皮下注射 3200U，后 1 次/24h，至少 7 天。

（2）高危血栓危象和外科矫正手术：术前 12 小时注射 4250~6400U，术后 12 小时再注射 1 次，后 1 次/日，至少 10 天。

（3）深部静脉栓塞：开始 3~5 天缓慢静脉滴注，8500~12800U/次，后 4250~6400U/次，每 12 小时给药一次，持续 7~10 天。

（4）透析时防凝血：动脉导管注入，体重＜50kg，3200U；50～69kg，4250U；＞70kg，6400U。

【不良反应】

（1）注射局部：疼痛较肝素轻，可见注射局部小结节和血肿。

（2）长期用药：可引起出血，血小板减少及骨质疏松等。

（3）变态反应：较少见。

替地肝素

【别　　名】　低分子肝素钠、低分子量肝素钠、法安明、海普宁、吉哌啉、力止凝、齐征、栓复欣、双肤肝素钠、苏可诺、达肝素钠。

【主要用途】

（1）预防与手术有关的血栓形成。

（2）治疗急性深静脉血栓。

（3）血液透析期间防止体外循环系统中凝血。

（4）与阿司匹林合用预防不稳定型冠状动脉疾病。

【用法用量】

（1）治疗急性深静脉血栓：皮下注射，200U/（kg·d），总量不大于18000U。

（2）预防血液透析期间凝血：①慢性肾衰竭，静脉快速注射30～40U/kg，维持10～15U/（kg·h）；②急性肾衰竭，静脉快速注射5～10U/kg，维持4～5U/（kg·h）。

（3）不稳定型冠状动脉疾病：皮下注射120U/kg，2次/日，至少6天。

（4）预防与手术有关的血栓形成：术前1～2小时皮下注射2500U，术后皮下注射2500U/d，直到患者可活动。

【不良反应】　长期用药：可引起出血、血小板减少及骨质疏松等。

2. 体内抗凝血药

香豆素类药物有双香豆素、华法林和醋硝香豆素（新抗凝）等。

华　法　林

【别　　名】　苄丙酮香豆素、酮苄香豆素、华福定、苄丙酮香豆素钠、华法林钠、酮苄香豆素钠、华福灵。

【主要用途】　主要用于防治血栓栓塞性疾病，防止血栓形成与发展。因起效慢、剂量不易控制等缺点，故多用于轻症血栓性疾病或长期需要预防血栓形成的疾病；急症患者可与肝素合用，待症状控制后停用肝素；也可作为心肌梗死的辅助用药。

【用法用量】　口服给药，首次 6~20mg，后 2~8mg/d。

【不良反应】

（1）过量易致各种出血：淤斑、紫癜、牙龈出血、鼻出血、伤口出血不愈、月经量过多、穿刺部位血肿、消化道出血、血尿、硬膜下颅内血肿等。

（2）胃肠道：恶心、呕吐、腹泻。

（3）其他：瘙痒性皮疹、皮肤坏死。大量口服甚至出现双侧乳房坏死，微血管病或溶血性贫血以及大范围皮肤坏疽，一次量过大的尤其危险。

3. 体外抗凝血药

枸橼酸钠

【别　　名】　柠檬酸钠。

【主要用途】

（1）抗凝血药，用于体外抗凝血。

（2）红细胞保存液。

【用法用量】　输血时防止血凝，每 100ml 全血中加入 2.5% 枸橼酸钠溶液 10ml。

【不良反应】　当输血速度太快或输血量太大（＞1000ml）时，可出现口唇发麻、手足抽搐，甚至出血倾向、血压下降，心室颤动或停搏。

（二）抗血小板药

血小板在止血、血栓形成和动脉粥样硬化等过程中起着重要作用。抗血小板药是一类能抑制血小板黏附、聚集和释放等功能的药物。

双嘧达莫

【别　　名】　潘生丁、联嘧啶氨醇、哌醇定、哌醇啶、骈啶氨醇、双嘧啶哌胺醇、双嘧啶胺醇、双密达莫、达尔健、双嘧哌醇胺、双嘧啶氨醇。

【主要用途】

（1）香豆素类抗凝药的辅助治疗。

（2）血栓栓塞性疾病及缺血性心脏病，还可用于弥散性血管内凝血。

（3）静脉用药可用于心肌缺血的诊断性试验（双嘧达莫试验）。

【用法用量】

（1）口服给药：①心脏人工瓣膜患者，400mg/d，3 次/日；②血栓栓塞性疾病，100mg/次，400mg/d；③慢性心绞痛，每次 25~50mg，3 次/日。

（2）静脉注射、肌内注射：每次 10~20mg，1~3 次/日。

（3）静脉滴注：30mg/次。

（4）双嘧达莫试验：0.142mg/（kg·min），静脉滴注，维持 4 分钟。

【不良反应】

不良反应与剂量有关，停药后可消除。

（1）变态反应：面部潮红、皮疹、荨麻疹、瘙痒。

（2）消化系统：恶心、呕吐、腹部不适、腹泻、肝功能异常。

（3）其他：头痛、头晕、出血倾向，治疗缺血性心脏病时，可发生"冠脉窃血现象"。

阿司匹林

阿司匹林为解热镇痛抗炎药，通过抑制血小板中的前列腺素合成酶，可以使血栓素 A_2 合成减少，从而抑制血小板的功能，防止血栓形成。阿司匹林对血小板功能亢进引起的血栓栓塞性疾病效果较好；对急性心肌梗死或不稳定型心绞痛患者，可有效降低再梗死率及死亡率；对一过性脑缺血患者亦可减少发生率及死亡率。

噻氯匹定

【别　　名】 氯苄噻唑啶。

【主要用途】 主要用于预防急性心肌梗死，脑血管和冠状动脉栓塞性疾病，疗效优于阿司匹林。

【用法用量】 口服：一次 1 片（0.25g），一日 1 次，就餐时服用以减少轻微的胃肠道反应。

【不良反应】 不良反应常见恶心、呕吐、腹泻、中性粒细胞减少等。

西洛他唑

【别　　名】 西斯台唑、培达。

【主要用途】

（1）改善因慢性动脉闭塞症引起的溃疡、腿痛、冷感及间歇性跛行等缺血性症状。

（2）辅助治疗动脉粥样硬化、血栓闭塞性脉管炎、糖尿病所致肢体缺血症、大动脉炎。

【用法用量】 口服，根据年龄、症状调节用量，一般为 50~100mg/d。

【不良反应】

（1）变态反应：皮疹、荨麻疹、瘙痒感。

（2）心血管系统：心悸、低血压、血压偏高。

（3）消化系统：恶心、呕吐、食欲缺乏、腹胀、腹痛、腹泻、肝功能异常、黄疸。

（4）神经系统：头痛、头重感、眩晕、失眠、发麻、困倦。

（5）血液：白细胞减少、血小板减少。

（6）肾脏：尿素氮、肌酐、尿酸值升高。

（7）出血倾向：消化道出血、鼻出血、皮下出血、眼底出血、血尿、肺出血、脑出血等出血倾向。

（8）其他：水肿、疼痛、乏力。

前列地尔

【别　　名】　保达新、比法尔、勃乐斯、凯时、凯威捷、普康喜、前列地尔 E_1、前列腺素 E_1。

【主要用途】

（1）治疗慢性动脉闭塞症引起的四肢溃疡及微小血管循环障碍引起的四肢静息疼痛。

（2）改善心脑血管微循环障碍。

（3）脏器移植术后抗栓治疗。

（4）小儿先天性心脏病动脉导管未闭。

【用法用量】

静脉给药。

（1）心肌梗死：$100\sim200\mu g/d$，不大于 $400\mu g$。

（2）血栓性脉管炎、闭塞性动脉硬化：$100\sim200\mu g/d$，1 次/日。

【不良反应】

（1）变态反应：皮疹、瘙痒感、荨麻疹，偶见休克。

（2）注射部位：血管痛、发红，偶见发硬、瘙痒等。

（3）循环系统：心力衰竭、肺水肿、胸部发紧感、心悸、血压下降等症状。

（4）消化系统：腹泻、腹胀、腹痛、食欲缺乏、呕吐、便秘、肝功能异常。

（5）精神和神经系统：头晕、头痛、发热，疲劳感，偶见发麻。

（6）血液系统：嗜酸性粒细胞增多、白细胞减少。

（7）其他：视力下降、口腔肿胀感、脱发、四肢疼痛、水肿、发热感、不适感。

（三）纤维蛋白溶解药

促纤维蛋白溶解药又称溶栓药，是一类能使纤溶酶原转变为纤溶酶，加速纤维蛋白和纤维蛋白原降解，导致血栓溶解的药物。

重组链激酶

【别　　名】　海贝克栓德链、法链吉、法链结、链球菌激酶、去链吉、溶栓酶、思凯通。

【主要用途】　临床用于心肌梗死早期治疗，静脉或冠脉内注射可使急性心肌梗死面积缩小，梗死血管重建血流；对深静脉栓塞、肺栓塞、眼底血管栓塞亦有疗效。

【用法用量】　注射剂：10 万 U、20 万 U、30 万 U。初始剂量：50 万~100 万 U 溶入 0.9%氯化钠注射液或 5%葡萄糖注射液 100ml 中，静脉滴注，30 分钟滴完。维持剂量：60 万 U 溶入 5%葡萄糖注射液 250~500ml 中，静脉滴注，每小时 10 万 U，疗程一般为 24~72 小时。

【不良反应】

（1）自发性出血：多为一处或多处的皮肤、黏膜出血，偶发颅内出血，可静脉注射抗纤维蛋白溶解药氨甲苯酸等解救。

（2）变态反应：链激酶为异体蛋白，有抗原性，可引起皮疹、畏寒、发热等变态反应，甚至发生过敏性休克。通常在应用前先用肾上腺皮质激素或组胺受体阻断药，以减轻或防止严重的变态反应。

（3）心律失常：可出现各种缓慢性心律失常或各种室性心律失常，常发生于给药后 2 小时内，经扩充血容量和抗心律失常等治疗可恢复正常。

（4）有出血性疾病或出血倾向、严重高血压、产妇分娩前后及链球菌感染者、糖尿病以及近期使用过肝素或华法林等抗凝药的患者禁用。

尿　激　酶

【别　　名】　嘉泰、尿活素、天普洛欣、雅激酶。

【主要用途】

（1）血栓栓塞性疾病的溶栓治疗。

（2）人工心脏瓣膜手术后预防血栓形成。

（3）眼部炎症、外伤性组织水肿、血肿等。

【用法用量】　注射剂：1 万 U、5 万 U、10 万 U、20 万 U、50 万 U、150 万 U、250 万 U。急性心肌梗死时，1 次 50 万~150 万 U 溶于 0.9%氯化钠注射液或 5%葡萄糖注射液 50~100ml 中，静脉滴注。

【不良反应】

（1）出血：轻度可见皮肤、黏膜、血尿、血痰，少量呕血、咯血；严重可有大咯血、消化道大出血、腹膜后出血、颅内出血、脊髓及纵隔心包出血。

（2）消化系统：恶心、呕吐、食欲缺乏、ALT 水平升高。

（3）神经系统：头痛、疲倦。

（4）变态反应：皮疹、支气管痉挛，偶见过敏性休克。

（5）血液系统：血细胞比容中度降低。

（6）其他：冠状动脉血栓在快速溶栓时可产生再灌注综合征或室性心律失常，已溶栓部位再现血栓。

重组组织型纤溶酶原激活剂

【别　　名】　艾通立、爱通立、阿替普酶、阿太普酶、阿特普酶、栓体舒、重组人组织型纤溶酶原激活药、组织型纤溶酶原激活药。

【主要用途】

（1）急性心肌梗死的溶栓治疗。

（2）血流不稳定的急性大面积肺栓塞的溶栓疗法。

【用法用量】

（1）心肌梗死：①发病 6 小时内，先 15mg 注射，后 30 分钟内滴注 50mg，剩余 35mg 在 60 分钟内滴注。②发病 6~12 小时内，10mg 推注，其后 1 小时内滴注 50mg，剩余 40mg 在 2 小时内滴注。

（2）肺栓塞：10mg 在 1~2 分钟内注射，90mg 在 2 小时内滴注。

（3）缺血性脑卒中：18mg/kg，先注射剂量的 10%，后将剩余量在 60 分钟内滴注，最大剂量为 90mg。

【不良反应】

（1）出血：有穿刺部位、侵入性操作部位、新近手术切口、胃肠道、泌尿生殖道、腹膜后或颅内出血。

（2）其他：心律失常、血管再闭塞、癫痫发作、变态反应。

二、促凝血药

（一）促进凝血因子生成药

维生素 K

维生素 K 包括维生素 K_1、维生素 K_2、维生素 K_3、维生素 K_4。维生素 K_1

（存在于植物中）和维生素 K_2（肠道细菌合成）是天然品，为脂溶性，需胆汁协助吸收；维生素 K_3 和维生素 K_4 是人工合成品，为水溶性，不需胆汁协助即可吸收。

【主要用途】

（1）维生素 K 缺乏所致的出血：①梗阻性黄疸、胆瘘、广泛肠段切除后及慢性腹泻所致的出血。②早产儿及新生儿出血。③长期口服广谱抗生素继发的维生素 K 缺乏及香豆素类和水杨酸过量引起的出血。

（2）镇痛：胆石症及胆道蛔虫症引起的胆绞痛。

（3）解救敌鼠钠中毒：敌鼠钠为香豆素型杀鼠药，误服可致中毒，引起凝血障碍，发生内脏和皮下出血。维生素 K 为特异性解救药。维生素 K $10\sim20mg$，肌内注射或静脉滴注，每日 $2\sim3$ 次，重者每日可用至 $120mg$。

【用法用量】

（1）维生素 K_1：注射剂：$10mg/ml$。1 次 $10mg$，每日 $1\sim2$ 次，肌内注射或静脉注射。

（2）维生素 K_3：注射剂：$2mg/ml$、$4mg/ml$。1 次 $4mg$，每日 2 次，肌内注射。

（3）维生素 K_4：片剂：$2mg$、$4mg$。1 次 $4mg$，每日 3 次。

【不良反应】 维生素 K_1 静脉注射过速可引起面部潮红、胸闷、呼吸困难，甚至发生虚脱。故一般以肌内注射为宜。新生儿、早产儿较大剂量应用维生素 K_3、维生素 K_4 时可发生溶血性贫血、高胆红素血症及黄疸。先天性缺乏葡萄糖-6-磷酸脱氢酶（G-6-PD）者可诱发溶血性贫血。

凝 血 酶

凝血酶是从牛、猪血提取和精制而成的凝血酶无菌制剂，可直接作用于血液中纤维蛋白原，使其转变为纤维蛋白，加速血液凝固而迅速发挥止血作用，局部应用 $1\sim2$ 分钟即可止血，并能促进创伤愈合。适用于结扎困难的小血管出血、毛细血管以及实质性脏器出血，也用于创面、口腔、泌尿道和消化道的止血。局部止血时采用喷雾或敷于创面，严禁注射给药，以免血栓形成。粉剂：$200U$、$500U$、$1000U$、$5000U$、$10000U$。以干燥粉末或溶液洒或喷雾于创面。消化道出血：以溶液（$10\sim100U/ml$）口服或局部灌注。

（二）抗纤维蛋白溶解药

氯甲苯酸

【别　　名】 止血芳酸、对羟基苄胺。

【主要用途】　主要用于防治纤溶亢进引起的出血，如富含纤溶酶原激活物的脏器外伤或手术出血（前列腺、尿道、肺、肝、胰、甲状腺及肾上腺等）；产后出血及应用 SK、UK 及 t-PA 过量所致的出血。

【用法用量】　注射剂：0.05g/5ml、0.1g/10ml。1 次 0.1～0.3g，静脉注射或滴注，每日最大用量 0.6g。片剂：0.125g、0.25g。1 次 0.25～0.5g，每日 3 次。

【不良反应】　较少见，过量引起血栓性疾病，并可诱发心肌梗死，有血栓形成倾向或血栓栓塞病史者禁用或慎用。静脉注射时速度宜缓慢，并应注意观察患者的血压和心率（律）变化。

氨甲环酸

【别　　名】　止血环酸、凝血酸。

【主要用途】　主要用于纤溶酶活性亢进引起的出血，如产后出血、前列腺、肝、胰、肺等手术后的出血。

【用法用量】

（1）片剂：0.25g。1 次 0.25g，每日 3～4 次。

（2）注射剂：0.1g/2ml、0.25g/5ml。1 次 0.25g，每日 1～2 次，静脉注射或滴注。

【不良反应】　毒性低，不良反应少。用量过大可引起血栓形成，诱发心肌梗死。

抑　肽　酶

【主要用途】　临床用于纤溶亢进性出血。此外，抑肽酶对胰腺中的多种酶类也有抑制作用，故可防治胰腺炎。

【用法用量】　注射剂：5 万 U、10 万 U。5 万～10 万 U/次，5 万～20 万 U/d，临用前用 5%葡萄糖注射液稀释后静脉滴注。

【不良反应】　本药毒性低，偶见变态反应。

（三）作用于血管的促凝药

通过收缩血管而达到止血目的的药物有垂体后叶素、卡巴克洛、生长抑素及其类似物等。

垂体后叶素

【主要用途】　用于咯血、肝硬化门静脉高压所致的上消化道出血、产后大出血，也用于治疗尿崩症。

【用法用量】 注射剂：5U/ml、10U/ml。1 次 5～10U，肌内注射；1 次 10U，静脉注射或滴注，用于肺咯血、产后出血。

【不良反应】 偶见变态反应，表现面色苍白、出汗、心悸、胸闷、胸痛等。高血压、冠心病、癫痫患者禁用。

卡巴克洛

【别　　名】 安络血、安特诺新、肾上腺色素缩氨脲水杨酸钠、肾上腺色腙。

【主要用途】 毛细血管通透性增加引起的出血，如过敏性紫癜、鼻出血、视网膜出血等。

【用法用量】 片剂：2.5mg、5mg。1 次 2.5～5mg，1 日 3 次。注射剂：5mg/1ml、10mg/2ml。5～10mg/次，2 次/日，肌内注射。

【不良反应】

（1）本品中含水杨酸，长期反复应用可产生水杨酸反应。

（2）有癫痫史及精神病史者应慎用。

三、影响凝血功能药的用药护理程序

（一）用药前评估

用药前评估	熟悉常用促凝血药和抗凝血药的适应证和禁忌证，了解各种剂型和用法
	告知患者出血或血栓性疾病的防治知识，及早给予积极的治疗，认识早期治疗的必要性和重要性

（二）用药期间护理

用药期间护理	不同原因所致出血选择不同的促凝血药
	不同类型的维生素 K 吸收程度不同，应注意区别给药方法
	抗凝血药只能阻止血栓的进一步增长而不能溶解已形成的血栓
	不同的抗凝血药应用范围不同，肝素体内、外均有效，香豆素类只用于体内，枸橼酸钠只用于体外抗凝
	不同抗凝血药过量所致的出血应用不同的药物进行纠正
	已形成的血栓应用纤维蛋白溶解药，在血栓形成的 6 小时内应用效果最佳

（三）用药后护理

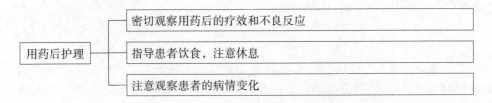

第四节 血容量扩充药

大量失血或失血浆（如烧伤）可引起血容量降低，导致休克。迅速扩充血容量是抗休克的基本疗法。除全血和血浆外，也可应用人工合成的血容量扩充剂。对血容量扩充剂的基本要求是能维持血液胶体渗透压；排泄较慢；无毒、无抗原性。目前最常用的是右旋糖酐。其他临床上应用的血容量扩充剂还有羟乙基淀粉（706 代血浆）、缩合葡萄糖（409 代血浆）等。

一、常用血容量扩充药

右旋糖酐

右旋糖酐是葡萄糖的聚合物，由于聚合的葡萄糖分子数目不同，可得不同分子量的产品。临床应用的有中分子量（平均分子量为 70000）、低分子量（平均分子量为 40000）和小分子量（平均分子量为 10000）右旋糖酐，分别称为右旋糖酐 70、右旋糖酐 40 和右旋糖酐 10。

【主要用途】 中、低分子右旋糖酐主要用于低血容量休克，包括急性失血、创伤和烧伤性休克。低、小分子右旋糖酐也用于 DIC，血栓形成性疾病，如脑血栓形成、心肌梗死、心绞痛等。

【用法用量】

（1）中分子注射剂（6%溶液）：每瓶 500ml。静滴，一般不超过 1000ml。

（2）低分子注射剂（6%、10%溶液）：每瓶 500ml。静滴，用量视病情而定。

（3）小分子注射剂（12%溶液）：每瓶 500ml。静滴，用量视病情而定。

【不良反应】 少数患者用药后出现皮肤变态反应，极少数人可出现过敏性休克。故首次用药应严密观察 5~10 分钟，发现症状，立即停药，及时抢救。用量过大可出现凝血障碍。禁用于血小板减少症及出血性疾病。心功能不全患者慎用。

羟乙基淀粉

【别　　名】　中分子羟乙基淀粉 200/0.5（贺斯）、中分子羟乙基淀粉 130/0.4（万汶）、低分子羟乙基淀粉（706 代血浆、羟乙基淀粉 20、羟乙基淀粉 40）。

【主要用途】

（1）治疗和预防由于手术、创伤、感染、烧伤等引起的循环血量不足或休克。

（2）减少手术中对供血的需要。

（3）治疗性血液稀释。

【用法用量】

静脉滴注。

（1）治疗和预防循环血量不足或休克：500~1000ml/d。

（2）治疗性血液稀释：静脉滴注 250~500ml/d。

（3）减少手术中供血：术前应用 3% 的中分子羟乙基淀粉 200/0.5，按 1.5:1 的比例以本药替换自体血。

【不良反应】

（1）变态反应：皮疹、荨麻疹、眼睑水肿、哮喘。

（2）血液系统：凝血时间延长。

（3）肝脏：多次输注可出现间接胆红素升高。

（4）其他：类似流感症状、呕吐、颌下腺和下肢水肿等。

二、血容量扩充药的用药护理程序

（一）用药前评估

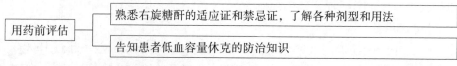

| 用药前评估 | 熟悉右旋糖酐的适应证和禁忌证，了解各种剂型和用法 |
| | 告知患者低血容量休克的防治知识 |

（二）用药期间护理

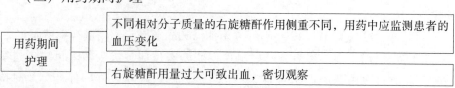

| 用药期间护理 | 不同相对分子质量的右旋糖酐作用侧重不同，用药中应监测患者的血压变化 |
| | 右旋糖酐用量过大可致出血，密切观察 |

（三）用药后护理

用药后护理 — 密切观察用药后的疗效和不良反应

用药后护理 — 观察患者的病情变化

第十章
生殖系统药物

第一节　子宫平滑肌兴奋药

子宫平滑肌兴奋药是一类能够选择性兴奋子宫平滑肌，引起子宫平滑肌节律性收缩或强直性收缩的药物。临床常用的药物有缩宫素、麦角新碱和前列腺素。

一、垂体后叶素类

缩 宫 素

【别　　名】　催产素、奥赛托星。

【主要用途】　引产、催产、产后及流产后因宫缩无力或缩复不良而引起的子宫出血；了解胎盘储备功能（催产素激惹试验）；滴鼻可促使排乳。

【用法用量】　注射剂：5U/ml、10U/ml。催产或引产：1 次 2.5～5U，加入 5% 葡萄糖溶液 500ml 中缓慢静脉滴注，根据宫缩和胎儿情况随时调节。产后出血：胎盘排出后，1 次 5～10U，肌内注射。

【不良反应】　偶见恶心、呕吐、心律失常，使用过量可导致子宫持续性强直收缩，引起胎儿宫内窒息，甚至子宫破裂。因此，缩宫素用于催产、引产时，必须严格掌握剂量、静脉滴注速度，并严格掌握禁忌证。产道异常、头盆不称、胎位不正、前置胎盘、三胎以上经产妇及剖宫产史者禁用。

二、前列腺素类

前列腺素

前列腺素（PG）广泛存在于体内各组织和体液中，具有广泛的生理和药理作用。作为子宫兴奋药，应用于临床的前列腺素主要有地诺前列酮（PGE_2）、地诺前列素（PGF_{2a}）及其衍生物等。

地诺前列酮

【别　　名】　前列腺素 E_2、普洛舒定、普洛地迪。

【主要用途】　中期妊娠及足月妊娠的引产；过期流产、28 周前的宫腔内死胎以及良性葡萄胎时排除宫腔内容物。

【用法用量】　注射剂：2mg/ml，另附一支 1mg 碳酸钠溶液及一支 10ml 的生理盐水。引产：应用前，将本品用所附稀释液稀释后溶于 5% 葡萄糖溶液 500ml 中缓慢静脉滴注；或将本品用所附稀释液稀释后（12ml），每次取 1.2ml 再用生理盐水稀释至 10ml，宫腔内羊膜腔外注射，每 2 小时 1 次，直至胎儿娩出。

【不良反应】

（1）胃肠道反应：腹泻、恶心、呕吐。

（2）心血管系统：舒张压可降低或突然发生严重血压升高。

（3）生殖系统：导致宫颈撕裂、宫颈后方穿孔、子宫破裂和（或）大出血、胎心率改变、胎儿窘迫。

（4）其他：畏寒、发抖、发热。

地诺前列素

【别　　名】　前列腺素 F_{2a}、PGF_{2a}。

【主要用途】　妊娠中期人工流产（16～20 周）及过期流产、胎死宫内或较明显的胎儿先天性畸形的引产，也可用于足月妊娠时引产和用于动脉造影。

【用法用量】

（1）中期引产，羊膜腔内给药：一次 40mg。

（2）中期引产，羊膜腔外宫腔内用药：一次 750mg，每 2～3 小时 1 次。

（3）静脉滴注：用于足月妊娠引产时以 5% 葡萄糖注射液配成 50μg/ml 的溶液，滴速 2.5μg/min，总量 1～4mg。

【不良反应】

（1）胃肠道反应：腹泻、恶心、呕吐。

（2）心血管系统：舒张压可降低或突然发生严重血压升高。

（3）生殖系统：宫颈撕裂、宫颈后方穿孔、子宫破裂和（或）大出血。

（4）其他：畏寒、发抖、发热。

三、麦角生物碱类

麦角新碱

【别　　名】　地施利尔。

【主要用途】

（1）治疗子宫出血：产后或其他原因引起的子宫出血都可用麦角新碱止血，它能使子宫平滑肌强直性收缩，机械地压迫血管而止血。

（2）产后子宫复原：产后的最初 10 天子宫复原过程进行很快，如进行缓慢就易发生出血或感染，因此，须服用麦角制剂等子宫兴奋药以加速子宫复原。常用麦角流浸膏。

（3）治疗偏头痛：偏头痛可能为脑动脉舒张和搏动幅度加大的结果，麦角胺与咖啡因都能收缩脑血管，减少动脉搏动的幅度。合用咖啡因可产生协同作用。

（4）中枢抑制作用：麦角毒的氢化物具有抑制中枢、舒张血管和降低血压的作用。可与异丙嗪、哌替啶配成冬眠合剂。

【用法用量】

（1）片剂：0.2mg、0.5mg。1 次 0.2~0.5mg，每日 2~3 次。

（2）注射剂：0.2mg/ml、0.5mg/ml。1 次 0.2~0.5mg，肌内注射；或 1 次 0.2mg，加入 5% 葡萄糖溶液 500ml 中，缓慢静脉滴注。极量：每次 0.5mg，每日 1mg。

【不良反应】　注射麦角新碱可致呕吐、血压升高等，因此对妊娠期高血压疾病产妇应慎用。麦角流浸膏中含有麦角毒和麦角胺，长期应用可损害血管内皮细胞，特别是患有肝病或外周血管疾病者更为敏感。此外，麦角新碱偶致变态反应。麦角制剂禁用于催产和引产，血管硬化及冠状动脉疾病患者。

四、子宫平滑肌兴奋药的用药护理程序

（一）用药前评估

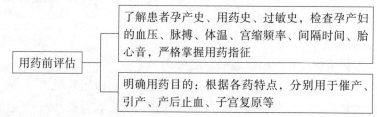

续流程

```
              ┌─ 充分评估妊娠妇女和胎儿的状态，如胎位是否正
              │  常，是否患有心脏病、高血压等并发症
              │
              ├─ 询问妊娠期妇女有无吸烟、饮酒、吸毒等嗜好
              │
  用药前评估 ──┤  对患者及家属进行有关产科方面的知识宣教，使
              ├─ 其保持情绪的稳定，消除顾虑，配合治疗，讲明
              │  药物可能会出现的不良反应
              │
              └─ 使用缩宫素前要了解妊娠期妇女孕产史、既往
                 史、家族病史等。仔细监测胎位、宫缩、胎心
```

（二）用药期间护理

```
              ┌─ 催产或引产时，严格掌握子宫收缩药的剂量和给
              │  药速度，并根据宫缩及胎儿情况随时调整
              │
              │  静脉滴注过程中，每 10～15 分钟听胎心音，测
              ├─ 产妇血压、脉搏各一次，检查宫缩和宫口打开情
              │  况。若胎心音减弱或心率超过 150 次/分，立即
              │  报告医师
              │
              │  用药期间加强用药监护，如监测患者血压、心
              ├─ 率、胎心、子宫收缩的频率和持续时间。严格
  用药期间 ──┤  掌握用药剂量，根据子宫收缩情况调整静滴
  护理         │  速度
              │
              ├─ 麦角生物碱不得与血管收缩药、升压药合用，以
              │  免出现严重高血压甚至脑血管破裂
              │
              │  前列腺素引产有致使宫颈或子宫损伤的可能，故
              │  在引产后应全面检查产妇是否有子宫损伤的情
              ├─ 况；另外，本品对胃肠及支气管平滑肌都有兴奋
              │  作用，用药过程中应密切注意观察可能引起的胃
              │  肠道反应及呼吸变化
              │
              │  低钙血症使麦角新碱的效应减弱，应谨慎静脉注
              └─ 射钙盐，以恢复宫缩。麦角新碱不宜与洋地黄
                 同用
```

（三）用药后护理

注意患者血压、精神等情况。

第二节　子宫平滑肌抑制药

子宫平滑肌抑制药，主要应用于痛经和防治早产。目前，具有子宫平滑肌抑制作用，并具有治疗价值的药物有：β_2 受体激动药，如利托君；前列腺素合成酶抑制剂；缩宫素拮抗剂；钙拮抗剂；硫酸镁等。

一、常用子宫平滑肌抑制药

利　托　君

【别　　名】　利妥特灵、幼托、羟苄麻黄碱、盐酸利托君、雷托君、柔托扒。

【主要用途】　主要用于延长孕期，防止早产。

【用法用量】　注射剂：静滴，150mg/次，加入输液 500ml 稀释为 0.3mg/ml，开始时，控制滴速使剂量为每分钟 0.1mg，并逐渐增加至有效剂量，通常保持在每分钟 0.15~0.35mg，待宫缩停止后，至少持续输注 12 小时。片剂：10mg/片。每 2 小时 10mg，此后每 4~6 小时 10~20mg，每日总剂量不超过 120mg。

【不良反应】

（1）心血管系统：心悸、心律不齐、母亲和胎儿心率增快、母亲血压升高（母亲收缩压平均增高 12mmHg，舒张压下降 23mmHg）。

（2）胃肠道反应：上腹部压迫感、恶心、呕吐、腹胀、腹泻。

（3）神经系统：头痛、震颤、神经过敏、紧张不安、情绪沮丧、烦躁、无力、焦虑或全身不适。

（4）血液系统：白细胞减少或粒细胞减少。

（5）其他：血糖升高、暂时性血钾下降、胸痛或胸部发紧、出现红斑。

二、子宫平滑肌抑制药的用药护理程序

（一）用药前评估

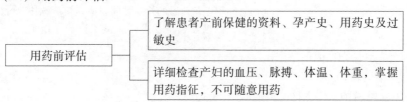

（二）用药期间护理

用药期间
护理

> 本类药物与糖皮质激素合用可出现肺水肿，严重者可导致死亡。同类药物还有特布他林、沙丁胺醇、克伦特罗等，也可激动子宫平滑肌上的 β_2 受体，使子宫平滑肌松弛，产生与利托君相似的松弛子宫平滑肌的作用，增加子宫和胎盘的血流量，改善子宫内供血供氧，用于预防早产

> 服用利托君缓释胶囊时，应嘱患者不得拆囊服用，应整粒以水吞服。静脉滴注时应使患者保持左侧姿势，以减少高血压危险

（三）用药后护理

注意患者血压、精神等情况。

第十一章
抗变态反应药

第一节　组胺受体阻断药

组胺受体阻断药在体内与相应组胺受体结合而起抗组胺作用。根据药物选择性不同，抗阻胺药可分为 H_1 受体阻断药、H_2 受体阻断药、H_3 受体阻断药。

一、H_1 受体阻断药

H_1 受体阻断药分为第一代和第二代。临床常用的第一代药物有苯海拉明（苯那君）、异丙嗪（非那根）、氯苯那敏（扑尔敏）、曲吡那敏（扑敏宁）等，对中枢作用强、阻断受体特异性差，持续时间短，故有明显的镇静和抗胆碱作用；第二代药物有西替利嗪（仙特敏）、左卡巴斯汀、阿司咪唑（息斯敏）、特非那定、氯雷他定等，具有长效、无嗜睡，并对打喷嚏、流清涕及鼻痒效果好等特点。

1. 常用 H_1 受体阻断药的作用比较

药　　物		抗组胺	镇静催眠	抗晕止吐	抗胆碱	维持时间（h）
第一代 H_1 受体阻断药	苯海拉明	++	+++	++	+++	4~6
	异丙嗪	++	+++	++	+++	4~6
	氯苯那敏	+++	+	-	++	4~6
	曲吡那敏	+++	++	-	-	4~6
第二代 H_2 受体阻断药	西替利嗪	+++	-	-	-	7~10
	阿司咪唑	+++	-	-	-	>12
	左卡巴斯汀	+++	-	-	-	10~24
	特非那定	+++	-	-	-	12~24
	依巴斯汀	+++	-	-	-	24
	氯雷他定	+++	-	-	-	24

注：+表示作用强度，-表示无作用

2. 常用 H_1 受体阻断药的用法用量、主要用途、不良反应

药　物		口服剂量（mg/次）	主要用途	不良反应
第一代 H_1 受体阻断药	苯海拉明	25~50，3~4 次/日	皮肤黏膜的过敏症状、晕动病、失眠症等	镇静、嗜睡、头晕、乏力、精神不振。用药期间不宜驾驶或高空作业
	异丙嗪	12.5~25	皮肤黏膜过敏症状、晕动病、冬眠合剂组成成分、复方止咳平喘药组成成分	嗜睡、乏力、头晕、口干等。与食物和牛奶同服可减轻胃刺激。静脉滴注时应避光
	氯苯那敏	4	皮肤黏膜过敏	嗜睡、乏力、胃肠反应等。与食物和牛奶同服可减轻胃刺激
	曲吡那敏	25~50	皮肤黏膜过敏症状、哮喘	嗜睡、乏力、胃肠道反应等。不宜嚼碎
第二代 H_1 受体阻断药	西替利嗪	5~10	季节性和常年性过敏性鼻炎、季节性结膜炎、瘙痒和荨麻疹	少见。肾功能损害者需减量
	阿司咪唑	10	过敏性鼻炎、过敏性结膜炎、其他过敏症状	过量或与肝药酶抑制药合用易致心律失常，饭前 1~2 小时服用
	左卡巴斯汀	1. 喷鼻：每只鼻孔每次 2 喷，每天 2 次 2. 滴眼：每次双眼各 1 滴，每天 2 次	过敏性鼻炎、过敏性结膜炎	一过性局部刺激，如鼻眼刺痛和烧灼感。12 岁以下儿童不宜使用。用前必须摇匀
	特非那定	60	过敏性鼻炎、过敏性皮肤病、荨麻疹、花粉症（枯草热）	头痛、胃肠道反应、过量可致心律失常。饭后服用
	依巴斯汀	每次 1~4，每天 2 次	常年性、季节性过敏性鼻炎、慢性荨麻疹、湿疹、皮炎	罕见心动过速、尿潴留、皮疹、水肿、肝功能异常等。心律失常、肝肾功能不全、哮喘病、皮肤瘙痒等慎用

二、H₂ 受体阻断药

H₂ 受体阻断剂可拮抗组胺引起的胃酸分泌，对 H₁ 受体无作用。H₂ 受体阻断剂是治疗消化性溃疡很有价值的新药。当前临床应用的有西咪替丁、雷尼替丁、法莫替丁和尼扎替丁等。

临床用于十二指肠溃疡、胃溃疡。应用 6~8 周，愈合率较高，延长用药可减少复发。卓-艾综合征需用较大剂量。其他胃酸分泌过多的疾病如胃肠吻合溃疡、反流性食管炎等也可用。

【不良反应】 偶有便秘、腹泻、腹胀及头痛、头晕、皮疹、瘙痒等。长期服用西咪替丁可引起内分泌紊乱，男性可引起阳痿、乳房发育等，女性可致溢乳。西咪替丁能抑制肝药酶活性，抑制华法林、苯妥英钠、茶碱、苯巴比妥、地西泮、普萘洛尔等代谢。合用时，应调整这些药物的剂量。

第二节 钙 剂

用于抗变态反应的钙剂有葡萄糖酸钙、氯化钙、乳酸钙。

葡萄糖酸钙

【别 名】 糖酸钙。

【主要用途】 治疗钙缺乏、急性血钙过低、碱中毒及甲状旁腺功能低下所致的手足搐搦症；过敏性疾患；镁中毒时的解救；氟中毒的解救；心脏复苏时应用。

【用法用量】

(1) 片剂：0.3g，0.5g。0.5~2g/次，3 次/日。

(2) 注射剂：1g/10ml。1~2g/次，加等量 10%~25% 葡萄糖稀释后缓慢静注（每分钟不超过 2ml），或加于 5%~10% 葡萄糖 50~100ml 中静滴。

【不良反应】

(1) 消化系统：口中有金属味、食欲缺乏、便秘、口干、呕吐、恶心等。

(2) 注射部位：皮肤发红、皮疹和疼痛。

(3) 其他：全身发热、心慌。

氯 化 钙

【别 名】 无水氯化钙。

【主要用途】

（1）新生儿低钙搐搦、碱中毒及甲状旁腺功能减退所致的手足搐搦症、维生素 D 缺乏症等。

（2）过敏性疾患。

（3）镁中毒。

（4）氟中毒。

（5）心脏复苏时作为强心剂，用于低血钙、高血钾，或钙通道阻滞引起的心功能异常的解救。

【用法用量】　注射剂：0.5g/10ml、0.6g/20ml、1g/20ml。0.5～1g/次，加等量 5%～25% 葡萄糖稀释后缓慢静注（每分钟不超过 2ml）。

【不良反应】

（1）消化道反应：食欲缺乏、口中有金属味、异常口干、恶心、呕吐、便秘。

（2）精神神经系统：嗜睡、持续头痛、精神错乱。

（3）心血管系统：血压略降或高血压、心律失常甚至心跳停止。

（4）其他：注射部位疼痛、眼和皮肤对光敏感、高钙血症等。

乳　酸　钙

【别　　名】　α-羟基-丙酸钙五水化合物。

【主要用途】　适用于防治钙缺乏症及妊娠和哺乳期妇女的钙盐补充。

【用法用量】　片剂：0.25g、0.5g。0.5～1g/次，2～3 次/日。

【不良反应】

（1）消化道反应：食欲缺乏、口中有金属味、异常口干、恶心、呕吐、便秘。

（2）精神神经系统：嗜睡、持续头痛、精神错乱。

（3）心血管系统：血压略降或高血压、心律失常甚至心脏骤停。

（4）其他：注射部位疼痛、眼和皮肤对光敏感、高钙血症等。

第三节　抗变态反应药的用药护理程序

一、用药前评估

用药前评估	告知患者可能出现的不良反应，如困倦、头晕、无力等
	明确用药目的，主要用于缓解或消除以组胺释放为主的过敏性疾病和防晕止吐

续流程

	使用前应了解患者发生变态反应后的主要症状，所涉及的组织、器官在呼吸、血压、心率等方面有何异常
	既往史：了解患者用药史及过敏史；评估已知或可疑的致敏源，询问有无忌服的食品、药品和忌用的物品。询问患者是否处于妊娠及哺乳期
用药前评估	生活习性：了解患者是否饮酒，饮食、生活环境有无变化
	对患者及家属讲明过敏反应发生的道理，使其在心理上消除对变态反应的恐惧感
	指导患者正确用药，如用于抗过敏治疗应早期服药，不要等变态反应严重时再用

二、用药期间护理

	本类药物主要口服给药，苯海拉明、氯苯那敏可肌内注射，异丙嗪可肌内注射或静脉注射。因有刺激性，应深部肌内注射
	服药期间避免高空作业、操作机器、驾驶车船等，不宜与其他中枢抑制药合用
	儿童服用本类药物有时可引起惊厥，妊娠期和哺乳期妇女慎用
用药期间护理	服药后过敏症状无明显改善时，不可随意加大剂量或乱用其他药物，应及时就医。教患者避免和减少接触致敏源的方法及有关知识。还应告诉患者可能出现的不良反应，如头晕、困倦等
	阿司咪唑与特非那定过量可致严重的心律失常，应慎重选用
	钙剂不可皮下或肌内注射，静脉注射时，可引起全身发热感，并兴奋心脏引起心律失常，甚至心脏停搏，故应用 10% 葡萄糖注射液稀释后缓慢注射，每分钟不超过 5ml，密切观察患者反应，并避免漏出血管外引起剧痛及组织坏死。如药液外漏时，应立即用 0.5% 普鲁卡因注射液做局部封闭

续流程

用药期间护理	钙剂能增加强心苷的心脏毒性，故在强心苷治疗期间或停药后1周内禁忌静脉注射钙盐。钙离子与四环素类抗生素可生成不溶性络合物而互相影响吸收，二者不宜同服。心肝肾功能不全者慎用，高钙血症、高尿酸血症、含钙肾结石或有肾结石患者禁用钙剂。使用时间超过2周时，应进行血钙、血磷的监测

三、用药后护理评价

服药后过敏症状无明显改善时，不可随意加大剂量，应及时就医。

第十二章
内分泌系统药物

第一节　肾上腺皮质激素类药

肾上腺皮质激素（皮质激素）是肾上腺皮质所分泌激素的总称，在化学结构上均属甾体类（类固醇）化合物。肾上腺皮质由外向内依次分为球状带、束状带及网状带三层。球状带合成盐皮质激素，束状带合成糖皮质激素，网状带合成性激素。肾上腺皮质激素的分泌和生成受促肾上腺皮质激素（ACTH，促皮质激素）的调节，而 ACTH 的分泌受昼夜节律的影响。临床常用的肾上腺皮质激素主要是糖皮质激素。

一、糖皮质激素类药

糖皮质激素类药种类繁多，除氢化可的松、可的松外，还有大量的人工合成品种。本类药物在生理剂量时主要影响糖、蛋白质和脂肪等物质的代谢，在应激反应时或超生理剂量时，具有广泛而复杂的药理作用。

按作用持续时间长短可分为短效、中效和长效 3 类。可的松和氢化可的松属短效类；中效类药物常用的有泼尼松（强的松）、泼尼松龙、甲泼尼龙、曲安西龙（去炎松）等；长效类药物有地塞米松、倍他米松等。此外尚有外用糖皮质激素制剂如氟氢可的松、氟氢松等。

本类药物脂溶性大，口服、注射均可吸收。本类药物主要在肝中代谢，大部分由尿迅速排出。可的松、泼尼松等必须在肝脏分别转化为氢化可的松和泼尼松龙方可呈现活性，严重肝功能不全者，宜选用氢化可的松、泼尼松龙。

分类及药物		水盐代谢（比值）	糖代谢（比值）	抗炎作用（比值）	等效剂量（mg）	血浆半衰期（min）
短效	氢化可的松	1.0	1.0	1.0	20	90
	可的松	0.8	0.8	0.8	25	90

续　表

分类及药物		水盐代谢（比值）	糖代谢（比值）	抗炎作用（比值）	等效剂量（mg）	血浆半衰期（min）
中效	泼尼松	0.6	3.5	3.5	5	>200
	泼尼松龙	0.6	4.0	4.0	5	>200
	甲泼尼松龙	0.5	5.0	5.0	4	>200
	曲安西龙	0	5.0	5.0	4	>200
长效	地塞米松	0	30	30	0.75	>300
	倍他米松	0	30~35	25~35	0.60	>300
外用	氟氢可的松	125	–	12	–	–
	氟氢松	–	–	40	–	–

氢化可的松

【别　　名】　可的索、皮质醇。

【主要用途】

（1）肾上腺皮质功能减退症及垂体功能减退症。

（2）过敏性和炎症性疾病。

【用法用量】

（1）片剂：10mg、20mg。替代疗法，每日20~30mg，分2次服；药理治疗，首日60~120mg，分3~4次服，维持量每日20~40mg。

（2）注射剂：10mg/2ml、25mg/5ml、50mg/10ml、100mg/20ml。1次100~200mg，用0.9%氯化钠注射液或5%葡萄糖注射液500ml稀释，静脉滴注，每日1~2次。

（3）软膏剂：0.5%~2.5%。外用。

【不良反应】

（1）变态反应：面部、鼻黏膜、眼睑肿胀、过敏性皮炎、血管神经性水肿、荨麻疹、气短、胸闷、喘鸣。

（2）医源性库欣综合征：满月脸、水牛背、肌萎缩、皮肤变薄、紫纹、体重增加、下肢水肿、多毛、痤疮、高血压、高血糖、低血钾、易出血倾向、创口愈合不良、月经紊乱、肱骨头或股骨头缺血性坏死、骨质疏松或骨折等。

（3）消化道系统：恶心、呕吐、胰腺炎、消化性溃疡或肠穿孔。

（4）精神神经系统：欣快感、激动、不安、谵妄、定向障碍、情感变异，甚至精神病症状、自杀倾向。

（5）糖皮质激素停药综合征：①下丘脑-垂体-肾上腺功能减退，表现为乏力、软弱、食欲缺乏、恶心、呕吐、血压偏低、脱水，严重者可致死；②反跳现象，即停药后原来疾病已被控制的症状重新出现；③撤药反应，停药后出现头晕、晕厥倾向、腹痛或背痛、低热、食欲缺乏、恶心、呕吐、肌肉或关节疼痛、头痛、乏力、软弱。

（6）其他：青光眼、白内障、良性颅内压升高综合征。

泼 尼 松

【别　　名】　强的松、去氢可的松。

【主要用途】　过敏性与自身免疫性炎症性疾病。

【用法用量】　片剂：1mg、5mg。1 次 5～10mg，每日 3～4 次。维持量每日 5～10mg。

【不良反应】　医源性库欣综合征、并发或加重感染、诱发或加重消化系统溃疡、诱发神经精神症状、诱发高血压和动脉粥样硬化、抑制生长发育、导致肾上腺皮质功能减退等。

泼尼松龙

【别　　名】　强的松龙、氢化泼尼松、去氢氢化可的松。

【主要用途】

（1）过敏性与自身免疫性炎症性疾病。

（2）腱鞘炎、关节病。

（3）五官科疾病的局部治疗。

【用法用量】

（1）片剂：1mg、5mg。开始每日 15～40mg，分 3～4 次服，维持量每日 5～10mg。

（2）注射剂：20mg/ml。1 次 10～25mg 加入 5% 葡萄糖注射液 500ml 中，静脉滴注。

【不良反应】　医源性库欣综合征、并发或加重感染、诱发或加重消化系统溃疡、诱发神经精神症状、诱发高血压和动脉粥样硬化、抑制生长发育、导致肾上腺皮质功能减退等。

甲泼尼龙

【别　　名】　甲强龙、甲基泼尼松龙、甲基强的松龙。

【主要用途】　适用于危重型系统性红斑狼疮（狼疮脑病）、血小板显著低下、肾炎、心肌损害、皮肌炎及血管炎、哮喘发作、严重急性感染、器官移植术前后等。

【用法用量】　片剂：2mg/片、4mg/片。开始16~24mg/d，分2次服，维持量4~8mg/d。

（1）甲泼尼龙混悬液：20mg/1ml、40mg/1ml。关节腔或肌内注射，10~80mg/次。

（2）甲泼尼龙琥珀酸钠注射液：相当于甲泼尼龙40mg/支、125mg/支、250mg/支、500mg/支、1000mg/支、2000mg/支。静脉滴注0.8~1mg/d，加入5%葡萄糖溶液250~500ml中。

【不良反应】　医源性库欣综合征、并发或加重感染、诱发或加重消化系统溃疡、诱发神经精神症状、诱发高血压和动脉粥样硬化、抑制生长发育、导致肾上腺皮质功能减退等。

倍他米松

【主要用途】
（1）变态性与自身免疫性炎症性疾病。
（2）腱鞘炎、关节病。
（3）五官科疾病的局部治疗。

【用法用量】　口服，起始量1~4mg/d，分次给予，维持量0.5~1mg/d。

【不良反应】
（1）变态反应：面部、鼻黏膜、眼睑肿胀、过敏性皮炎、血管神经性水肿、荨麻疹、气短、胸闷、喘鸣。

（2）医源性库欣综合征：满月脸、水牛背、肌萎缩、皮肤变薄与紫纹、体重增加、下肢水肿、多毛、痤疮、高血压、高血糖、低血钾、易出血倾向、创口愈合不良、月经紊乱、肱骨头或股骨头缺血性坏死、骨质疏松或骨折等。

（3）消化道系统：恶心、呕吐、胰腺炎、消化性溃疡或肠穿孔。

（4）精神神经系统：欣快感、激动、不安、谵妄、定向障碍、情感变异、甚至精神病症状、自杀倾向。

（5）糖皮质激素停药综合征：①下丘脑-垂体-肾上腺功能减退，表现为乏力、软弱、食欲缺乏、恶心、呕吐、血压偏低、脱水，严重者可致死；②反跳现象，即停药后原来疾病已被控制的症状重新出现；③撤药反应，停药后出现头晕、晕厥倾向、腹痛或背痛、低热、食欲缺乏、恶心、呕吐、肌肉或关节疼痛、头痛、乏力、软弱。

（6）其他：青光眼、白内障、良性颅内压升高综合征。

帕拉米松

【主要用途】

（1）过敏性与自身免疫性炎症性疾病。

（2）腱鞘炎、关节病。

（3）五官科疾病的局部治疗。

【用法用量】 口服，开始剂量每日 4~12mg，1 次或分次服。

【不良反应】 医源性库欣综合征、并发或加重感染、诱发或加重消化系统溃疡、诱发神经精神症状、诱发高血压和动脉粥样硬化、抑制生长发育、导致肾上腺皮质功能减退等。

曲安西龙

【别　　名】 炎舒松、去炎松、羟氟西龙、阿赛松。

【主要用途】

（1）过敏性与自身免疫性炎症性疾病。

（2）腱鞘炎、关节病。

（3）五官科疾病的局部治疗。

【用法用量】

（1）片剂：4mg/片。8~40mg/次，每天或隔日清晨 1 次服。维持量 4~8mg/d。

（2）混悬液：10mg/1ml、40mg/1ml、125mg/5ml。10~25mg/次，关节腔或局部注射。每周 1~2 次。

【不良反应】 医源性库欣综合征、并发或加重感染、诱发或加重消化系统溃疡、诱发神经精神症状、诱发高血压和动脉粥样硬化、抑制生长发育、导致肾上腺皮质功能减退等。

二、盐皮质激素类药

醛固酮和去氧皮质酮

醛固酮和去氧皮质酮能促进远曲小管对 Na^+、Cl^- 的重吸收和 K^+、H^+ 的分泌，具有明显的保钠排钾作用。主要用于慢性肾上腺皮质功能减退症，常与糖皮质激素类药物如可的松或氢化可的松合用作为替代治疗，以纠正失水、失钠和钾潴留等，恢复和维持水与电解质的平衡。盐皮质激素过量应用，可致水肿、高钠血症、低钾血症、高血压、心力衰竭等。

三、促皮质激素类药

促皮质素

【别　　名】　促肾上腺皮质激素、促皮质激素。

【主要用途】

（1）继发性肾上腺皮质功能减退症。

（2）肾上腺皮质功能正常需要糖皮质激素治疗的疾病。

（3）垂体肾上腺轴的储备功能及肾上腺皮质疾病的鉴别诊断。

【用法用量】　注射剂：25U、50U。1 次 12.5~25U，每日 2 次，肌内注射；或一次 12.5~25U，每日 1 次，溶于 5%~10% 葡萄糖注射液 500ml 中，静脉滴注，于 8 小时内滴完。

【不良反应】

（1）变态反应：发热、皮疹、血管神经性水肿、过敏性休克。

（2）心血管系统：高血压、心脏扩大。

（3）消化系统：恶心、呕吐、腹胀、十二指肠溃疡出血或穿孔。

（4）代谢-内分泌系统：代谢紊乱、水钠潴留、钙钾丢失、痤疮、多毛、月经不调、负氮平衡、儿童生长抑制、骨质疏松、股骨头坏死、糖尿病等。

（5）精神神经系统：失眠、头痛、兴奋躁狂、抑郁、欣快感等。

（6）皮肤：色素沉着。

四、皮质激素抑制药

美替拉酮

【别　　名】　甲吡酮。

【主要用途】　临床用于治疗肾上腺皮质肿瘤和垂体肿瘤所引起的氢化可的松或 ACTH 过多症以及皮质癌，亦可用于垂体释放 ACTH 功能试验。

【用法用量】　胶囊剂：250mg。用于库欣综合征的鉴别诊断：1 次 750mg，小儿 1 次 15mg/kg，每 4 小时服 1 次，共 6 次。用于库欣综合征的治疗：1 次 0.2g，每日 2 次；可根据病情调整用量到 1 次 1g，每日 4 次。

【不良反应】　不良反应较少，可有眩晕、胃肠道反应，也可引起高血压和低钾性碱中毒。

米 托 坦

【别　　名】　双氯苯二氯乙烷。

【主要用途】　用于不可切除的皮质癌、切除后复发癌以及皮质癌术后辅助治疗。

【用法用量】　胶囊：0.5g、1g；片剂：0.5g。每天6～15mg/kg，分3～4次口服，从小剂量开始逐渐增大到最大耐受量，其变化范围每天2～16g，一般每天8～10g。如出现不良反应，则减少剂量，直到确定最大耐受量，治疗应持续到出现临床效果，有效后改为每天2～4g，4～8周为1个疗程。如服用最大耐受量3个月仍无效，则停止治疗。治疗应在熟悉此药的医师指导下进行。

【不良反应】　不良反应有食欲缺乏、恶心、腹泻、头痛、嗜睡、眩晕、中枢抑制、运动失调、皮疹等，减少剂量这些症状可以消失。若由于严重肾上腺功能不全而出现休克，或严重的创伤时，可给予肾上腺皮质类固醇类药物。

五、糖皮质激素的用药护理程序

（一）用药前评估

用药前评估
- 掌握常用糖皮质激素类药的适应证、不良反应和禁忌证，了解各种剂型和用法
- 告知患者糖皮质激素类药的适应证及用药目的、方法、饮食

（二）用药期间护理

用药期间护理
- 糖皮质激素类不良反应多。长期大量用药可出现医源性肾上腺皮质功能亢进综合征、诱发或加重感染、诱发或加重溃疡、诱发高血压和动脉粥样硬化、诱发糖尿病、诱发精神失常或癫痫发作、骨质疏松，突然停药可引起停药反应，用药期间应注意监测血钾、血糖、尿常规、心电图、肝肾功能等
- 盐皮质激素目前临床常将小剂量去氧皮质酮与氢化可的松合用作为替代疗法，用于慢性肾上腺皮质功能不全症
- 促皮质激素临床用于诊断腺垂体肾上腺皮质功能水平及防止因长期使用糖皮质激素而发生皮质萎缩和功能不全；皮质激素抑制剂主要用于不宜手术切除的肾上腺皮质癌、切除后的复发癌以及皮质癌术后的辅助治疗，也可用于垂体性肾上腺皮质功能亢进综合征

续流程

用药期间护理	告诉患者在用药期间应按医生所嘱时间及剂量用药，不可随意增减或停服；饮食以低钠、低糖、高蛋白、高维生素、含钾丰富的水果及蔬菜为主
	为减少不良反应，长期用药者可加服维生素 D、钙片，尤其老年人、儿童及更年期妇女，预防骨质疏松；加服抗酸药及保护胃黏膜制剂预防消化性溃疡；局部用药可达到治疗目的的，则不全身用药，可减少全身性不良反应
	糖皮质激素的混悬液制剂不宜在三角肌进行肌内注射，以免肌肉萎缩影响上肢功能。臀部肌内注射应注意交替更换部位。不能在感染的关节腔内注射给药，以防局部脓肿；不能皮下注射给药。应用糖皮质激素期间不能做免疫接种

（三）用药后护理

| 用药后护理 | 密切观察用药后的疗效和不良反应。本类药物可以诱发和加重感染，对于病毒性和真菌性感染，更应高度重视，应缩短用药范围和时间，配伍必要的抗生素，同时加强预防感染的护理措施，注意观察病灶变化，及时提醒患者和医生，避免出现不良后果 |
| | 指导患者养成良好的习惯，以配合药物治疗。长期用药的患者停药时，应密切观察病情，逐渐减量至完全停药，可提示医生辅助使用促皮质激素，促进肾上腺皮质功能的恢复，防止出现肾上腺皮质功能减退症 |

第二节 甲状腺激素和抗甲状腺药

甲状腺激素是由甲状腺合成、分泌的激素，在维持机体正常代谢、促进生长发育等方面具有重要的作用。当甲状腺功能低下时，甲状腺激素合成、分泌减少，可引起呆小病或黏液性水肿等甲状腺功能减退症，需要用甲状腺激素类药治疗；当甲状腺功能亢进时，甲状腺激素合成、分泌增多，可引起甲状腺功能亢进症（甲亢），需要用抗甲状腺药治疗。

一、甲状腺激素

甲状腺激素是由甲状腺合成和分泌的激素，包括甲状腺素（T_4）和三碘甲状腺原氨酸（T_3，碘塞罗宁）。正常人每日释放 T_4 与 T_3 量分别为 75μg 及 25μg。

甲状腺激素

【主要用途】

（1）呆小病：甲状腺功能不足的婴幼儿应尽早诊治，发育仍可正常。若治疗过迟，躯体虽可发育正常，但智力仍然低下。

（2）黏液性水肿：一般服用甲状腺片，宜从小剂量开始，直至足量。

（3）单纯性甲状腺肿：其治疗取决于病因。由缺碘所引起者应补碘，无明显原因者可给予适量甲状腺激素，以补充内源性激素的不足，并可抑制促甲状腺激素过多分泌，以缓解甲状腺组织代偿性增生肥大。

【用法用量】

（1）甲状腺素：片剂：0.1mg。每日 0.1~0.2mg。注射剂：1mg/10ml。每日 0.3~0.5mg，静脉滴注。

（2）碘塞罗宁：片剂：20μg、25μg、50μg。服药首日 10~20μg，以后渐增至每日 80~100μg，分 2~3 次服。小儿体重在 7 kg 以下者服药首日 2.5μg，7 kg 以上者每日 5μg，以后每隔一周每日增加 5μg，维持量每日 1.5~20μg，分 2~3 次服。

【不良反应】 过量时可引起甲状腺功能亢进的临床表现，如心悸、手震颤、多汗、体重减轻、失眠等，重者可致腹泻、呕吐、发热、脉搏快而不规则，老年人和心脏病患者中，可发生心绞痛、心肌梗死。一旦发生立即停药，必要时用 β 受体阻断药对抗。欲继续服药，1 周后再从小剂量开始。糖尿病、冠心病、快速型心律失常患者禁用。

甲状腺粉

【别　　名】 干燥甲状腺粉、干甲状腺。

【主要用途】 用于黏液性水肿、地方性甲状腺肿及各种原因引起的甲状腺功能减退症。

【用法用量】

（1）口服，起始量 15~20mg/d，逐渐加量，维持量 90~120mg/d。

（2）婴儿及儿童，6 个月以下 15~30mg/d；6 个月至 1 岁 30~60mg/d；1~3 岁 60~90mg/d；3~7 岁 90~20mg/d；7~14 岁 130~150mg/d，起始量为完全替代剂量的 1/3，逐渐加量。

【不良反应】

（1）肾上腺皮质功能不足：脱水、低血压、低血糖、皮肤及黏膜色素沉着等。

（2）内分泌系统：骨骺闭合过早。

左甲状腺素钠（L-T₄）

【别　　名】　雷替斯、优甲乐、特洛新。

【主要用途】　各种原因引起的甲状腺功能减退症。

【用法用量】　片剂：25μg、50μg、100μg。25～50μg/d，每隔2～3周增加25μg，直到甲状腺功能恢复正常。一般需要100～150μg/d。

【不良反应】

对剂量不耐受或者服用过量，特别是由于治疗开始时剂量增加过快，可能出现甲状腺功能亢进症状，包括手抖、心悸、心律不齐、多汗、腹泻、体重下降、失眠和烦躁。

二、抗甲状腺药

（一）硫脲类咪唑类

常用的抗甲状腺药物可分为两类：①硫氧嘧啶类：包括甲硫氧嘧啶、丙硫氧嘧啶。②咪唑类：包括甲巯咪唑（他巴唑）及卡比马唑（甲亢平）。硫脲类药口服吸收迅速，在体内分布较广，易进入乳汁和通过胎盘屏障，主要在肝内代谢，通过肾脏排出。

丙硫氧嘧啶

【别　　名】　普洛德、丙赛优。

【主要用途】　甲状腺功能亢进症。

【用法用量】　片剂：50mg、100mg。开始为1天300～600mg，分3次。维持量1天25～100mg，分1～2次服。

【不良反应】

（1）变态反应：荨麻疹、瘙痒、红斑、皮肤色素沉着、剥脱性皮炎。

（2）消化道反应：味觉减退、食欲缺乏、腹上区不适、恶心、呕吐、腹泻、涎腺炎、胆汁淤积型肝炎。

甲巯咪唑

【别　　名】　他巴唑、甲硫咪唑。

【主要用途】 各种类型的甲状腺功能亢进症，尤其适用于：

（1）病情较轻，甲状腺轻至中度肿大者。

（2）青少年及儿童、老年患者。

（3）甲状腺手术后复发，又不适于用放射性^{131}I治疗者。

（4）手术前准备。

（5）^{131}I放疗的辅助治疗。

【用法用量】 片剂：5mg、10mg。开始量为1天20~60mg，分3次，维持量1天5~10mg。服药最短不能少于1年。

【不良反应】 常见的不良反应有瘙痒、药疹等变态反应，多数情况下不需停药也可消失。严重不良反应有粒细胞缺乏症。一般发生在治疗后的2~3个月内，故应定期检查血象，若用药后出现咽痛或发热，立即停药则可恢复。特别要注意与甲状腺功能亢进症本身所引起的白细胞总数偏低相区别。

卡比马唑

【别　　名】 甲亢平、卡马唑、新喋卡唑。

【主要用途】

各种类型的甲状腺功能亢进症，尤其适用于：

（1）病情较轻，甲状腺轻至中度肿大者。

（2）青少年及儿童、老年患者。

（3）甲状腺手术后复发，又不适于用放射性^{131}I治疗者。

（4）手术前准备。

（5）^{131}I放疗的辅助治疗。

【用法用量】 片剂：5mg。10~20mg/次，3次/日，维持量5~10mg/d。

【不良反应】

（1）变态反应：常见有皮疹、瘙痒和荨麻疹等轻度变态反应。多数情况下不需停药也可消失。

（2）胃肠道反应：如厌食、呕吐、腹痛、腹泻等。

（3）粒细胞缺乏：为严重不良反应，发生率0.3%~0.6%，多出现在治疗后2~3个月，及时停药可恢复。应定期查血象，并警惕发热、咽痛、感染等先兆症状。若白细胞总数低于$3.0×10^9$/L或中性粒细胞低于$1.5×10^9$/L，应立即停药并给予升高白细胞药。

（4）甲状腺肿和甲状腺功能减退症：长期过量应用时发生，但一般多不严重，及时停药后可自愈，必要时可考虑替代治疗。

（5）哺乳期妇女、甲状腺功能亢进症、结节性甲状腺肿及甲状腺癌等禁用。

（二）碘及碘化物

碘及碘化物是治疗甲状腺病最古老的药物，不同剂量的碘化物对甲状腺功能可产生不同的作用。临床常用的有碘化钾、碘酸钾、复方碘溶液。

【主要用途】

（1）防治碘缺乏病：在缺碘地区食盐中添加万分之一或十万分之一的碘化钾或碘化钠，可有效防止发病。

（2）甲状腺功能亢进症手术前准备：一般在术前2周给予复方碘溶液，因为大剂量碘能抑制TSH促进腺体增生的作用，使腺体缩小、变硬，血管减少，从而有利于手术进行及减少出血。

（3）甲状腺危象的治疗：可将碘化物加到10%葡萄糖溶液中静脉滴注，也可服用复方碘溶液，其抗甲状腺作用发生迅速，并在2周内逐渐停服，需同时配合服用硫脲类药物。

【用法用量】

（1）碘化钾：溶液剂：10%。用于单纯性甲状腺肿，1次0.1ml，每日1次，20天为一个疗程，连用2个疗程，疗程间隔30~40天，1~2个月后，剂量可逐渐增大至每日0.2~0.25ml，总疗程3~6个月。

（2）复方碘溶液（卢戈液）：溶液剂：含碘5%、碘化钾10%。单纯性甲状腺肿，1次0.1~0.5ml，每日1次，2周为一个疗程，疗程间隔30~40天；甲状腺功能亢进症术前准备，1次0.3~0.5ml，每日3次，加水稀释后服用，连服2周；甲状腺危象，首次服2~4ml，以后每4小时服1~2ml。

（3）碘酸钾：①口服片剂，4岁以上及成人服1片，4岁以下半片，1次/日，孕妇及产妇服1片，1次/日，或遵医嘱。②口服颗粒剂，4岁以下儿童1包，4岁以上及成人1~2包，孕妇及乳母2~3包，1次/日或遵医嘱。

【不良反应】

（1）变态反应：可于用药后立即或几小时后发生，主要表现为血管神经性水肿、上呼吸道水肿及严重喉头水肿。停药后可消退，必要时给予抗过敏治疗。

（2）慢性碘中毒：表现为口腔及咽喉烧灼感、唾液分泌增多、眼刺激症状等。

（3）诱发甲状腺功能紊乱：长期服用碘化物可诱发甲状腺功能亢进，也可诱发甲状腺功能减退和甲状腺肿。碘还可进入乳汁并通过胎盘引起新生儿甲状腺肿，故孕妇及产妇应慎用。

（三）放射性碘

【别　　名】　放射性碘化钠溶液。

【主要用途】

（1）甲状腺功能亢进的治疗：^{131}I用于不宜手术、术后复发、硫脲类无效或过敏者。

（2）甲状腺功能检查：甲状腺功能亢进时，摄碘率高，摄碘高峰时间前移。

【用法用量】　做甲状腺功能试验1次用2微居里。治疗甲状腺功能亢进症时用5~15微居里。

【不良反应】　易致甲状腺功能低下，故应严格掌握剂量和密切观察有无不良反应，一旦发生甲状腺功能低下可补充甲状腺激素对抗之。

（四）β受体阻断药

普萘洛尔等β受体阻断药，主要通过阻断β受体，改善甲状腺功能亢进症引起的心率加快、心收缩力增强等交感神经兴奋症状；同时抑制外周组织中的T_4向T_3转化。用于不宜手术、不宜用抗甲状腺药及^{131}I治疗的甲状腺功能亢进症患者；也可用于甲状腺手术前准备和甲状腺危象的辅助治疗。与硫脲类药合用则疗效迅速而显著。

三、甲状腺激素和抗甲状腺药的用药护理程序

（一）用药前评估

检测患者心率、体重、身高。检查心电图和血液TSH、T_3、T_4水平。

（二）用药期间护理

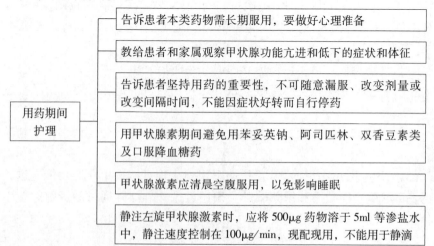

用药期间护理

- 告诉患者本类药物需长期服用，要做好心理准备
- 教给患者和家属观察甲状腺功能亢进和低下的症状和体征
- 告诉患者坚持用药的重要性，不可随意漏服、改变剂量或改变间隔时间，不能因症状好转而自行停药
- 用甲状腺素期间避免用苯妥英钠、阿司匹林、双香豆素类及口服降血糖药
- 甲状腺激素应清晨空腹服用，以免影响睡眠
- 静注左旋甲状腺激素时，应将500μg药物溶于5ml等渗盐水中，静注速度控制在100μg/min，现配现用，不能用于静滴

续流程

碘剂或碘化物制剂应在饭后给药，并用大量水送服，以减少胃肠刺激

应用甲状腺激素时，观察患者有无药物过量引起的毒性反应（类似甲状腺功能亢进症状）；老年人或心脏病患者注意有无胸痛及心肌梗死的症状

硫脲类药物可引起凝血酶原减少，应注意观察有无出血现象；注意是否出现甲状腺功能减低的表现

用药期间护理：甲亢患者因代谢率过高，常常疲乏、烦躁，难以安静休息，应尽量减少外界的刺激和干扰，保证患者足够的休息

女性患者服药期间若发现怀孕，应及时通知医生，终止或调整用药剂量。处于妊娠期的患者应严格控制药物在最小有效剂量范围，分娩前 2~3 周停药。哺乳期最好不用药

儿童应用甲状腺素时，应注意观察生长情况，测量身高。因本药可促进身高的增长，导致骨骺过早闭合，造成畸形

甲状腺素、碘剂放在棕色瓶内，室温下避光保存

（三）用药后护理及急救处理

注意观察碘剂引起的变态反应

使用甲状腺激素类药物时，若发现有药物过量引起的毒性反应，如心率大于 100 次/分时，应暂停用药，及时通知医生调整药物用量

用药后护理及急救处理：使用抗甲状腺药物时，若出现甲状腺功能减低的症状或血浆 T_3、T_4 水平低于正常时，应减少药物剂量，必要时可补充甲状腺激素

若出现变态反应如药疹等，轻者予抗组胺药，重者应停药，改用其他药物。但如果使用碘剂出现变态反应，一旦发现及时停药，加服食盐或大量饮水促进碘排泄

硫脲类药物易致粒细胞缺乏，若用药后出现咽痛或发热，应立即停药

第三节　胰岛素和口服降血糖药

胰岛素及口服降血糖药主要用于治疗糖尿病。糖尿病是多种原因导致的胰岛素绝对或相对的不足所致的代谢紊乱性疾病。糖尿病的发病率在全球范围内呈上升趋势，已成为全世界发病率和死亡率最高的疾病之一。糖尿病的临床表现有高血糖、糖尿、多食、多饮、多尿。慢性并发症有心血管、肾、视网膜和神经系统的病变，急性并发症有糖尿病酮症酸中毒、高血糖综合征。

一、胰岛素

胰岛素（insulin）是由胰岛 B 细胞分泌，药用胰岛素一般多由猪、牛胰腺提取，目前可通过重组 DNA 技术合成胰岛素。胰岛素口服无效，必须注射。

胰　岛　素

【别　　名】　普通胰岛素、正规胰岛素。

【主要用途】

（1）治疗糖尿病：对胰岛素缺乏的各型糖尿病均有效，主要适用于：①1 型糖尿病（胰岛素依赖型糖尿病）：胰岛素是唯一有效的治疗药物，且须终身用药。②2 型糖尿病（非胰岛素依赖型糖尿病）：经饮食控制或用口服降血糖药物疗效不满意者。③糖尿病急性并发症：如糖尿病酮症酸中毒、高血糖综合征及乳酸性酸中毒诱发的高血糖症状。④糖尿病伴有合并症：合并严重感染、消耗性疾病、高热、创伤及手术、妊娠等情况。⑤继发性糖尿病：如因垂体疾病、胰腺疾病、胰腺切除、药物及化学物质等引起的糖尿病。

（2）纠正细胞内缺钾：临床上将葡萄糖、胰岛素、氯化钾三者合用组成极化液（GIK）可促进 K^+ 内流，纠正细胞内缺钾，并提供能量。可用于防治心肌梗死时的心律失常。胰岛素可与 ATP、辅酶 A 等组成能量合剂。

【用法用量】　注射剂：400U/10ml、800U/10ml。剂量与给药次数视病情而定，中型糖尿病患者每日每千克体重 5～10U，重型患者每日每千克体重 40U 以上，饭前半小时皮下注射，每日 3～4 次，必要时可做静脉注射。

【不良反应】

（1）低血糖反应：无力、饥饿感、出冷汗、皮肤苍白、心悸、兴奋、颤抖、神经过敏、头痛、注意力不集中、反应迟钝、意识模糊、瞌睡，严重者偏瘫、惊厥、昏迷，出现病理反射。

（2）水肿：轻度水肿。

（3）眼睛：视物模糊。

（4）变态反应：注射部位出现红斑、丘疹、硬结、瘙痒、荨麻疹、血管神经性水肿、哮喘、呼吸困难、血压降低、休克甚至死亡。

（5）脂肪营养不良：注射部位呈皮下脂肪萎缩或增生。

胰岛素制剂分类及作用时间

分类	药物	给药途径	给药时间	作用时间（h）		
				起效	高峰	持续
短效	普通胰岛素	静脉	急救时、餐前30分钟	立即	0.5	2
		皮下	餐前30分钟，3次/日	0.5~1	2~4	6~8
中效	低精蛋白锌胰岛素	皮下	早餐或晚餐前1小时，1~2次/日	2~4	8~12	18~24
	珠蛋白锌胰岛素	皮下	早餐或晚餐前1小时，1~2次/日	2~4	6~10	12~18
	慢胰岛素锌混悬液	皮下	早餐或晚餐前1小时，1~2次/日	2~3	8~12	18~24
长效	精蛋白锌胰岛素	皮下	早餐或晚餐前1小时，1次/日	4~6	16~18	24~36
	特慢胰岛素锌混悬液	皮下	早餐或晚餐前1小时，1次/日	5~7	16~18	30~36

二、口服降血糖药

（一）磺酰脲类

本类药物具有磺酰脲结构，目前已经发展到第3代：第1代药物如甲苯磺丁脲、氯磺丙脲，不良反应多；第2代如格列苯脲（优降糖）、格列吡嗪，作用增加数十倍；第3代如格列齐特（达美康），可使血小板黏附力下降，改善微循环。

格列本脲

【别　　名】　优降糖、乙磺己脲、格列赫素。

【主要用途】　饮食不能控制的轻、中度2型糖尿病。

【用法用量】　起始量每次2.5mg，口服，轻症每次1.25mg，早餐前1次，或早餐及午餐前各 1 次，以后每隔 1 周按疗效调整用量，一般为 5~10mg/d，最大量不超过 15mg/d。

【不良反应】

（1）低血糖反应：疲乏、颤抖、饥饿、嗜睡、出汗、胃肠道不适、烦躁、头痛等；严重者可有视力障碍、共济失调、心动过速、惊厥、昏迷。

（2）消化道反应：口中金属味、食欲缺乏、恶心、呕吐、腹上区灼热感、腹泻、食欲亢进、体重增加、胆汁淤积型黄疸及肝功能异常。

（3）血液系统：贫血、白细胞计数减少、粒细胞缺乏症、血小板减少症。

（4）变态反应：红斑、荨麻疹、皮疹、剥脱性皮炎、光过敏等。

格列吡嗪

【别　　名】 格列甲嗪、格列达嗪、吡磺环己脲、美吡哒、迪沙片、瑞易宁（格列吡嗪缓释片）。

【主要用途】 2 型糖尿病。

【用法用量】

（1）片剂或胶囊剂：起始量每次 2.5mg，早餐前或早餐及午餐前（或晚餐前）各服 1 次，也可每次 1.25mg，3 次/日，餐前 30 分钟服；必要时，7 天后递增 2.5mg/d。一般为 5~15mg/d，最大量不超过 20~30mg/d。

（2）控释片：起始量每次 5mg，1 次/日，早餐时服用。以后根据血糖值和糖化血红蛋白值调整剂量。老年糖尿病患者或肝功能不全者每次 5mg。

【不良反应】 头晕、头痛、恶心、腹泻、低血糖、皮肤过敏等。

格列喹酮

【别　　名】 喹磺环己脲、糖适平、糖肾平。

【主要用途】 2 型糖尿病合并轻、中度肾功能减退者。

【用法用量】 口服，起始量每次 30mg，2 次/日餐前服；也可每次 15mg，3 次/日，餐前服，1 周后按需要调整剂量，一般 90~120mg/d，最大量不超过 180mg/d。

【不良反应】 皮肤过敏、胃肠不适、眩晕、低血糖反应。

格列齐特

【别　　名】 甲磺吡脲、达美康。

【主要用途】 用于 2 型糖尿病，特别适用于肥胖患者、老年人和并发视网膜病变、肾脏病变的糖尿病患者。

【用法用量】

（1）普通片：口服，起始量每次80mg，2次/日餐前服，也可每次40mg，3次/日，餐前服。1周后按疗效调整用量，需要时逐步增加。一般为80～240mg/d，最大量不超过320mg/d。

（2）缓释片：每次30mg，1次/日，宜在早餐前服用。若血糖水平控制不佳，可逐渐增至60mg/d，90mg/d或120mg/d。最大量120mg/d。剂量的增加以间隔2～4周为宜。

【不良反应】　恶心、头痛、胃肠不适及皮疹。

格列美脲

【别　　名】　亚莫利、亚美利。

【主要用途】　用于节食、体育锻炼及减肥均不能满意控制的2型糖尿病。

【用法用量】　口服，起始量1mg/d，以后每隔1～2周按血糖测定结果调整剂量，一般为1～4mg/d，最大量8mg/d。

【不良反应】

（1）低血糖反应：心悸，饥饿、出汗和头痛、头晕等。

（2）消化系统：恶心、上腹胀满。

（3）变态反应：瘙痒、红斑、荨麻疹。

（4）血液系统：血小板减少、白细胞减少及粒细胞缺乏。

（二）双胍类

本类药物包括二甲双胍（甲福明）、苯乙双胍（苯乙福明、降糖灵）。苯乙双胍易致乳酸血症，现已少用或不用。

二甲双胍

【别　　名】　甲福明、降糖片、美迪康、格华止。

【主要用途】　主要用于轻、中度2型糖尿病单用饮食控制无效者，由于能降低甘油三酯和胆固醇，并减轻体重，尤其适用于肥胖患者。对某些磺酰脲类无效的病例有效，如果与磺酰脲类降血糖药合用有协同作用，较各自的效果更好。

【用法用量】　片剂：0.25g。1次0.25～0.5g，每日3次，饭后服。以后根据尿糖或血糖情况调整剂量。

【不良反应】

（1）胃肠道反应：开始服药阶段可见食欲减退、恶心、呕吐、腹胀或腹泻等症状，减少剂量可逐渐消失。

（2）乳酸血症：双胍类药物促进无氧糖酵解，产生乳酸，在肝、肾功能不全、低血容量休克或心力衰竭等缺氧情况下，更易诱发乳酸性酸中毒，可危及生命；苯乙双胍的发生率比二甲双胍高 10 倍。

（三）α-葡萄糖苷酶抑制剂

目前用于临床的有阿卡波糖（拜糖苹）、伏格列波糖和米格列醇等。

阿卡波糖

【别　　名】　拜糖苹、抑葡萄糖苷酶、阿卡糖、阿卡波什糖。

【主要用途】　用于配合饮食控制的糖尿病、单纯饮食控制失败的糖尿病及与其他口服降糖药合用治疗 2 型糖尿病。

【用法用量】　片剂：50mg、100mg。剂量个体化，一般 1 次 50 ~ 200mg，每日 3 次。

【不良反应】　主要不良反应为腹胀、排气多。对本类药过敏者、妊娠期、哺乳期妇女及有明显消化吸收障碍的患者禁用。

（四）胰岛素增敏剂

本类药物包括罗格列酮、吡格列酮、曲格列酮、环格列酮、恩格列酮等。可增强靶细胞对胰岛素的敏感性，提高细胞对葡萄糖的利用而降低血糖。能显著改善胰岛素抵抗，保护胰岛 B 细胞功能；有抗动脉粥样硬化作用。

罗格列酮

【别　　名】　文迪雅、爱能。

【主要用途】　2 型糖尿病。

【用法用量】　片剂：2mg、4mg、8mg。4 ~ 8mg/d，一次或分 2 次口服，空腹或进餐时服。

【不良反应】

（1）低血糖反应。

（2）内分泌：轻至中度水肿。

（3）血液系统：轻度贫血。

吡格列酮

【别　　名】　卡司平、安可妥、艾汀。

【主要用途】　临床主要用于其他降血糖药疗效不佳的 2 型糖尿病患者，尤其对胰岛素产生抵抗的糖尿病患者。可单用，亦可与磺酰脲类或胰岛素联合应用。

【用法用量】　片剂：15mg、30mg、45mg。口服，起始量每次 15 ~ 30mg，

1次/日；必要时可逐渐增至最大量每次45mg，1次/日。

【不良反应】 主要不良反应为嗜睡、水肿、头痛、刺激症状等。

三、胰岛素和口服降血糖药的用药护理程序

（一）用药前评估

用药前评估	检测患者血压、体重、血糖、尿糖、血电解质
	既往史：了解患者是否用过胰岛素或其他降糖药，用过哪种制剂，剂量及效果如何；是否有过敏史。询问患者是否有肝硬化、胰腺炎、肾炎病史
	告知患者糖尿病长期合理的综合治疗可改善患者生活质量，指导患者以控制饮食为基础，合理运动和使用药物，重点学会自测血糖和注射药物的方法

（二）用药期间护理

用药期间护理	必须严格遵医嘱使用胰岛素，并提前告知用药后可能出现的头晕、乏力、出冷汗、饥饿等低血糖症状，并告诉患者及其家属出现低血糖反应时的应急措施，如可吃糖果、饼干等，严重者需静脉注射50%葡萄糖
	提醒患者自备糖果以防急用
	用药期间经常检查尿糖、血糖、肾功能、视力、眼底视网膜血管、血压及心电图等
	告诉患者注意注射胰岛素与进餐的时间关系，如进餐时间改变，则必须相应改变注射胰岛素的时间。教会患者检查血糖的方法，并根据血糖来控制与调整饮食及胰岛素用量
	胰岛素制剂应置于避光阴凉处保存，不可日晒、受热或冰冻。注意胰岛素制剂类型、有效期，如药液有变色、凝固或出现絮状物者均不能应用。注射部位为上臂、大腿、腹部等，应注意有计划地轮流更换注射部位，以减少组织损伤。注意观察糖尿病酮症酸中毒的症状及体征，发现异常及时报告医生
	口服降血糖药也会出现较明显的低血糖反应，保泰松、水杨酸钠、吲哚美辛、双香豆素等药物与磺酰脲类合用易引起更加严重的低血糖反应，故不宜合用
	磺酰脲类禁用于磺胺类药物过敏患者，且服药期间应戒酒。双胍类对心、肝、肾功能不全者应慎用，孕妇、哺乳期妇女不宜使用

（三）用药后护理

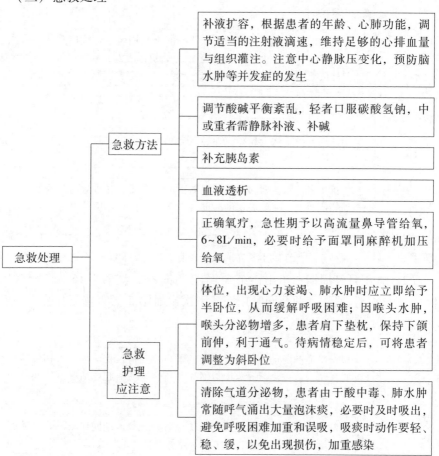

用药后护理

新型口服降血糖药长期应用后，不良反应会逐渐增多，宜定期检查血常规、血糖、尿糖、尿酮体、尿蛋白、肝肾功能及眼。要加强用药后的观察，及时报告医生

告知患者低血糖的前驱症状（心动过速、心悸、出汗、头昏、疲劳）和潜在的低血糖因素（进食减少、呕吐、腹泻、超常运动、终止妊娠）。轻者进食或饮用糖水即可缓解。较重者应立即静脉注射 50% 葡萄糖 40ml 以上，继以静脉滴注 10% 葡萄糖水直至清醒状态；有时可先注胰高血糖素，每次皮下或肌内注射 1mg，如低血糖反应历时较久而严重者还可采用氢化可的松，每次 100~300mg 于 5%~10% 葡萄糖水中静滴。当低血糖反应恢复后必须谨慎估计下次剂量，分析病情，以防再发

（三）急救处理

急救处理

急救方法

补液扩容，根据患者的年龄、心肺功能，调节适当的注射液滴速，维持足够的心排血量与组织灌注。注意中心静脉压变化，预防脑水肿等并发症的发生

调节酸碱平衡紊乱，轻者口服碳酸氢钠，中或重者需静脉补液、补碱

补充胰岛素

血液透析

正确氧疗，急性期予以高流量鼻导管给氧，6~8L/min，必要时给予面罩同麻醉机加压给氧

急救护理应注意

体位，出现心力衰竭、肺水肿时应立即给予半卧位，从而缓解呼吸困难；因喉头水肿，喉头分泌物增多，患者肩下垫枕，保持下颌前伸，利于通气。待病情稳定后，可将患者调整为斜卧位

清除气道分泌物，患者由于酸中毒、肺水肿常随呼气涌出大量泡沫痰，必要时及时吸出，避免呼吸困难加重和误吸，吸痰时动作要轻、稳、缓，以免出现损伤，加重感染

第四节 性激素类药和避孕药

性激素为性腺分泌的激素，包括雌激素、孕激素和雄激素。目前临床应用的性激素类药物是人工合成品及其衍生物。常用的避孕药大多属于性激素制剂。

一、雌激素类药和抗雌激素类药

（一）雌激素类药

雌激素类药指具有雌激素样作用的药物，包括雌二醇的衍生物炔雌醇、炔雌醚和戊酸雌二醇，以及非甾体类药物己烯雌酚等。抗雌激素类药指能与雌激素受体结合，具有竞争性拮抗雌激素作用的药物，包括氯米芬、他莫昔芬和雷洛昔芬。

雌 二 醇

【别　　名】 求偶二醇。

【主要用途】

（1）补充雌激素不足，如萎缩性阴道炎、严重更年期综合征。

（2）功能性子宫出血、转移性乳腺癌、晚期前列腺癌及回乳。

（3）骨质疏松症的预防及事后避孕药。

【用法用量】

（1）功能性子宫出血：4～6mg/d，肌内注射，止血后逐渐减量至1mg/d，至止血后第 21 天停用，在止血后第 14 天开始加黄体酮肌内注射，10mg/d。

（2）人工月经周期：于出血第 5 天起，1mg/d，注射第 16 天起，联用黄体酮，10mg/d，肌注，两药同时用完，下次出血第 5 天再重复疗程，一般需要用 2～3 个周期，1mg/d。

（3）外用：雌二醇凝胶 1.25～2.5g（含雌二醇 0.75～1.5mg），涂抹下腹部、臀部、上臂、大腿等处皮肤，1 次/日。

（4）贴片：贴片每日释放 50μg，周效片应 7 天换一次新的贴片，并更换贴片部位。3～4 天片应每 3～4 天换用 1 次，一周内用 2 片。一个用药周期为连续使用 4 周，并于使用周期的后 10～14 天加用醋酸甲孕酮 4mg，1 次/日，连续 10～14 天。

【不良反应】

（1）代谢-内分泌系统：足踝部水肿、乳房胀痛和（或）肿胀、体重增加或减少。

（2）消化系统：腹部绞痛或胀气、恶心、食欲减退、肝炎或胆道阻塞。

（3）生殖系统：不规则阴道流血或点滴出血、突破性出血、长期出血不止或闭经、阴道念珠菌病，甚至子宫内膜癌。

（4）神经精神系统：困倦、精神抑郁、头痛、舞蹈病、突然语言或发声不清、视力突然改变（眼底出血或血块）。

（5）局部刺激症状：注射部位疼痛、硬结、皮肤发红、瘙痒、皮疹。

戊酸雌二醇

【别　　名】 长效雌二醇、克龄蒙、扑佳华。

【主要用途】

（1）补充雌激素不足。

（2）晚期前列腺癌。

（3）与孕激素类药合用，能抑制排卵，可作为避孕药。

【用法用量】

（1）补充雌激素不足：每次 5mg，每 4 周 1 次。

（2）前列腺癌：每次 30mg，肌内注射每 1~2 周 1 次，按需要调整用量；口服，每次 1mg，1 次／日。

【不良反应】

（1）代谢-内分泌系统：足踝部水肿、乳房胀痛和（或）肿胀、体重增加或减少。

（2）消化系统：腹部绞痛或胀气、恶心、食欲减退、肝炎或胆道阻塞。

（3）生殖系统：不规则阴道流血或点滴出血、突破性出血、长期出血不止或闭经、阴道念珠菌病、甚至子宫内膜癌。

（4）神经精神系统：困倦、精神抑郁、头痛、舞蹈病、突然语言或发音不清、视力突然改变（眼底出血或血块）。

（5）局部刺激症状：注射部位疼痛、硬结、皮肤发红、瘙痒、皮疹。

苯甲酸雌二醇

【别　　名】 雌二醇苯甲酸酯、苯甲酸求偶二醇。

【主要用途】　用于卵巢功能不全、更年期综合征、闭经、功能性子宫出血、回乳及晚期前列腺癌等。

【用法用量】

（1）每次 1~2mg，肌内注射，2~3 次/周，肌内注射时宜深忌浅。

（2）外用，苯甲酸雌二醇凝胶，每次 1.5g 涂抹下腹部、臀部、上臂、大腿等处皮肤，1 次/日。

【不良反应】

（1）局部刺激症状：注射处疼痛及无菌性脓肿。

（2）代谢-内分泌系统：足踝部水肿、乳房胀痛和（或）肿胀、体重增加或减少。

（3）消化系统：腹部绞痛或胀气、恶心、食欲减退、肝炎或胆道阻塞。

（4）生殖系统：不规则阴道流血或点滴出血、突破性出血、长期出血不止或闭经、阴道念珠菌病、甚至子宫内膜癌。

（5）神经精神系统：困倦、精神抑郁、头痛、舞蹈病、突然语言或发声不清、视力突然改变（眼底出血或血块）。

炔　雌　醇

【别　　名】　乙炔雌二醇。

【主要用途】

（1）补充雌激素不足，治疗更年期综合征、女性性腺功能不良、闭经等。

（2）治疗晚期前列腺癌、晚期乳腺癌（绝经期后妇女）。

（3）与孕激素类药合用可避孕。

【用法用量】　片剂：0.005mg、0.0125mg、0.5mg。

（1）避孕：常与孕激素组成口服避孕药，0.020~0.035mg/d。

（2）性腺发育不全：一次 0.02~0.05mg，每晚一次，连服 3 周，第 3 周配用孕激素进行人工周期治疗，可用 1~3 个周期。

（3）乳腺癌：每次 1mg，3 次/日。

【不良反应】　常见恶心、呕吐、食欲减退及头晕，长期大剂量应用可引起子宫内膜增生及子宫出血，加重和诱发血栓性疾病，故脑血管病、冠心病、严重高血压、糖尿病、肝功能不全者慎用。子宫内膜异位或炎症、出血者、子宫肌瘤、有生殖系统肿瘤家族史者禁用。

炔　雌　醚

【别　　名】　环戊醚炔雄醇。

【主要用途】 围绝经期综合征及产后回乳，与孕激素合用作为口服长效避孕药。

【用法用量】 炔雌醚片：0.025mg；0.1mg；4mg。复方炔诺孕酮长效避孕片：每片含 2mg 或 3mg 炔雌醚，12mg 炔诺孕酮。复方左炔诺孕酮长效避孕片：每片含 2mg 或 3mg 炔雌醚，6mg 左炔诺孕酮。

（1）围绝经期综合征：1 次 0.1~0.2mg 口服，1 周 1 次。

（2）产后回乳：分娩后 6 小时内 1 次口服 4mg，必要时间隔 4~6 天服第 2 次，对已哺乳者，1 次 4mg，2 日后服第 2 次。

【不良反应】 常见恶心、呕吐、食欲减退及头晕，长期大剂量应用可引起子宫内膜增生及子宫出血，加重和诱发血栓性疾病，故脑血管病、冠心病、严重高血压、糖尿病、肝功能不全者慎用。子宫内膜异位或炎症、出血者、子宫肌瘤，有生殖系统肿瘤家族史者禁用。

尼尔雌醇

【别　　名】 戊炔雌醇、戊炔雌醚、戊炔雌三醚、戊炔醇。

【主要用途】 围绝经期妇女雌激素替代治疗、预防骨质疏松症。

【用法用量】 口服，每次 5mg，每月 1 次，或每次 2mg，每 2 周 1 次。

【不良反应】

（1）消化系统：恶心、腹胀、呕吐、头晕、肝功能损害。

（2）生殖系统：乳房胀痛、白带增多、突破性出血。

（3）心血管系统：头痛、头晕、高血压。

（二）抗雌激素类药

氯 米 芬

【别　　名】 氯米酚、氯蔗酚、氯底酚胺、克罗米芬、氯美酚。

【主要用途】

（1）无排卵或少排卵所致不育症（体内需有一定雌激素水平）。

（2）测试卵巢功能。

（3）黄体功能不足。

（4）因精子过少所致不育症。

（5）探测男性下丘脑-垂体-性腺轴的功能异常。

（6）用于功能性不孕症、功能性子宫出血、月经不调及长期应用避孕药后发生的闭经等。

【用法用量】 口服，每次 50mg，1 次/日，共 5 天。于月经周期的第 5 天开始服药。对于治疗后仍无排卵者，在下一疗程中剂量可增加到 100mg/d，共 5 天，有些患者药量达 250mg/d 时，才能排卵。

【不良反应】

（1）生殖系统：卵巢增大、囊肿形成或卵巢纤维瘤增大，甚至发生卵巢过度刺激综合征（OHSS）。

（2）眼睛：视物模糊、复视、眼前感到闪光、视力减退、眼睛对光敏感。

（3）类似绝经期症状：潮热、月经量增多或不规则出血、乳房不适、头痛、头昏或晕眩、神经紧张、失眠、疲倦、精神抑郁、毛发脱落、恶心呕吐、便秘或腹泻、食欲和体重增加或减轻。

（4）皮肤：皮肤过敏、皮肤和巩膜黄染。

雷洛昔芬

【别　　名】 雷洛西芬。

【主要用途】 预防和治疗绝经后妇女的骨质疏松症。

【用法用量】 口服，1 次 60mg。

【不良反应】

（1）生殖系统：潮热、出汗、外阴阴道干燥症状。

（2）消化系统：恶心、呕吐、腹痛和消化不良、血 AST 和（或）ALT 轻度升高。

（3）小腿痛性痉挛。

二、孕激素类药

天然孕激素主要是由黄体分泌的黄体酮（孕酮）；药用多为人工合成品，有甲羟孕酮（安宫黄体酮）、甲地孕酮、氯地孕酮、己酸孕酮、炔诺酮、双醋炔诺酮、炔诺孕酮（甲炔诺酮）等。

黄　体　酮

【别　　名】 孕酮、助孕素、助孕酮、黄体素。

【主要用途】

（1）用于月经失调（如闭经、痛经和功能性子宫出血）、先兆流产和习惯性流产、黄体功能不足、经前期紧张综合征的治疗。

（2）激素替代疗法与雄激素联合应用。

（3）宫内节育器内的缓释孕激素药物。

【用法用量】 注射剂：10mg/ml、20mg/ml。用于先兆流产或习惯性流产，1次10~20mg，每日1次或每周2~3次，肌内注射，一直用到妊娠第4个月；用于检查闭经的原因，每日10mg，共3~5天，停药后2~3天若出现子宫出血，说明闭经并非妊娠所致。

【不良反应】

（1）生殖系统：乳房疼痛、女性性欲改变、子宫内膜萎缩、月经量减少、阴道真菌感染、女性胎儿男性化或胎儿生殖道畸形。

（2）消化系统：恶心、呕吐、肝功能异常。

（3）心血管系统：缺血性心脏疾病。

（4）光过敏反应：急性湿疹样或荨麻疹样反应。

甲羟孕酮

【别　　名】 安宫黄体酮、甲孕酮、普维拉。

【主要用途】

（1）月经不调、子宫功能性出血。

（2）子宫内膜异位症。

（3）绝经期后乳腺癌及子宫内膜癌。

（4）注射剂可用作长效避孕药。

【用法用量】 注射剂：10mg/ml、20mg/ml。用于先兆流产或习惯性流产，1次10~20mg，每日1次或每周2~3次，肌内注射，一直用到妊娠第4个月；用于检查闭经的原因，每日10mg，共3~5天，停药后2~3天若出现子宫出血，说明闭经并非妊娠所致。

【不良反应】

（1）血管栓塞性疾病：肺栓塞、脑血管疾病、血栓性静脉炎、视网膜栓塞等。

（2）内分泌系统：类库欣综合征（水肿、体重增加、情绪改变、失眠、手颤、出汗、腹痛、夜间小腿痉挛等）。

甲地孕酮

【主要用途】

（1）治疗月经不调、功能性子宫出血、子宫内膜异位症。

（2）晚期乳腺癌和子宫内膜腺癌。

（3）作为复方短效口服避孕片的孕激素成分。

【用法用量】　片剂：2mg、4mg。1 次 2~4mg，每日 1 次。

【不良反应】　较少，偶见头晕、恶心及乳房胀痛等。长期应用可引起子宫内膜萎缩，月经量减少，并易诱发阴道真菌感染。大剂量有可能致胎儿生殖器畸形。大剂量可致肝功能障碍。肝功能不全、动脉疾患高危者禁用。

炔 诺 酮

【别　名】　去甲脱氢羟孕酮。

【主要用途】

（1）月经不调、子宫功能性出血、子宫内膜异位症。

（2）避孕。

【用法用量】　片剂：0.625mg、2.5mg。1 次 1.25~5mg，每日 1 次或每日 2 次。

【不良反应】

（1）消化系统：食欲差、肝功能异常。

（2）内分泌系统：痤疮、液体潴留和水肿、体重增加。

（3）皮肤：过敏性皮肤炎症。

（4）生殖系统：女性性欲改变、月经紊乱、不规则出血或闭经、乳房疼痛。

三、雄激素类药和同化激素类药

天然雄激素为睾酮（睾丸酮），临床多用人工合成的睾酮衍生物，如甲睾酮、丙酸睾酮及（丙酸睾丸酮）苯乙酸睾酮等。睾酮不仅有雄激素活性，还有促进蛋白质合成作用（同化作用），某些人工合成的睾酮衍生物雄激素活性明显减弱，其同化作用保留或增强，这些药物称同化激素，如苯丙酸诺龙（诺龙苯丙酸、苯丙酸南诺龙、南雄龙、南诺龙）、美雄酮（去氢甲基睾丸酮）和司坦唑醇（司坦唑、康力龙、吡唑甲睾酮）等。

（一）雄激素类药

【主要用途】

（1）睾丸功能不全：无睾症或类无睾丸（睾丸功能不全）时，作替代疗法。

（2）功能性子宫出血：利用其抗雌激素作用使子宫平滑肌及其血管收

缩，内膜萎缩而止血。对严重出血病例，可合用己烯雌酚、黄体酮和丙酸睾酮。

（3）晚期乳腺癌：对晚期乳腺癌或乳腺癌转移者，采用雄激素治疗可使部分病例的病情得到缓解。

（4）再生障碍性贫血：用丙酸睾酮或甲睾酮可使骨髓功能改善。

【用法用量】

（1）甲睾酮：片剂：5mg、10mg。口服或舌下给药，1 次 5~10mg，1 天 1~2 次。

（2）丙酸睾酮：注射剂：10mg/ml，25mg/ml，50mg/ml。肌注，1 次 10~50mg，1 周 1~3 次。

（3）苯乙酸睾酮：肌内注射，10~25mg/次，2~3 次/周。

【不良反应】

（1）长期应用于女性患者可引起男性化现象。

（2）胆汁淤积性黄疸。应用时若发现黄疸或肝功能障碍时，则应停药。

（3）孕妇及前列腺癌患者禁用。因有水、钠潴留作用，对肾炎、肾病综合征、肝功能不良、高血压及心力衰竭患者也应慎用。

（二）同化激素类药

【主要用途】 临床上主要用于蛋白质合成或吸收不足、蛋白质分解亢进或损失过多等慢性消耗性疾病，如严重烧伤、手术恢复期、营养不良、骨折不易愈合、老年性骨质疏松、小儿发育不良等，服用时应同时增加食物中的蛋白质成分。本类药物属体育竞赛中的一类违禁药品。

【用法用量】

（1）苯丙酸诺龙：肌内注射，25mg/次，1~2 次/周。

（2）美雄酮：口服，5~10mg/次，2~3 次/周。

（3）司坦唑醇：口服，2mg/次，2~3 次/日。

【不良反应】 长期应用可引起水、钠潴留及女性轻微男性化现象。肾炎、心力衰竭和肝功能不良者慎用，妊娠期妇女及前列腺癌患者禁用。

四、避孕药

避孕药是一类能阻碍受孕和终止妊娠的药物。生殖过程是一个复杂的生理过程，包括精子和卵子的形成与成熟、排卵、受精、着床以及胚胎发育等多个环节，阻断其中任何一个环节都可以达到避孕和终止妊娠的目的。这些环节多发生在女性体内，使女性避孕药较男性避孕药发展为快。

（一）主要抑制排卵的避孕药

分类	制剂名称	别名	用　　法
短效口服避孕药	复方炔诺酮片	口服避孕药Ⅰ号	从月经周期第5天开始，每晚服药1片，连服22天，不能间断。一般于停药后2~4天就可以发生撤退性出血，形成人工月经周期。下次服药仍从月经来潮第5天开始。如停药7天仍未来月经，则应立即开始服下一周期的药物。偶尔漏服时，应于24小时内补服1片
	复方甲地孕酮片	口服避孕药Ⅱ号	
	复方炔诺孕酮甲片	—	
	复方甲基炔诺酮片	口服避孕片	
长效口服避孕药	复方炔诺孕酮乙片	长效避孕片	每月服一次，服法是从月经来潮当天算起，第5天服1片，最初两次间隔20天，以后每月服1次，每次1片
	复方氯地孕酮片	—	
	复方次甲氯地孕酮片	—	
长效注射避孕药	复方己酸孕酮注射液	避孕针1号	第1次于月经周期的第5日深部肌内注射2支，以后每隔28天或于每次月经周期的第11~12天注射1次，每次1支。注射后一般于14天左右月经来潮。如发生闭经，仍应按期给药，不能间断
	复方甲地孕酮注射液	—	

【不良反应】

（1）类早孕反应：少数妇女在用药初期可出现轻微的类早孕反应，如恶心、呕吐及择食等。一般坚持用药2~3个月后可减轻或消失。

（2）子宫不规则出血：较常见于用药后最初几个周期中，如出现不规则出血，可加服炔雌醇。

（3）闭经：有1%~2%服药妇女发生闭经，有不正常月经史者较易发生。如连续2个月闭经，应予停药。

（4）乳汁减少：少数哺乳妇女乳汁减少。长效口服避孕药可通过乳汁影响乳儿，使其乳房肿大。

（5）凝血功能亢进：本类药物可诱发血栓性静脉炎、肺栓塞或脑血管栓塞等。

（6）其他：可能出现痤疮、皮肤色素沉着，个别人可能血压升高。

（7）充血性心力衰竭或有其他水肿倾向者慎用。急慢性肝病及糖尿病需用胰岛素治疗者不宜用。如长时用药过程中出现乳房肿块，应立即停药。宫颈癌患者禁用。

（二）抗着床避孕药

本类药物可使子宫内膜发生各种形态和功能变化，干扰孕卵着床而达到避孕目的。其优点是避孕效果不受月经周期的限制，故适用于探亲时使用，又称探亲避孕药。

	制剂名称	别名	用　　法
探亲避孕药	甲地孕酮片	探亲避孕1号片	探亲当天中午（房事前 8~10 小时）服 1 片，当晚加服 1 片，以后每晚服 1 片，探亲结束的第 2 天上午加服 1 片。如探亲不足 14 天，也要连续服满 14 天方有避孕效果
	炔诺酮片	探亲避孕片	从探亲开始，每晚服一片，探亲 1~10 天，必须服完 10 片，探亲 11~14 天，连服 14 片；探亲超过 14 天，服完 14 片后改服 1 号或 2 号短效避孕药
	双炔失碳酯片	53 号避孕片	在事后即时服 1 片，第 2 天早上加服 1 片，以后每次事后服 1 片。为了使避孕药在体内维持一定水平，使子宫内膜达到预定的变化，两次服药间隔不能超过 3~4 天。每次探亲期至少服用 8 片，如果探亲期未满 8 天，必须服完 8 片

【不良反应】　不良反应有恶心、呕吐、乏力等。停药后有时可发生阴道出血，一般不需处理。宜按规定要求服用，探亲时间短者也应服满 10~12 片，1 年内最多服两个周期，以免影响肝功能。

（三）男性避孕药

棉　　酚

【主要用途】　具有抑制精子发生和精子活动的作用。可作为一种有效的男用避孕药。

【用法用量】　片剂：20mg。1 次 20mg，每日 1 次，连服 2 个月。然后 1 次 40mg，每周 1 次；或 1 次 20mg，每周 2 次，连服 4 周。

【不良反应】　不良反应有乏力、食欲减退、恶心、呕吐、心悸及肝功能改变等。少数服药者发生低血钾、肌无力症状。

（四）抗早孕药

抗早孕药是在妊娠早期的前 12 周内用药，能增强子宫活动，产生完全流产的终止妊娠药物。如早期应用，其结果相当于 1 次正常月经，故又称催经止孕药。临床常用米非司酮与米索前列醇序贯配伍应用抗早孕。

米非司酮

米非司酮（息隐）是一种合成的类固醇化合物，对孕激素受体的亲和力比黄体酮高 5 倍，而无孕激素活性，能与黄体酮竞争孕激素受体，从而阻断黄体酮对子宫内膜的作用而终止妊娠。主要用于终止 7 周以内的妊娠，其方法简便，安全流产率高，不需宫内操作，无创伤性，避免手术操作可能造成的穿孔、损伤、粘连等一系列并发症。与前列腺素类药物合用可提高完全流产率，减少不良反应发生率。不良反应可见恶心、呕吐、头晕、腹痛等；也可出现不完全流产，造成阴道大出血，应密切观察用药后反应。过敏者禁用，35 岁以上孕妇避免使用。

米索前列醇

米索前列醇为前列腺素 E_1 的衍生物，抗生育作用强。对妊娠子宫有明显收缩作用，并有促进宫颈软化和扩张作用。与米非司酮合用的抗早孕效果良好，两者配伍为目前最佳方案。适用于终止 49 天内的早期妊娠。

用法：①单次口服米非司酮 200mg 或一次 25mg，一日 2 次，连服 3 天；② 36~48 小时后再口服米索前列醇 600μg。注意观察用药后的反应，可见腹泻、恶心、呕吐、头痛、眩晕等，过敏者禁用。

值得提出的是，药物流产的主要不良反应是流产后出血时间长和出血量多，虽在药物流产后加用宫缩剂及抗生素，但疗效仍不显著。出血量多者需急诊刮宫。此外，必须警惕异位妊娠，若误行药物流产可导致休克。

五、性激素类药和避孕药的用药护理程序

（一）用药前评估

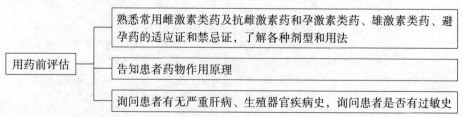

用药前评估 —— 熟悉常用雌激素类药及抗雌激素药和孕激素类药、雄激素类药、避孕药的适应证和禁忌证，了解各种剂型和用法

告知患者药物作用原理

询问患者有无严重肝病、生殖器官疾病史，询问患者是否有过敏史

（二）用药期间护理

用药期间护理

雌激素类药物应在医生指导下从小剂量开始使用。用药后注意观察有无水肿、黄疸、阴道不规则出血，一旦出现，要及时报告医生；有时可出现恶心、呕吐，可有血压升高、水肿、子宫出血等。有肝毒性，用药期间应定期检查血压、肝功能等

对大量或长期使用雌激素者，停药需缓慢，逐渐减量，不可骤停。停药 48~72 小时内，可出现撤药性出血，应注意护理。肝功能不全、孕妇、乳腺或女性生殖系统癌症患者禁用。乳腺增生及子宫肌瘤者慎用。不得涂于乳房、外阴及黏膜部位。卡马西平、苯巴比妥、苯妥英钠、利福平等与雌激素合用，可减弱后者的作用

氯米芬主要用于不孕症、闭经、乳房纤维囊性疾病和晚期乳癌等

孕激素类药用药时可出现头晕、恶心及乳房胀痛等。长期应用可引起子宫内膜萎缩，月经量减少

应用孕激素类药物期间应避免紫外线或长时间日光照射；用药后注意观察有无出血、褐斑及血栓形成、巩膜发黄及眼病早期症状、水肿等，发现情况应及时报告医生；糖尿病患者使用孕酮期间应监测尿糖，长期用药要定期检查肝功能

天然雄激素、人工合成的睾酮衍生物用药时可引起男性化、胆汁淤积性黄疸、水钠潴留等。有肝毒性，用药期间应注意监测肝功能等

雄激素用药期间宜摄入高热量、高蛋白质、高维生素、富含矿物质及其他营养成分的饮食；长期用药，女性患者出现持久性男性化现象、男性患者阴茎异常勃起及黄疸或肝功能障碍时，应停药

同化激素类药主要用于蛋白质合成或吸收不足、蛋白质分解亢进或损失过多等慢性消耗性疾病

主要抑制排卵的避孕药服药期限以 3~5 年为宜，停药观察数月，体检正常可再服用。用药过程中如发现乳房肿块，应立即停药就诊。干扰孕卵着床药、抗早孕药，通常在没有采取避孕手段等情况下作为紧急避孕药来避免妊娠。但紧急避孕只是一种临时性补救办法，绝不能作为常规避孕方法反复使用

（三）用药后护理及急救处理

用药后护理及急救处理
- 密切观察用药后的疗效和不良反应
- 指导患者注意卫生习惯，以配合药物治疗
- 用雄激素类药物时，患者出现体重上升伴下肢水肿时，应减量并加用利尿剂

第十三章
抗微生物药

第一节 抗 生 素

一、β-内酰胺类抗生素

β-内酰胺类抗生素是指化学结构中含有 β-内酰胺环的一类抗生素，包括青霉素类、头孢菌素类及其他 β-内酰胺类。该类抗生素的作用机制是与细胞浆膜上青霉素结合蛋白（PBPs）结合，抑制细菌细胞壁黏肽的生物合成，造成细胞壁缺损，失去屏障保护作用，菌体膨胀裂解，细菌死亡，属于繁殖期杀菌剂。由于人类无细胞壁，不受 β-内酰胺类抗生素的影响，故对机体的毒性最小，是临床常用的抗生素。

（一）青霉素类

青霉素类药物根据来源不同分为天然青霉素和人工半合成青霉素两类。

1. 天然青霉素

天然青霉素是从青霉菌培养液中获得的，其中以青霉素 G（penicillin G，苄青霉素）性质相对较稳定、抗菌作用强、毒性低、价格低廉，临床常用其钠盐或钾盐。

青霉素 G

【别　　名】 苄青霉素、青霉素、苄基青霉素钾、苄基青霉素钠盐、苄青霉素 G、苄青霉素钠、苄西林、青霉素 G 钾、青霉素 G 钠、青霉素钾、青霉素钠。

【主要用途】

本药常采用肌内注射或静脉滴注给药，为治疗敏感的革兰阳性球菌和杆菌、革兰阴性球菌、螺旋体、放线菌所致感染的首选药。

（1）革兰阳性球菌感染

1）溶血性链球菌引起的咽炎、扁桃体炎、中耳炎、蜂窝织炎、丹毒、心内膜炎、猩红热、产后热等。草绿色链球菌引起的心内膜炎，由于病灶部位形成赘生物，药物难以透入，常需特大剂量静脉滴注才有效。

2）肺炎链球菌引起的大叶性肺炎、支气管炎、脓胸等。

3）敏感葡萄球菌引起的疖、痈、败血症等。对耐药金黄色葡萄球菌引起的感染可选用耐酶的青霉素制剂或头孢菌素类。

（2）革兰阳性杆菌感染：治疗白喉、破伤风、气性坏疽的首选药，但因青霉素对这些细菌所产生的外毒素无效，所以必须及时配合相应的抗毒素血清。

（3）革兰阴性球菌感染：如脑膜炎奈瑟菌引起的流行性脑脊膜炎，青霉素和磺胺嘧啶并列为首选药，需要说明的是青霉素也可用于肺炎克雷伯菌、肺炎链球菌等引起的脑膜炎。淋病奈瑟菌所致的生殖道淋病因耐药菌株增多，应根据药敏试验确定是否使用。

（4）螺旋体感染：梅毒的首选药。钩端螺旋体病必须早期使用。

（5）放线菌病：宜大剂量、长疗程使用，必要时需做外科引流或切开感染灶。

【用法用量】 注射剂：40万U、80万U、100万U。临用前配成溶液，一般1次40万~80万U，每日2次，肌内注射；小儿每日2.5万~5万U/kg，分2~4次肌内注射。严重感染每日4次肌内注射或静脉给药，静脉滴注时，每日160万~400万U；小儿每日5万~20万U/kg。

【不良反应】

（1）变态反应：青霉素G引起的变态反应是所有抗生素中较为常见且居首位的不良反应。可见药物热、药疹、血管神经性水肿、血清病样反应、溶血性贫血、粒细胞减少、剥脱性皮炎等，最严重且危及患者生命的是过敏性休克，症状为呼吸困难、发绀、血压下降、昏迷、肢体强直，最后惊厥，可短时间内导致死亡。各种给药途径均可引起变态反应，其中以注射给药发生率最高。

（2）局部反应：肌内注射青霉素钾盐可引起疼痛、硬结或红肿，可改用钠盐。少数者发生周围神经炎。

（3）赫氏反应：青霉素治疗梅毒、钩端螺旋体病、炭疽病等时，可出现症状加剧的现象，一般发生在开始治疗后6~8小时，表现为全身不适、寒战、发热、咽痛、肋间痛、心率增快，症状于12~24小时后消失。偶有病情加重甚至危及生命者。可能为形成螺旋体抗原-抗体复合物或螺旋体释放非内毒素致热原。

（4）水、电解质紊乱：大剂量应用青霉素钠或钾盐，可致高血钠、高血钾等表现。尤其肾功能不全者易出现。应注意监测血清离子浓度。

（5）青霉素脑病：鞘内注射或大剂量静脉滴注，可引起腱反射亢进、肌肉痉挛、抽搐、昏迷等神经系统反应，多见于老年人、婴儿及肾功能不全者。

【用药护理】

（1）详细询问病史（用药史、过敏史、家族史），对青霉素过敏者禁用。

（2）皮肤过敏试验阳性反应者禁用，本类药物存在交叉过敏，不同批次的药物可能含有的致敏原不同，故更换药物品种或生产批次不同的同一品种或停药 3 天以上者，须重新做皮肤过敏试验。

（3）注射液需临用现配。

（4）避免饥饿时注射或局部用药。

（5）注射后观察 30 分钟，无反应后方可离去。

（6）备好急救药品和器材，如肾上腺素、氢化可的松（或地塞米松）、血管活性药物等，此外尚需备好气管插管、气管切开包等。

（7）一旦发生过敏性休克，应就地抢救，立即肌内或皮下注射 0.1% 肾上腺素 0.5~1ml（小儿剂量酌减），必要时可重复注射或用 5% 葡萄糖生理盐水稀释作静脉注射，并根据需要进行输液、给氧、静脉滴注肾上腺皮质激素等。影响到呼吸功能的严重患者，行人工呼吸或气管切开术，保证呼吸功能。

2. 人工半合成青霉素

为了弥补天然青霉素 G 抗菌谱窄、不耐酸、不耐酶、易发生变态反应等特点，在青霉素母核上引入不同侧链，可得到多种半合成青霉素。根据半合成青霉素的特点，可分为耐酸、耐酶、广谱、抗革兰阴性菌、抗铜绿假单胞菌等不同品种。其抗菌机制、不良反应与青霉素 G 相似并有交叉变态反应，故使用前都应用青霉素 G 进行皮试。

（1）耐酸青霉素类：主要有青霉素 V，耐酸，不耐酶，抗菌谱与青霉素 G 相似，但抗菌作用不及青霉素 G，口服吸收好，可用于轻度和中度感染。

青霉素 V

【别　　名】 苯氧甲青霉素。

【主要用途】

①多用于治疗溶血性 A 型链球菌、肺炎球菌引起的感染，以及敏感细菌所致的软组织感染、风湿热。

②可用于轻度敏感菌感染、恢复期的巩固治疗和防止感染复发的预防用药。不宜用于严重感染的治疗。

【用法用量】 片剂：0.25g（相当于 40 万 U）。1 次 0.5g，小儿 1 次

0.25g，每日 3~4 次。

【不良反应】

①常见恶心、呕吐、上腹部不适、腹泻等胃肠道反应及黑毛舌。

②二重感染：长期或大量服用该品可致耐青霉素金黄色葡萄球菌、革兰阴性杆菌或白念珠菌感染（舌苔呈棕色甚至黑色）。

③少见溶血性贫血、血清氨基转移酶水平一过性升高、白细胞减少、血小板减少、神经毒性和肾毒性等。

（2）耐酶青霉素类：包括苯唑西林、氯唑西林、双氯西林、氟氯西林等。其共同特点有：耐酶、耐酸，抗菌谱与青霉素 G 相似，但抗菌作用不及青霉素 G。对产青霉素金黄色葡萄球菌的抗菌作用，以双氯西林最强，其次为氟氯西林、氯唑西林和苯唑西林。

苯唑西林

【别　　名】　新青霉素Ⅱ、苯唑青霉素钠、苯唑青。

【主要用途】　本品主要用于耐青霉素葡萄球菌所致的各种感染，包括败血症、呼吸道感染、脑膜炎、软组织感染等。也可用于化脓性链球菌或肺炎球菌与耐青霉素葡萄球菌所致的混合感染。

【用法用量】

①胶囊剂：0.25g。1 次 0.5~1g，每日 4~6 次；小儿每日 50~100mg/kg，分 4~6 次服。宜在饭前 1 小时或饭后 2 小时服用，以免食物影响其吸收。

②注射剂：0.5 g、1g。1 次 1g，每日 3~4 次肌内注射或 1 次 1~2g 溶于 100ml 输液内静脉注射 0.5~1 小时，每日 3~4 次；小儿每日 50~100mg/kg，分 3~4 次静脉滴注。

【不良反应】

青霉素引起的各种不良反应皆可发生于苯唑西林。

①变态反应以荨麻疹等各类皮疹较常见，白细胞减少、间质性肾炎、哮喘发作等和血清病型反应少见；过敏性休克偶见。

②使用本品偶可出现胃肠道反应，如恶心、呕吐、腹胀和食欲不振；大剂量使用本品后出现中枢神经系统反应，如抽搐、痉挛、意识不清、头痛等。

③婴儿使用大剂量本品后出现血尿、蛋白尿和尿毒症。

【用药护理】

①对其他药物特别是头孢菌素过敏（可能为交叉过敏）的患者、新生儿、婴儿慎用。

②给药前询问患者是否对青霉素类药物过敏。无青霉素过敏史并不确保

不发生变态反应。

③首剂给药前采集标本进行培养和药敏试验。在培养和药敏试验期间可以进行治疗。

④仅在严重感染、患者不能口服或遵医嘱给予肌内注射或静脉注射。

⑤饭前 1 小时或饭后 2~3 小时给药。口服时，药物可引起胃肠不适。食物可影响药物的吸收。

⑥监测肝功能，注意观察天门冬氨酸氨基转移酶和丙氨酸氨基转移酶的水平是否升高。

⑦由于大剂量和治疗延长，可能发生细菌和真菌的二重感染，特别是老年、疲劳过度和免疫抑制的患者。

【健康指导】

①告知患者即使症状减轻，仍应按处方服药。

②告知患者口服药物时应空腹。

③告知患者如果出现皮疹、发热或寒战，应及时通知医生。皮疹是变态反应的常见症状。

氯唑西林

【别　　名】 安美林、邻氯青霉素、瑞普林。

【主要用途】 本品仅适用于治疗产青霉素酶葡萄球菌感染，包括败血症、心内膜炎、肺炎和皮肤、软组织感染等，也可用于化脓性链球菌或肺炎球菌与耐青霉素葡萄球菌所致的混合感染。

【用法用量】

①胶囊剂：0.25g。1 次 0.25~0.5g，每日 2~3 次；小儿一日 30~60 mg/kg，分 2~4 次服。

②注射剂：0.25g、0.5g。1 次 0.5~1g，每日 3~4 次，肌内注射或静脉滴注。

【不良反应】

①变态反应以荨麻疹等各类皮疹为多见，白细胞减少、间质性肾炎、哮喘发作等和血清病型反应也可发生，严重者如过敏性休克偶见。

②静脉注射本品偶可产生恶心、呕吐和血清氨基转移酶升高。

③大剂量注射本品可引起抽搐等中枢神经系统毒性反应。

④有报道婴儿使用大剂量本品后出现血尿、蛋白尿和尿毒症。

⑤个别病例发生粒细胞缺乏症或淤胆型黄疸。

【用药护理】

①对其他药物特别是头孢菌素过敏（可能为交叉过敏）的患者反单核细胞增多症患者（斑丘疹发生率高）慎用。

②给药前询问患者是否对青霉素类药物过敏。无青霉素过敏史并不确保不发生变态反应。

③首剂给药前采集标本进行细菌培养和药敏试验。在细菌培养和药敏试验期间可以进行治疗。

④饭前 1~2 小时或饭后 2~3 小时服药。药物可引起胃肠不适。食物可影响药物的吸收。

⑤对于接受长期治疗的患者，应按医嘱监测肝、肾及造血功能。

⑥由于大剂量和治疗延长，可能发生细菌和真菌的二重感染，特别是老年、疲劳过度和免疫抑制的患者。

【健康指导】

①告知患者即使症状减轻，仍应按处方服药。

②告知患者空腹服药。

③告知患者用白开水服药，不能用果汁和碳酸盐饮料，因为这些物质中的酸将使药物灭活。

④告知患者如果出现皮疹、发热或寒战，要及时报告。皮疹是变态反应的常见症状。

双氯西林

【别　　名】 双氯青、双氯苯唑青霉素、双氯苯异唑青霉素。

【主要用途】 主要用于对青霉素耐药的葡萄球菌感染，包括败血症、心内膜炎、骨髓炎、呼吸道感染及创面感染等。

【用法用量】 片剂：0.25g。1 次 0.25~0.5g，每日 4 次；小儿每日 30~50 mg/kg，分 4~6 次服。

【不良反应】

①与青霉素有交叉过敏反应，用前应作青霉素皮试。

②有胃肠道反应、腹胀、恶心、呕吐、食欲不振等，偶有氨基转移酶水平升高。

【用药护理】

①对其他药物特别是头孢菌素过敏（可能为交叉过敏）的患者及单核细胞增多症患者（斑丘疹发生率高）慎用。

②给药前询问患者是否对青霉素类药物过敏。无青霉素过敏史并不确保不发生变态反应。

③首剂给药前采集标本进行细菌培养和药敏试验。在细菌培养和药敏试验期间可以进行治疗。

④饭前 1~2 小时或饭后 2~3 小时服药。药物可引起胃肠不适。食物可影响药物的吸收。

⑤对于接受长期治疗的患者，应按医嘱定期测肝、肾及造血功能。

⑥由于大剂量和治疗延长，可能发生细菌和真菌的二重感染，特别是对老年、疲劳过度和免疫抑制的患者。

【健康指导】

①告知患者即使症状减轻，仍应按处方服药。

②告知患者空腹服药。

③告知患者如果出现皮疹、发热或寒战，应及时报告。皮疹是变态反应的常见症状。

氟氯西林

【别　　名】　氟氯苯甲异恶唑青霉素、氟氯苯唑青霉素、氟氯青霉素、氟沙星。

【主要用途】　主要应用于葡萄球菌所致的各种周围感染，但对耐甲氧西林的金黄色葡萄球菌（MRSA）感染无效。

【用法用量】　胶囊剂：0.125g、0.25g。1 次 0.125g，每日 4 次；或 1 次 0.5~1.0g，每日 3 次。

【不良反应】

①口服给药时较常见胃肠道反应，如恶心、呕吐、腹胀、腹泻、食欲不振等。

②大剂量使用氟氯西林可出现神经系统反应，如抽搐、痉挛、神志不清、头痛等。

③大剂量使用氟氯西林偶见中性粒细胞减少，对特异体质者可致出血倾向。

④少数患者用药后可致急性胆汁淤积和氨基转移酶升高。

⑤用药后可见药疹、药物热等变态反应。

⑥长期用药可致菌群失调，发生二重感染。

⑦肌内注射或静脉给药时可致注射部位疼痛、硬结，严重者可致血栓性静脉炎。

【用药护理】

①氟氯西林用药前应作皮肤过敏试验，皮试阳性反应者不能使用本药。

②氟氯西林与氨基糖苷类药、环丙沙星、培氟沙星等属配伍禁忌，联用时不可置于同一容器内。

③氟氯西林与血液、血浆、水解蛋白、氨基酸以及脂肪乳属配伍禁忌。

④有时可见药物热、药疹等变态反应，少数可能发生白色念珠菌继发感染。

⑤氟氯西林口服剂应在饭前 1 小时或饭后 2 小时服用，以利吸收。

⑥氟氯西林静脉注射速度应缓慢，每次不得低于 3~4 分钟。

【健康指导】

①氟氯西林与青霉素类、头孢菌素类或青霉胺有交叉过敏。

②对本品及其他青霉素类、头孢菌素类或青霉胺过敏者禁用。

③有肝、肾功能障碍的患者慎用，有哮喘史或对其他药物产生变态反应的患者慎用。

④氟氯西林治疗期间或治疗后出现发热、皮疹、皮肤瘙痒症状的患者，应监测肝功能。建议住院患者在治疗前和口服或静脉用氟氯西林 7 天后，检查肝功能。

（3）广谱青霉素类：常用的有氨苄西林、阿莫西林、匹氨西林等。其共同特点：广谱，对革兰阳性菌和革兰阴性菌都有杀菌作用，但对铜绿假单胞菌无效，耐酸，可口服，但不耐酶。

氨苄西林

【别　　名】　氨苄青霉素、世君宁、氟氯苯甲异噁唑青霉素、氟沙星、奥佛林。

【主要用途】　主要用于治疗耐青霉素金黄色葡萄球菌的严重感染，以及呼吸道感染（如急性咽炎、化脓性扁桃体炎）、治疗感冒继发细菌感染、急慢性气管炎、支气管炎、肺炎、肺脓肿、脓胸、骨髓炎、化脓性关节炎、急慢性中耳炎、鼻窦炎、牙周炎、疖、痈、丹毒、蜂窝织炎、破伤风、甲沟炎、创面及伤口感染、烧伤感染、导尿后引起的尿道炎、前列腺炎、淋病、心内膜炎、革兰阳性菌尤其是金黄色葡萄球菌引起的败血症。

【用法用量】

①片剂：0.25g。1 次 0.25~0.5g，每日 4 次；小儿每日 50~80mg/kg，分 4 次服。

②注射剂：0.5g、1g。1 次 0.5~1g，每日 4 次肌内注射；或 1 次 1~2g 溶于 100ml 静脉输液中滴注，每日 3~4 次，必要时 4 小时 1 次。小儿每日 100~150mg/kg，分次给予。

【不良反应】

①可出现胃肠道反应，如恶心、呕吐、腹胀、腹泻、食欲不振等，口服给药时较常见。其他尚有静脉炎。

②大剂量应用可出现神经系统反应，如抽搐、痉挛、神志不清、头痛等。

③偶见中性粒细胞减少，对特异体质者可致出血倾向。个别患者氨基转移酶水平升高。尚可见药疹、药物热等变态反应。少数患者可发生白色念珠菌继发感染。

【用药护理】

①给药前询问患者是否对青霉素类药物过敏。无青霉素过敏史并不确保不发生变态反应。

②首剂给药前采集标本进行培养和药敏试验。在培养和药敏试验期间可以进行治疗。

③仅在严重感染、处方规定或患者不能口服的情况下采用肌内注射或静脉注射。

④给予大剂量和长期治疗时，可能发生细菌和真菌的二重感染，特别是老年、疲劳过度和免疫抑制的患者。

⑤注意变态反应的症状：红色斑丘疹、荨麻疹、过敏症。

⑥肾功能受损的患者须酌情减少剂量。

【健康指导】

①告知患者即使症状减轻，仍应按处方服用足够剂量的药物。

②告知患者口服药物时应空腹，在饭前 1 小时或饭后 2 小时服药。

③告知患者如果出现皮疹、发热或寒战，请及时通知医生。皮疹是变态反应的常见症状，特别是同服别嘌醇时。

④告知患者如果注射部位出现不适时，要及时报告。

阿莫西林

【别　　名】 阿林新、阿莫灵、莫西林钠、莫仙、阿莫新、利沙林。

【主要用途】

①敏感细菌所致的中耳炎、鼻窦炎、咽炎、扁桃体炎、急性支气管炎、肺炎、泌尿生殖道感染、皮肤软组织感染。

②伤寒、其他沙门菌感染、伤寒带菌者和钩端螺旋体病。

③与克拉霉素和兰索拉唑联合治疗幽门螺杆菌感染有良好疗效。

【用法用量】 胶囊剂：0.25g。1 次 0.5～1g，每日 3～4 次；小儿每日 50～100mg/kg，分 3～4 次服。片剂的剂量用法同胶囊剂。

【不良反应】

①胃肠道反应：腹泻、恶心、呕吐等。

②过敏反应：皮疹、斑疹、脓疱、药物热、哮喘等。

③肝脏：血清丙氨酸氨基转移酶升高。

④血液：嗜酸性粒细胞增多和白细胞减少。

⑤二重感染。

⑥精神神经系统：兴奋、焦虑、失眠、头晕、行为异常及惊厥等。

【用药护理】

①给药前仔细询问有无药物过敏史，经胃肠道外给药必须做本品皮肤试验，既往有青霉素过敏史者及皮试阳性反应者不宜做皮试，应改用其他药物。

②用药中如发生变态反应，应立即停药，并对症治疗；过敏性休克急救同青霉素。

③巨细胞病毒感染、淋巴细胞白血病、淋巴瘤等禁用。传染性单核细胞增多症患者避免使用。

④严重肾功能减退、哮喘、湿疹、花粉症、荨麻疹应慎用。

⑤药物可少量分泌到乳汁中，使用时应权衡利弊。

⑥可在空腹或餐后服药，并可与牛奶等食物同服。口服仅用于轻、中度感染。

⑦静脉用药应新鲜配制，配制后不宜久置。

⑧疗程较长时应监测肝、肾功能和血常规，大剂量使用监测血钠浓度。

⑨与卡那霉素、庆大霉素、链霉素、磷酸克林霉素、盐酸林可霉素、黏菌素甲磺酸钠、多黏菌素 B、琥珀氯霉素、红霉素乙基琥珀酸盐和乳糖酸盐、新生霉素、肾上腺素、间羟胺、多巴胺、阿托品、氯化钙、葡萄糖酸钙、B 族维生素、维生素 C 有配伍禁忌。

匹氨西林

【别　　名】　氨苄青霉素吡呋酯、吡呋氨卡西林、吡呋青霉素、匹氨青霉素、匹凡西林。

【主要用途】　用于大肠埃希菌、肠杆菌属、变形杆菌等革兰阴性杆菌中敏感菌株所致的呼吸系统、泌尿系统、消化系统、妇科和生殖器官等感染，如败血症、化脓性脑膜炎、腹膜炎、骨髓炎、皮肤及软组织感染及眼、耳、鼻、喉科感染。

【用法用量】

①轻症感染，每天 1.5~2g，分 2~3 次服。

②重症感染，每天 3~4g，分 3~4 次服。

③儿童：每天 40~80mg/kg，分 4 次服。

【不良反应】 食欲缺乏、恶心、呕吐、腹泻、肌注局部疼痛和皮疹，且多在给药过程中发生，大多程度较轻，不影响继续用药，重者停药后上述症状迅速减轻或消失。少数病例可出现血清氨基转移酶、碱性磷酸酶水平升高及嗜酸性粒细胞一过性增多。中性粒细胞减少、低钾血症等极为罕见。未见肾功能改变以及血液电解质紊乱等严重反应。

（4）抗革兰阴性菌的青霉素类：主要有供口服的匹美西林、供注射的美西林、替莫西林等。对革兰阴性菌作用强，但对铜绿假单胞菌无效，对革兰阳性菌作用弱。

匹美西林

【别　　名】 美西林酯、氮䓬咪青霉素双酯、氮䓬脒青霉素双酯、氮脒青霉素双酯。

【主要用途】

①敏感菌所致败血症，亚急性细菌性心内膜炎。

②表浅性化脓性疾病：毛囊炎、疖肿、痈、脓肿、蜂窝织炎、丹毒、眼内炎、睑缘炎、角膜溃疡、泪囊炎、睑腺炎、手术切口感染、外伤性或烧伤性感染。

③呼吸系统感染：扁桃体炎，扁桃体周围炎，扁桃体周围脓肿，急、慢性支气管炎，支气管扩张，支气管肺炎，肺炎，腹膜炎。

④胆系感染：胆囊炎、胆管炎。

⑤尿路感染：肾盂肾炎、脓肾、膀胱炎、尿道炎。

⑥女性生殖系统感染：宫内感染、附件炎、盆腔感染、前庭大腺炎。

⑦耳鼻科感染：中耳炎、鼻窦炎、腮腺炎、颌下腺炎。

【用法用量】 片剂或胶囊剂：0.25g。轻症：1 次 0.25g，每日 2 次，必要时可用 4 次，重症加倍。

【不良反应】

①偶见休克症状，因而给药后应注意观察，若出现感觉不适、口内感觉异常、喘鸣、眩晕、排便感、耳鸣等症状时立即停药。

②若出现皮疹、荨麻疹、发热等过敏症状时，应停止给药并进行适当处置。

③偶尔出现粒细胞减少、血小板减少症、贫血、嗜酸性粒细胞增多等。

④注意监测皮下或黏膜出血倾向或出血，有时出现氨基转移酶、碱性磷酸酶水平增高。

⑤大剂量给药偶可出现低钾血症。

⑥对肾功能不全患者大剂量给药时，有时可引起痉挛等神经系统症状。

⑦罕见假膜性结肠炎，表现为伴随发热、腹痛，以及以黏液和血便为特征的重症腹泻，内镜检查可看到有假膜形成。故当出现腹痛或多次腹泻时应立即停药，并给予适当处置。

⑧偶见恶心、呕吐、食欲不振、腹泻等。

⑨偶尔出现维生素 K 缺乏症（低凝血酶原血症、出血倾向等）、维生素 B族缺乏症（舌炎、口腔炎、食欲不振、神经炎等）。

美 西 林

【别　　名】　氮䓬西林。

【主要用途】　可用于大肠杆菌、克雷伯菌属、肠杆菌属等敏感微生物引起的单纯性或复合性泌尿道感染，以及由此引起的败血症。对于很严重的病例，可考虑加用其他 β-内酰胺类抗生素。

【用法用量】　注射剂：0.5g、1g。每日 1.6～2.4g，小儿每日 30～50mg/kg，分 4 次静脉注射或肌内注射。

【不良反应】

①皮疹、发热等变态反应多见，过敏性休克偶见。

②偶见恶心、呕吐、腹泻、腹痛等胃肠道反应。

③少数患者用药后可出现肝酶一过性升高。

④长期用药可出现二重感染。

⑤美西林肌内或静脉给药时可致注射部位局部疼痛、硬结，严重者可致血栓性静脉炎。

替 莫 西 林

【别　　名】　羧噻吩甲氧青霉素、坦莫西林。

【主要用途】　临床应用于敏感菌所致的败血症、呼吸道感染、腹膜炎、胆管感染、尿路感染及软组织感染等。

【用法用量】　注射剂：0.5g、1g。1 次 0.5～2g，每日 2 次，肌内注射，为减轻疼痛，可用 0.25%～0.5%利多卡因注射液作溶剂。

【不良反应】

①过敏反应：青霉素 G 引起的变态反应是所有抗生素中较为常见且居首

位的不良反应。可见药物热、药疹、血管神经性水肿、血清病样反应、溶血性贫血、粒细胞减少、剥脱性皮炎等，最严重且危及患者生命的是过敏性休克，症状为呼吸困难、发绀、血压下降、昏迷、肢体强直，最后惊厥，可短时间内导致死亡。各种给药途径均可引起过敏反应，其中以注射给药发生率最高。

②局部反应：肌内注射青霉素钾盐可引起疼痛、硬结或红肿，可改用钠盐。少数者发生周围神经炎。

③赫氏反应：青霉素治疗梅毒、钩端螺旋体病、炭疽病等时，可出现症状加剧的现象，一般发生在开始治疗后 6~8 小时，表现为全身不适、寒战、发热、咽痛、肋间痛、心率加快，症状于 12~24 小时后消失。偶有病情加重甚至危及生命者。可能为形成螺旋体抗原-抗体复合物或螺旋体释放非内毒素致热原。

④水、电解质紊乱：大剂量应用青霉素钠或钾盐，可致高血钠、高血钾等表现。尤其肾功能不全者易出现。应注意监测血清离子浓度。

⑤青霉素脑病：鞘内注射或大剂量静脉滴注，可引起腱反射亢进、肌肉痉挛、抽搐、昏迷等神经系统反应，多见于老年人、婴儿及肾功能不全者。

⑥抗铜绿假单胞菌广谱青霉素类：主要有羧苄西林、哌拉西林、磺苄西林等。其共同特点是：广谱，对革兰阳性和革兰阴性菌都有作用，对铜绿假单胞菌作用强，不耐酸，不耐酶。

羧苄西林

【别　　名】 羧苄西林钠、卡巴西林、卡比西林、羧苄青霉素。

【主要用途】

①铜绿假单胞菌所致的败血症、脑膜炎、呼吸道感染、尿路感染。

②对本药敏感的腹腔和女性生殖道感染。

【用法用量】 注射剂：0.5g、1g。1 次 1g，每日 4 次，肌内注射。严重铜绿假单胞菌感染时，每日 10~20g，静脉注射。小儿每日 100mg/kg，分 4 次肌内注射或每日 100~400mg/kg 静脉注射。

【不良反应】

①变态反应：以皮疹最为多见。

②消化系统：恶心、呕吐、血清氨基转移酶水平升高和肝大、压痛的轻型无黄疸型肝炎症状。

③血液：血小板功能异常或干扰其他凝血机制而发生紫癜、黏膜出血、鼻出血及注射部位出血等反应。

④精神神经系统：抽搐、癫痫等。

⑤代谢系统：高钠、低钾血症。

哌拉西林

【别　　名】 更欣、氧哌嗪青霉素。

【主要用途】 适用于敏感肠杆菌科细菌、铜绿假单胞菌、不动杆菌属所致的败血症、上尿路及复杂性尿路、呼吸道、胆道、腹腔、盆腔以及皮肤、软组织的感染等。哌拉西林与氨基糖苷类联合应用亦可用于粒细胞减少症免疫缺陷患者的感染。

【用法用量】 注射剂：1g、2g。每日 4~5g，小儿每日 80~100mg/kg，分 3~4 次肌内注射。每日 8~16g，小儿每日 100~300mg/kg，分 3~4 次静脉注射或滴注。

【不良反应】

①变态反应：青霉素类药物过敏反应较常见，包括荨麻疹等各类皮疹、白细胞减少、间质性肾炎、哮喘发作和血清病型反应，严重者如过敏性休克偶见。

②局部症状：局部注射部位疼痛、血栓性静脉炎等。

③消化道症状：腹泻、稀便、恶心、呕吐等；假膜性肠炎罕见。

④中枢神经系统症状：头痛、头晕和疲倦等。

⑤青霉素脑病：肾功能减退者应用大剂量时，因脑脊液浓度增高，出现青霉素脑病。

⑥其他：念珠菌二重感染、出血等。个别患者可出现胆汁淤积性黄疸。

【用药护理】

①对其他药物特别是头孢菌素过敏（可能为交叉过敏）的患者、有出血倾向、尿毒症、低钾血症的患者慎用。

②给药前询问患者是否对青霉素类药物过敏。无青霉素过敏史并不能确保不发生变态反应。

③首剂给药前采集标本进行培养和药敏试验。在培养和药敏试验期间可以进行治疗。

④用无菌水、生理盐水（含或不含防腐剂）、0.5%~1%的盐酸利多卡因溶液配制注射液。每克药品用 2ml 溶液稀释。最终溶液每 2.5ml 含 1g 药品。

⑤定期遵照医嘱查全血细胞计数和血小板数量。药物可引起血小板减少。

⑥监测血钠、血钾浓度。

⑦对接受华法林治疗的患者监测 PT 和 INR，因为药物可延长 PT 值。

⑧制订预防癫痫发作的措施，血药浓度高的患者可致癫痫发作。

⑨由于大剂量和治疗延长，可能发生细菌和真菌的二重感染，特别是老年、疲劳过度和免疫抑制的患者。

⑩囊性纤维化的患者更易出现发热和皮疹。

【健康指导】

①告知患者发生不良反应时要及时报告。

②告知患者静脉注射部位出现不适时要及时报告。

③告知患者治疗期间应限制盐的摄入。

磺苄西林

【别　　名】　磺苄西林钠、格达西林、格达西林钠、磺苄青霉素、卡他西林。

【主要用途】

①对本品敏感的铜绿假单胞菌、变形杆菌属以及其他敏感革兰阴性菌所致的肺炎、尿路感染、复杂性皮肤软组织感染和败血症等。

②对本品敏感菌所致腹腔感染、盆腔感染，宜与抗厌氧菌药物联合应用。

【用法用量】　注射剂：1g、2g。每日 4~8g，分 4 次肌内注射或静脉注射，亦可静脉滴注。肌内注射时需加利多卡因 3ml 以减轻疼痛。小儿每日 40~160mg/kg，分 4 次注射。

【不良反应】

①变态反应：皮疹、药物热、过敏性休克等。

②消化系统：腹泻、恶心、食欲缺乏、上腹部灼热感、呕吐、血清氨基转移酶水平升高。

③血液：白细胞或中性粒细胞减少，大剂量应用有出血倾向。

④局部刺激症状：肌内注射区发生周围神经炎、注射部位疼痛、硬结。

⑤精神神经系统：静脉大剂量注射可有口腔周围、面部和四肢皮肤发麻，严重有肌颤、抽搐等神经毒性反应。

⑥二重感染：可出现白色念珠菌感染，念珠菌过度繁殖造成舌苔呈棕色甚至黑色。

（二）头孢菌素类

头孢菌素类抗生素是由头孢菌素 C 裂解，在其母核 7-氨基头孢烷酸上连接不同侧链而制成的半合成抗生素。根据头孢菌素的抗菌谱、对 β-内酰胺酶的稳定性、抗革兰阴性菌活性、对肾脏的毒性作用及临床应用的差异，将头孢菌类分为四代产品。

分类	常用药物	作用特点	主要用途
第一代	头孢氨苄、头孢唑啉、头孢拉定	①抗菌谱较窄，对革兰阳性菌包括对青霉素耐药的产酶金黄色葡萄球菌的抗菌作用较第二、三代强，对革兰阴性菌的作用较弱，对铜绿假单胞菌和厌氧菌无效；②对青霉素酶稳定，但可被革兰阴性菌的β-内酰胺酶所破坏；③脑脊液浓度低，有一定的肾毒性	口服制剂用于敏感菌引起的轻度和单纯中度感染，包括呼吸道、泌尿道、皮肤及软组织感染；注射制剂用于治疗敏感菌引起的中重度感染
第二代	头孢呋辛、头孢克肟	①抗菌谱较广，对革兰阳性菌的作用稍逊第一代头孢菌素，对多数革兰阴性菌的作用却明显增强，部分对厌氧菌有高效，但对铜绿假单胞菌无效；②对多种β-内酰胺酶较稳定；③肾毒性较第一代有所降低	敏感菌所致的肺炎、胆道感染和其他组织器官感染；部分药物（如头孢呋辛、头孢孟多）对脑膜炎、败血症也有效
第三代	头孢噻肟、头孢曲松、头孢他啶、头孢哌酮	①抗菌谱更广，对革兰阳性球菌的抗菌作用不如第一代和第二代头孢菌素，对革兰阴性菌的作用较第二代更广泛、强大，对消化球菌、铜绿假单胞菌、厌氧菌等均有不同程度的抗菌作用，其中，头孢他定是最强的抗铜绿假单胞菌药；②血浆半衰期较长，体内分布广泛，组织穿透力强，有一定量渗入脑脊液中；③对多种β-内酰胺酶高度稳定，基本无肾毒性	多种革兰阳性菌、革兰阴性菌所致的尿路感染及危及生命的败血症、脑膜炎（包括新生儿脑膜炎和肠杆菌科细菌所致成人脑膜炎）、骨髓炎、肺炎等。为避免细菌对第三代头孢菌素产生耐药性，第三代头孢菌素一般不作首选药物
第四代	头孢吡肟、头孢匹罗	①抗菌谱更为广泛，对革兰阴性菌的抗菌作用优于第三代，部分品种抗葡萄球菌的作用增强，对铜绿假单胞菌的作用强于头孢他定，对某些第三代头孢菌素耐药菌仍有抗菌活性，对多数厌氧菌有抗菌活性；②对多种β-内酰胺酶高度稳定；③基本无肾毒性	对第三代头孢菌素耐药的细菌引起的感染，或由敏感菌引起的用其他抗菌药物难以控制的严重感染

【不良反应及用药护理】

1. 不良反应

	变态反应：多出现药物热、皮疹、荨麻疹等，严重者可发生过敏性休克，但发生率较青霉素低
	肾毒性：大剂量应用第一代头孢菌素可出现肾毒性，表现为蛋白尿、血尿、血中尿素氮升高，甚至肾衰竭
	胃肠反应：口服可引起恶心、呕吐、食欲减退等胃肠道反应
头孢菌素类不良反应	菌群失调症：长期应用尚可引起肠道菌群失调导致二重感染，如肠球菌、铜绿假单胞菌和白色念珠菌的增殖现象，临床应严格掌握其适应证
	双硫仑（"戒酒硫"或"醉酒"）样反应：患者表现为面部潮红、发热、头痛、恶心、呕吐、口中有大蒜样气味等，甚至休克，严重者可致呼吸抑制、心肌梗死、急性心力衰竭、惊厥及死亡，一般在用药与饮酒后 15~30 分钟发生
	凝血功能障碍及造血系统毒性：头孢哌酮、头孢孟多可致低凝血酶原症或血小板减少，患者可有出血症状，可用维生素 K 防治。偶见红细胞或白细胞减少、血小板减少、嗜酸性粒细胞增多等
	其他：长期大量应用头孢哌酮、头孢孟多可致低凝血酶原血症，与抗凝血药、水杨酸制剂等合用时，可致出血倾向，静脉注射时可见静脉炎

2. 用药护理

头孢菌素类用药护理	头孢菌素类与青霉素类之间有部分交叉过敏反应，必要时做皮试，并密切观察。发生过敏性休克的处理同青霉素
	用本类药物治疗期间或停药后 3 天内，均应避免饮酒或进食含乙醇的制品

头孢氨苄

【别　　名】 头孢菌素Ⅳ、先锋霉素Ⅳ、头孢力新、苯甘孢霉素、西保力、头孢立新。

【主要用途】 适用于敏感菌所致的急件扁桃体炎、咽峡炎、中耳炎、鼻窦炎、支气管炎、肺炎等呼吸道感染、尿路感染及皮肤软组织感染等。本品为口服制剂，不宜用于重症感染。

【用法用量】

（1）成人剂量：口服一般每次 250~500mg，每日 4 次，大剂量每日 4g。肾功能减退的患者，应根据肾功能减退的程度，减量用药。单纯性膀胱炎、皮肤软组织感染及链球菌咽峡炎患者每 12 小时 500mg。

（2）儿童剂量：口服每日按体重 25~50mg/kg，每日 4 次。皮肤软组织感染及链球菌咽峡炎患者每 12 小时口服 12.5~50mg/kg。

【不良反应】

（1）较多见恶心、呕吐、腹泻和腹部不适。

（2）皮疹、药物热等变态反应，偶可发生过敏性休克。

（3）头晕、复视、耳鸣、抽搐等神经系统反应。

（4）偶可出现一过性肾损害。

（5）偶有患者出现血清氨基转移酶水平升高、库姆斯试验阳性。溶血性贫血罕见，中性粒细胞减少和假膜性结肠炎也有报道。

【用药护理】

（1）用药前询问是否有青霉素类或头孢菌素类药物过敏史。

（2）首剂给药前采集标本进行培养和药敏试验，在培养和药敏试验期间可以进行治疗。

（3）准备口服悬浮液：分两次向药粉中加入足量的水，每次加水后要摇匀，混合后，存放于冰箱中，混合物能稳定保存 14 天，无药效降低，保持密封，用前摇匀。

（4）大剂量或长期给药时，监测二重感染，特别是对高危患者。

（5）A 族 β 溶血链球菌感染须至少治疗 10 天。

【健康指导】

（1）告知患者即使症状减轻，仍应按照处方规定服药。

（2）告知患者将药物与食物或牛奶同服以减轻胃肠不适。

（3）如果患者使用口服悬浮剂，告知患者用前须摇匀，口服悬浮剂须冷藏保存。

（4）告知患者发生皮疹或其他二重感染症状时要及时通知医师。

头孢呋辛

【别　　名】　头孢呋肟、头孢呋新、呋肟霉素、头孢呋辛钠、信立欣、立健新、西力欣。

【主要用途】　治疗敏感菌所致的下列感染：

（1）呼吸系统感染：急性咽炎、扁桃体炎、中耳炎、鼻窦炎、急性支气管炎、慢性支气管炎急性发作、支气管扩张合并感染、细菌性肺炎、肺脓肿、术后肺部感染等。

（2）泌尿生殖系统感染：急慢性肾盂肾炎、膀胱炎、尿道炎、无症状性菌尿症等。

（3）骨和关节感染：骨髓炎、脓毒性关节炎等。

（4）皮肤软组织感染：蜂窝织炎、丹毒、脓疱症、创面感染。

（5）预防手术后伤口感染。

【用法用量】 注射剂：0.25g、0.5g、0.75g、1.5g。1次0.75 g，每日3次，肌内注射。小儿每日30~60mg/kg，分3~4次肌内注射。严重感染时每日4.5~6g，小儿每日50~100mg/kg，分2~4次，静脉注射。

【不良反应】

（1）变态反应：皮疹、荨麻疹、瘙痒、药物热、多形性红斑、毒性表皮剥脱性皮炎及过敏性休克。

（2）消化系统：食欲缺乏、恶心、呕吐、腹痛、腹泻及碱性磷酸酶、天门冬氨基酸氨基转移酶、丙氨酸氨基转移酶、乳酸脱氢酶及血清胆红素一过性增高。

（3）泌尿生殖系统：尿素氮和肌酐水平升高、中毒性肾病、阴道炎。

（4）血液：血红蛋白和血细胞比容减少、中性粒细胞减少、白细胞减少、血小板减少或全血细胞减少、短暂性嗜酸性粒细胞增多、再生障碍性贫血、溶血性贫血及凝血酶原时间延长等。

（5）精神神经系统：头痛、癫痫、惊厥。

（6）其他：注射时出现轻中度听力受损、肌内注射区轻度疼痛。

【用药护理】

（1）用药前询问是否有青霉素类或头孢菌素类药物过敏史。

（2）首剂给药前采集标本进行培养和药敏试验。在培养和药敏试验期间可以进行治疗。

（3）肌内注射，在大肌肉深部注射，如臀大肌处或大腿中外侧。

（4）食物能增强本品的吸收。

（5）本品片剂可弄碎给无法吞服片剂的患者服用，药片可溶于苹果汁、橘汁、葡萄汁、巧克力牛奶给患者服用，但即便与食物同服，药片仍很苦。

（6）大剂量或长期给药时，监测二重感染，特别是对高危患者。

（7）本品的片剂与口服悬浮剂的作用不等效。

【健康指导】

（1）告知患者即使症状减轻，仍应按处方规定服药。

（2）如果使用悬浮剂。告知患者用前摇匀。

（3）告知患者发生皮疹或二重感染症状时要及时通知医师。

（4）告知患者静脉注射部位出现不适时及时通知护士。

（5）告知患者出现稀便或腹泻时及时通知医师。

头孢噻肟

【别　　名】　头孢氨噻肟、凯福隆、治菌必妥、新治菌。

【主要用途】　临床上主要用于各种敏感菌的感染，如呼吸道感染、五官感染、腹膜炎、胆管感染、脑膜炎、淋病、泌尿系统感染、败血症等。

【用法用量】　注射剂：0.5g、1g。每日 2～6g，小儿每日 50～100mg/kg，分 3～4 次，肌内注射。每日 2～8g，小儿每日 50～150mg/kg，分 2～4 次静脉注射。

【不良反应】

（1）有时患者有皮疹、头晕、耳鸣、发热、腹泻、呕吐、头痛、麻木、呼吸困难和面部潮红、全身不适等症状。

（2）肌注部位有疼痛感。

（3）个别患者嗜酸性粒细胞增多，白细胞减少。碱性磷酸酶或血清氨基转移酶水平轻度升高、暂时性血尿素氮和肌酐水平升高等。

（4）极少数患者可发生黏膜念珠菌病。

【用药护理】

（1）使用前询问病史，是否有头孢菌素以及青霉素类药物过敏史。

（2）首剂给药前采集标本进行培养和药敏试验，在培养和药物试验期间可以进行治疗。

（3）肌内注射时，在大肌肉深部注射，如臀大肌处或大腿中外侧。

（4）肌内注射 2g，应分次在不同部位给药。

（5）大剂量或长期给药或者对于高危患者，须监测二重感染的症状体征。

【健康指导】

（1）告知患者发生不良反应和二重感染症状时要及时报告。

（2）告知患者静脉注射部位出现不适时及时通知护士。

头孢吡肟

【别　　名】　马斯平、立健平、信立威。

【主要用途】　适用于治疗由对头孢吡肟敏感的细菌引起的成年人的中、重度感染，包括呼吸系统感染，上尿路和下尿路感染，皮肤和软组织感染，包括腹膜炎和胆道感染在内的腹腔感染，败血症/菌血症和免疫力低下患者的发热。也可用于治疗由头孢吡肟敏感菌感染引起的儿童脑脊髓膜炎。

【用法用量】 1 次 1~2g，每日 2 次，肌内注射或静脉滴注。

【不良反应】 本品不良反应发生率低，最常见的不良反应为胃肠道症状和变态反应。

（1）消化系统：表现为恶心、呕吐、腹泻、便秘、腹痛、消化不良等，偶可出现假膜性肠炎。

（2）变态反应：表现为皮疹、瘙痒、发热等。

（3）心血管系统：表现为胸痛、心动过速等。

（4）呼吸系统：表现为咳嗽、咽喉疼痛、呼吸困难等。

（5）中枢神经系统：表现为头痛、眩晕、失眠、感觉异常、焦虑、精神错乱等。

（6）其他：有报道用药后可出现乏力、盗汗、阴道炎、外周水肿、疼痛、背痛等症状。长期使用本品可致菌群失调，发生二重感染。肌内注射或静脉给药时可致注射部位疼痛、硬结，严重者可致血栓性静脉炎。

【用药护理】

（1）给药前询问患者是否有青霉素类药物或者头孢菌素药物过敏史。

（2）首剂给药前采集标本进行培养和药敏试验，在培养和药敏试验期间可以进行治疗。

（3）肌内注射时，用注射用无菌水、注射用生理盐水、5% 葡萄糖注射液、0.5%~1% 盐酸利多卡因溶液，含苯甲基或对羟苯甲酸酯的灭菌注射用水配制注射液。

（4）使用前仔细检查溶液中的颗粒物质。药粉和溶液易发黑，这取决于储存条件，按照推荐条件保存时，药效不会改变。

（5）监测二重感染，药物可引起不敏感细菌或真菌的过量增殖。

【健康指导】

（1）告知患者肌内注射时，注射部位可能出现疼痛。

（2）告知患者出现皮疹（变态反应），反复发热，寒战，不适（二重感染）、胃肠紊乱症状等症状时要及时报告。

（三）其他 β-内酰胺类

1. 头孢霉素类

本类药物化学结构与头孢菌素相类似，但对 β-内酰胺酶的稳定性较头孢菌素高，包括头孢西丁、头孢美唑、头孢替坦等。本类药物抗菌谱与第二代头孢菌素相似，对厌氧菌有高效，对耐青霉素的金黄色葡萄球菌及头孢菌素的耐药菌有较强活性。主要用于厌氧菌和需氧菌所致的盆腔、腹腔及妇科的混合感染。不良反应有皮疹、静脉炎、蛋白尿、嗜酸性粒细胞增多等。

头孢西丁

【别　　名】 美福仙、先锋美吩、头孢甲氧噻吩、CFX。

【主要用途】 本品在临床上主要用于敏感菌所致的呼吸道感染，泌尿生殖系统感染，腹内感染（包括腹膜炎、胆管炎），败血症，骨、关节、皮肤和软组织等部位感染。

【用法用量】 注射剂：1g。1 次 1~2g，每日 3~4 次，肌内注射或静脉注射。

【不良反应】 本品不良反应一般均呈暂时性及可逆性，主要不良反应有：

（1）偶见恶心、呕吐、食欲下降、腹痛、腹泻、便秘等胃肠道反应。

（2）偶见皮疹、荨麻疹、红斑、药物热等变态反应，罕见过敏性休克症状。

（3）少数患者用药后可出现肝肾功能异常。

（4）长期大剂量使用本品可致菌群失调，发生二重感染，还可能引起维生素 K、维生素 B 缺乏。

（5）肌内注射部位可能引起硬结、疼痛；静脉注射剂量过大或过快时可产生灼热感、血管疼痛、严重者可致血栓性静脉炎。

头孢美唑

【别　　名】 头孢甲四唑、头孢美他唑。

【主要用途】 敏感菌所致的败血症、支气管炎、支气管扩张、慢性肺部疾病继发感染、肺脓肿、胆囊炎、胆管炎、腹膜炎、膀胱炎、前庭大腺炎、宫腔感染、子宫附件炎、颌骨炎和颌旁蜂窝织炎等。

【用法用量】 注射剂：0.25g、0.5g、1g、2g。

（1）常用剂量：1~2g/d，分 2 次静脉注射或者静脉滴注。

（2）严重感染者：剂量可增至 4g/d，分 2~4 次静脉给药。

【不良反应】

（1）变态反应：皮疹、瘙痒、药物热。

（2）局部刺激症状：肌内注射部位疼痛、硬结、静脉造成血栓性静脉炎。

（3）消化系统：食欲缺乏、恶心、呕吐和腹泻。

（4）呼吸系统：哮喘、呼吸困难、嗜酸性粒细胞增多的间质性肺炎。

（5）肝脏：氨基转移酶水平增高等。

（6）肾脏：一过性尿素氮增高、急性肾衰竭。

（7）血液：中性粒细胞减少症、嗜酸性粒细胞增多症、贫血和血小板减少等血液系统异常。

（8）维生素缺乏症：维生素 K 缺乏症（血凝血酶原过少、出血倾向）和 B 族维生素缺乏症（舌炎、口炎、厌食和神经炎）。

头孢替坦

【别　　名】　头孢替坦二钠、双硫唑甲氧头孢菌素。

【主要用途】　适用于大肠杆菌、沙雷菌属、变形杆菌属、摩根菌属、普罗威登斯菌属、假单胞菌属、流感杆菌、不动杆菌属、拟杆菌属等所致的中等症状以上的感染；败血症、手术创伤等浅表性二次感染；支气管炎、扁桃体炎（扁桃体周围炎、扁桃体周围脓疡）、气管支气管扩张症（感染时）、慢性呼吸病疾患的二次感染、肺炎、肺脓肿、脓胸；肾盂肾炎、膀胱炎；胆囊炎、胆管炎、腹膜炎；子宫内感染、盆腔炎、子宫及附件炎、前庭大腺炎。

【用法用量】

（1）成人，通常每日 1~2g（效价），分 2 次静脉内注射或静脉滴注。

（2）小儿，通常每日 40~60mg（效价），分 2~3 次静脉内注射或滴注。难治性或重症感染症每日量增至 4g（效价），小儿增至 100mg（效价）/kg，分 2~3 次给药。

【不良反应】

（1）罕见休克症状，偶有不快感，口内异物感、喘鸣，眩晕、便意、耳鸣、发汗等症状，应停药。

（2）皮疹、荨麻疹、红斑，瘙痒、发热等，应停药。

（3）偶见 BUN 上升，粒细胞减少，红细胞减少，嗜酸性粒细胞增多，罕见血小板减少，罕见肌酐上升、无尿、蛋白尿、氨基转移酶水平上升，偶见 ALP 上升。

（4）罕见伴有发热、腹痛、白细胞增多、黏液血便的剧烈腹泻为主要症状的严重结肠炎，偶见腹泻，应停药。罕见恶心、呕吐、食欲不振。罕见口炎、念珠菌病、维生素 K 和 B 缺乏症和倦怠感。最好做皮试，用药后至少 1 周内不饮酒。

2. 氧头孢烯类

主要包括拉氧头孢和氟氧头孢。本类药为广谱抗菌药，对革兰阳性球菌、革兰阴性杆菌、厌氧菌和脆弱类杆菌均有较强的抗菌活性。临床主要用于敏感菌所致的泌尿道、呼吸道、胆管、妇科感染及脑膜炎、败血症。不良反应以皮疹多见，偶见低凝血酶原血症和出血症状，可用维生素 K 预防。

拉氧头孢

【别　　名】　拉氧头孢钠、拉他头孢、拉塔莫噻、拉氧头孢、羟羧氧酰胺菌素钠、羟羧氧酰胺霉素、噻吗灵、头孢羟羧氧、氧杂头孢唑、注射用噻吗氧、羟羧氧酰胺头孢菌素、噻吗氧。

【主要用途】　用于敏感菌所致肺炎、气管炎、胸膜炎、腹膜炎，以及皮肤和软组织、骨和关节、耳鼻咽喉、创面等部位的感染，还可用于败血症和脑膜炎。

【用法用量】　注射剂：0.25g、0.5g、1g。0.5~1g/次，每日 2 次，肌内注射、静脉注射或滴注，重症加倍。小儿每日 40~80mg/kg，分 2~4 次，静脉注射或滴注。

【不良反应】

（1）偶可致过敏性休克或其他过敏症状。其他不良反应有肾脏损害、血象改变、肝功能受损、胃肠道反应、菌群失调等。

（2）该品还可致出血倾向，剂量增大时尤甚。

（3）溶解后应立即使用，未用完的药液必须在冰箱中保存，在 24 小时内用完。

氟氧头孢

【别　　名】　氟氧头孢钠、氟莫克西钠、氟吗宁、氧氟头孢钠。

【主要用途】

（1）呼吸系统感染：如中耳炎、咽炎、扁桃体炎、支气管炎、肺炎等。

（2）腹内感染：如胆道感染、腹膜炎等。

（3）泌尿、生殖系统感染：如肾盂肾炎、膀胱炎、前列腺炎、盆腔炎、子宫及附件炎等。

（4）皮肤、软组织感染：如蜂窝织炎、创口感染等。

（5）其他严重感染：如心内膜炎、败血症等。

【用法用量】　注射剂：0.5g、1g、2g。每日 1~2g，小儿每日 60~80 mg/kg，分 2 次静脉注射或滴注；重症每日 4g，小儿每日 150mg/kg，分 2~4 次静脉注射或滴注。

【不良反应】

（1）恶心、呕吐、腹泻等消化道症状多见，假膜性肠炎罕见。

（2）皮疹、瘙痒、药物热等变态反应多见，过敏性休克罕见。

（3）少数患者用药后可出现肾功能减退、肝功能异常。

（4）少数患者用药后可出现造血系统异常（一过性嗜酸性粒细胞增多症和血小板增多症。红细胞计数、血红蛋白量、血细胞比容以及白细胞计数轻微降低），溶血性贫血罕见。

（5）静脉注射可有局部红肿、硬结，严重者可致血栓性静脉炎。

（6）用药后偶可出现口腔炎、咳嗽、呼吸困难及肺 X 线影像改变症状。

3. 碳青霉烯类

亚胺培南抗菌活性极高，易被肾肽酶（脱氢肽酶-1）水解失效。西司他丁为肾肽酶抑制剂，本身无抗菌作用，具有保护亚胺培南在肾脏中不受破坏或较少破坏，并抑制亚胺培南进入肾小管上皮组织，减少其排泄和肾毒性。两药合用，使亚胺培南具有了真正的实用价值。对革兰阴性菌及革兰阳性菌的需氧和厌氧菌都有抗菌作用。对 β-内酰胺酶较稳定，与其他 β-内酰胺类相比，较少出现交叉耐药性现象。

临床上使用的是亚胺培南与西司他丁 1∶1 配伍的制剂，称泰能，只供注射用。同类药物有帕尼培南、美罗培南等。

本药临床上主要用于敏感菌引起的腹膜炎、肝胆系感染、妇科感染、尿路感染、皮肤和软组织感染、骨关节感染，心内膜炎、败血症及各种手术感染的预防和治疗。

消化道不良反应有恶心、呕吐、腹泻等。大剂量应用，可见肌痉挛、精神障碍，特别是原有中枢神经系统损伤和肾功能不全患者。不宜用于中枢神经系统感染患者及 3 个月以下的婴儿感染，且哺乳期妇女应用时应停止哺乳。

亚胺培南-西司他丁

【别　　名】　泰能、泰宁。

【主要用途】　革兰阴性菌及革兰阳性菌所致的严重感染（败血症、下呼吸道感染、尿路感染、腹腔感染、盆腔感染、骨关节感染、皮肤软组织感染等）以及多种细菌引起的混合感染。

【用法用量】　注射剂：0.25g、0.5g、1g（以亚胺培南计量，其中含有等量的西司他丁钠）。1 次 0.25~1g，每日 2~4 次肌内注射或静脉滴注。

【不良反应】

（1）变态反应：皮疹、瘙痒、发热。

（2）胃肠道反应：恶心、呕吐、腹泻等。

（3）中枢神经系统：头昏、抽搐、肌阵挛及精神症状。

（4）局部刺激：肌内注射部位疼痛、红斑、硬结、血栓性静脉炎。

（5）其他：长期用药导致二重感染如假膜性肠炎、真菌感染。

美罗培南

【别　名】 倍能、美平。

【主要用途】 敏感菌所致的感染（败血症、呼吸系统感染、泌尿生殖系统感染、腹内感染、骨关节感染、皮肤软组织感染、眼耳鼻喉感染等）。

【用法用量】 注射剂：0.25g、0.5g。1次0.5~1g，每日3~4次肌内注射或静脉滴注。

【不良反应】

（1）变态反应：荨麻疹、瘙痒、发热感、红斑。

（2）胃肠道反应：恶心、呕吐、腹痛、腹泻、便秘、食欲缺乏等。

（3）肝脏：血清丙氨酸氨基转移酶、天门冬氨酸氨基转移酶水平暂时性增高，胆汁淤积型黄疸。

（4）肾脏：排尿困难，尿素氮、肌酐水平升高，严重者急性肾衰竭。

（5）精神神经系统：头痛、眩晕、失眠、倦怠感、焦虑、意识模糊、神经过敏、幻觉、抑郁、痉挛、意识障碍。

（6）血液系统：粒细胞减少、血小板减少或增多、淋巴细胞增多、红细胞血红蛋白和血细胞比容降低。

（7）局部刺激症状：肌内注射部位疼痛、红肿、硬结、血栓性静脉炎。

4. 单环β-内酰胺类

氨曲南（菌克单）是人工合成的第一个应用于临床的单环β-内酰胺类抗生素。其抗菌谱窄，主要对革兰阴性菌如大肠埃希菌、肺炎克雷伯菌、奇异变形菌、流感嗜血杆菌、铜绿假单胞菌、淋病奈瑟菌等具有强大抗菌活性，对革兰阳性菌和厌氧菌作用差，并具有耐酶、低毒、与青霉素无交叉过敏反应等优点，故可用于青霉素过敏的患者。

氨　曲　南

【别　名】 阿兹屈南、氨曲安、君刻单。

【主要用途】 临床常用于革兰阴性杆菌所致的下呼吸道、尿路、软组织感染及脑膜炎、败血症等，尤其是常见耐药菌株所致的各种感染。

【用法用量】 注射剂：0.5g、1g。每日1.5~6g，分3次肌内注射、静脉注射或滴注，静滴时加入0.9%氯化钠注射液100ml中，于30分钟内滴完。

【不良反应】 不良反应少而轻，主要为皮疹、氨基转移酶水平升高、胃肠道不适等。

（四）β-内酰胺酶抑制药及复方制剂

β-内酰胺酶抑制药本身没有或只有微弱的抗菌活性，但能与β-内酰胺类抗生素合用，抑制β-内酰胺酶，抗菌作用明显增强。复方中含有青霉素类者需做皮肤过敏试验。代表药有克拉维酸、舒巴坦、他唑巴坦等。

克拉维酸

克拉维酸（棒酸）为广谱-β内酰胺酶抑制剂，可与β-内酰胺酶牢固结合，产生不可逆的抑制作用。临床常与阿莫西林、替卡西林等不耐酶抗生素合用，以达增强抗菌效果的目的。常用制剂有阿莫西林-克拉维酸片（奥格门汀）、替卡西林-克拉维酸注射液（泰门汀）。

阿莫西林-克拉维酸片

【别　　名】 奥格门汀、艾克儿、安奇、强力阿莫仙。

【主要用途】 呼吸道感染、泌尿生殖系统感染、皮肤软组织感染、骨关节感染、腹内脓血症、中耳炎、败血症等。

【用法用量】 空腹口服。阿莫西林克拉维酸钾片：375mg（阿莫西林250mg，克拉维酸125mg）、625mg（阿莫西林500mg，克拉维酸125mg）。阿莫西林克拉维酸钾混悬液；5ml：156.25mg（阿莫西林125mg，克拉维酸31.25mg）；5ml：312.5mg（阿莫西林250mg，克拉维酸62.5mg）。

（1）一般感染：一次375mg（含阿莫西林250mg），3次/日。

（2）肺炎及其他中度严重感染：一次625mg，3次/日，疗程7~10天。

【不良反应】

（1）胃肠道反应：恶心、呕吐、消化不良、腹痛、腹泻、舌炎、舌苔黑、胃炎、结肠炎等。

（2）变态反应：皮疹、荨麻疹、皮肤瘙痒、药物热、哮喘、血管水肿、血清病样反应、过敏性休克等。

（3）肝脏：血清丙氨酸氨基转移酶、天门冬氨酸氨基转移酶、胆红素、碱性磷酸酶水平暂时性增高。

（4）泌尿系统：尿素氮升高、间质性肾炎和血尿。

（5）血液系统：低凝血因子血症、嗜酸性粒细胞增多、白细胞减少。

（6）中枢神经系统：激动、焦虑、行为变化、意识模糊、头晕、失眠和可逆性功能亢进等。

（7）二重感染：长期用药出现念珠菌或耐药菌引起。

替卡西林-克拉维酸注射液

【别　　名】　泰门汀、特美汀。

【主要用途】　敏感菌所致败血症、下呼吸道感染、骨关节感染、皮肤软组织感染、尿路感染（包括单纯或复杂性）、女性生殖系统感染、腹腔感染。

【用法用量】　注射剂：1.6g、3.2g。常用量，静脉滴注，一次1.6~3.2g，每6~8小时1次，最大剂量一次3.2g，每4小时1次。

【不良反应】

（1）变态反应：皮疹、荨麻疹、药物热、过敏性休克。

（2）胃肠道反应：恶心、呕吐、腹泻，罕见假膜性肠炎。

（3）肝脏：血清丙氨酸氨基转移酶增高、肝炎和胆汁淤积型黄疸。

（4）血液系统：白细胞减少、溶血性贫血、凝血酶原时间延长等。

（5）局部刺激症状：注射局部红肿、疼痛、

舒　巴　坦

舒巴坦（舒巴克坦、青霉烷砜）对淋病奈瑟菌、脑膜炎奈瑟菌有抗菌活性，对其他病原菌作用微弱，对β-内酰胺酶有较强的不可逆的抑制作用，可保护β-内酰胺类抗生素免遭破坏。与氨苄西林联用可使其对葡萄球菌、大肠埃希菌、肺炎杆菌的最低抑菌浓度下降，并可使产酶菌株对氨苄西林恢复敏感性。因其与氨苄西林体内过程一致，临床常用其复合制剂有注射剂有舒巴坦-氨苄西林（优立新）、舒巴坦-头孢哌酮（舒普深）和舒巴坦-头孢噻肟（新治菌）。用于敏感菌所致的呼吸道、泌尿道、胸腔、腹腔、盆腔软组织感染。

舒巴坦-头孢哌酮

【别　　名】　舒普深、优普同、海舒必。

【主要用途】　敏感菌引起的下列感染：

（1）支气管扩张合并细菌感染、肺炎、肺脓肿、脓胸等下呼吸道感染。

（2）肾盂肾炎及复杂性尿路感染。

（3）胆囊炎、胆管炎、肝脓肿和腹膜炎（包括盆腔腹膜炎，直肠子宫陷凹脓肿）等腹腔感染。

（4）败血症、感染性心内膜炎。

（5）烧伤、创伤或外科伤口继发皮肤软组织感染。

（6）骨、关节感染。

（7）盆腔炎、子宫内膜炎等生殖系感染。

【用法用量】

注射用头孢哌酮钠-舒巴坦钠（1:1）0.5g、1g、2g、3g。注射用头孢哌酮钠-舒巴坦钠（2:1）；1.5g、3g。

（1）常用量：2~4g/d 或 1.5~3g/d，每 12 小时静脉滴注或静脉注射 1 次。

（2）严重感染或难治性性感染：可增至 8g/d，分 2~4 次静脉滴注，舒巴坦最大剂量 4g/d。

【不良反应】

（1）胃肠道反应：恶心、呕吐、腹痛、腹泻等。

（2）变态反应：皮疹、瘙痒、荨麻疹、药物热、过敏性休克。

（3）肝脏：血清丙氨酸氨基转移酶、天门冬氨酸氨基转移酶、胆红素水平增高。

（4）局部刺激症状：注射局部一过性疼痛、静脉炎等。

（5）血液系统：中性粒细胞轻微减低、血红蛋白水平降低、血小板减少、低凝血酶原血症、嗜酸性粒细胞增多，长期使用本品可发生可逆性中性粒细胞减少症。

（6）泌尿系统：尿素氮、肌酐水平升高。

他唑巴坦

他唑巴坦（三唑巴坦）与哌拉西林配伍可保护后者不被 β-内酰胺酶水解，青霉素结合蛋白结合，干扰细菌细胞壁生物合成而发挥抗菌作用。

他唑巴坦-哌拉西林

【别　　名】 他唑星、邦达、先泰。

【主要用途】 中、重度感染

（1）肺炎、肺脓肿、脓胸、支气管扩张合并感染和慢性阻塞性肺疾病继发感染等下呼吸道感染。

（2）创伤或外科伤口继发皮肤软组织感染、蜂窝织炎、皮肤脓肿、糖尿病足感染。

（3）胆囊炎、胆管炎、肝脓肿和腹膜炎等腹腔感染。

（4）盆腔炎、子宫内膜炎、子宫周围炎、附件炎、盆腔脓肿等生殖系统感染。

（5）单纯或复杂性尿路感染。

【用法用量】 注射剂：4.5g、3.375g、2.25g。肌内注射；静脉滴注。1 次 3.375g，每 6 小时 1 次，疗程 7~10 天。

【不良反应】

（1）变态反应：皮疹、瘙痒、荨麻疹、皮肤湿疹样改变、药物热、过敏性休克。

（2）胃肠道反应：恶心、呕吐、腹泻、便秘、食欲缺乏，罕见假膜性肠炎。

（3）肝脏：血清丙氨酸氨基转移酶水平增高、胆汁淤积型黄疸。

（4）局部刺激症状：注射局部红肿、疼痛、静脉炎等。

（5）中枢神经系统：头痛、焦虑、烦躁不安的精神失常。

（6）其他：二重感染、菌群失调。

（五）β-内酰胺类抗生素的用药护理

1. 用药前评估

用药前评估	熟悉青霉素类抗生素的适应证和禁忌证，了解各种剂型和用法
	应清楚患者是否为青霉素敏感菌感染以及感染的程度、症状等
	告知患者本类药有可能出现的不良反应，减轻患者的心理压力
	用药前必须做皮试

2. 用药期间护理

用药期间护理	遵医嘱用药
	长期大剂量应用青霉素钾盐或钠盐，应注意监测血清钾和血清钠水平，尤其对合并心血管疾病的感染患者，防止出现水钠潴留及血钾过高。禁用青霉素钾盐静脉推注
	青霉素水溶液不稳定，20℃放置 24 小时大部分降解，还可产生具有抗原性的物质，故应临用时配制。青霉素最适 pH 为 5~7.5，pH 过高或过低都会加速其降解，故静脉滴注时最好选用 0.9% 氯化钠注射液稀释。此外，青霉素遇酸、碱、醇、重金属离子及氧化剂易被破坏，应避免配伍使用
	应用青霉素类药物前应详细询问患者有无用药过敏史及变态反应性疾病，如哮喘、荨麻疹等，对 β-内酰胺类药物过敏者禁用，有其他药物过敏史或有变态反应疾病者须谨慎

续流程

```
            ┌─ 青霉素 G 盐有较强刺激性，宜选深部肌内注射或缓慢静脉注射，
            │  且每次应更换注射部位，必要时热敷。鞘内注射或大剂量静脉滴注
            │  青霉素时，应注意观察有否头痛、喷射性呕吐、肌震颤、惊厥、昏
            │  迷等症状出现，婴儿、老年人及肾功能不全患者尤其更应注意
            │
            ├─ 使用第一代头孢菌素类前应确认患者的肾功能良好，避免与氨基苷
            │  类、强效利尿药等合用，并告知患者定期监测尿蛋白、血尿素氮的
            │  必要性
┌────────┐  │
│用药期间│──┤  头孢菌素类药物可抑制肠道细菌合成维生素 K，长期用药可能并发
│  护理  │  ├─ 出血，避免与抗凝血药、非甾体类抗炎药镇痛药合用，用药期间发
└────────┘  │  现患者有出血倾向时应及时报告医生，酌情补充维生素 K
            │
            │  口服头孢菌素类制剂应在饭前 1 小时或饭后 2～3 小时服药，避免
            ├─ 食物影响其吸收。用药期间不要饮酒及含乙醇的饮料，以免发生
            │  "酒醉样"反应
            │
            └─ 注意观察患者是否出现皮肤过敏症状或呼吸状态的改变，如有异
               常，及时报告医生并采取措施
```

3. 用药后护理

```
┌────────┐  ┌─ 对药效做出评价，感染是否得到控制，血象是否恢复正常
│用药后护理│─┤
└────────┘  └─ 指导患者饮食，注意休息
```

二、大环内酯类抗生素

本类药具有 14～16 元大内酯环结构的抗生素。可抑制菌体蛋白质合成，迅速发挥抑菌作用。本类药之间有不完全交叉耐药性。临床应用的包括红霉素、麦迪霉素和麦白霉素、乙酰螺旋霉素等天然品及罗红霉素、克拉霉素、阿奇霉素等半合成品。

（一）常用药

红 霉 素

【别　　名】　福爱力、红霉素碱。

【主要用途】　主要用于对青霉素过敏患者或对青霉素耐药的革兰阳性菌如金黄色葡萄球菌、肺炎球菌和其他链球菌引起的感染；对军团菌肺炎、白喉带菌者、支原体肺炎、沙眼衣原体所致的婴儿肺炎和结膜炎、弯曲菌所致

的肠炎或败血症，本药可作为首选药。还可用于百日咳、厌氧菌和需氧菌引起的口腔感染。

【用法用量】

（1）肠溶片剂：0.125g、0.25g。1 次 0.25~0.5 g，每日 3~4 次，小儿每日 30~50mg/kg，分 3~4 次服。

（2）注射剂（乳糖酸盐）：0.25g、0.3 g。每日 1~2 g，小儿每日 30~50mg/kg，分 3~4 次静脉滴注。

【不良反应】

（1）局部刺激性：可出现恶心、呕吐、腹痛、腹泻等胃肠道反应；静脉给药可引起血栓性静脉炎。

（2）肝毒性：以酯化红霉素最常见，主要表现为黄疸、胆汁淤积和氨基转移酶水平升高等，一般停药后可自行恢复。

（3）变态反应：偶见药物热、皮疹等。

麦迪霉素和麦白霉素

与红霉素抗菌谱相似，但抗菌效力较弱，与红霉素有部分交叉耐药性，口服吸收后分布较广，常作为红霉素替代品，用于敏感菌所致呼吸道、咽部、皮肤软组织及泌尿生殖系统感染，毒性较红霉素低，常见胃肠道反应。

【用法用量】 肠溶片：0.1g。0.8~1.2g/d，小儿一日 30mg/kg，分 3~4 次服。

乙酰螺旋霉素

【别　　名】 法罗、螺旋霉素。

【主要用途】 主要用于敏感菌引起的呼吸道、泌尿道及软组织感染，也可用于军团菌病及弓形虫病的治疗。

【用法用量】 片剂或胶囊剂：0.1g、0.2g。1 次 0.2~0.3g，每日 4 次；小儿每日 20~30mg/kg，分 4 次服。

【不良反应】 不良反应较红霉素轻，大剂量可产生胃肠道反应。

罗红霉素

【别　　名】 倍沙、罗力得、仁苏、罗希红霉素。

【主要用途】 主要用于敏感菌所致的呼吸道、泌尿生殖系统、皮肤软组织及耳鼻咽喉部位的感染。

【用法用量】

（1）片剂：0.15g。1 次 0.15g，每日 2 次，餐前服。

（2）颗粒剂、悬浮剂：0.05g。1 次 0.15 g，每日 2 次；小儿 1 次 2.5~5mg/kg，每日 2 次。

【不良反应】 多见胃肠道反应，偶见皮疹、皮肤瘙痒、头痛、头昏等。

阿奇霉素

【别　　名】 利可思、齐隆迈、希舒美。

【主要用途】 主要用于敏感菌所致的中耳炎、鼻窦炎、支气管炎、肺炎、扁桃体炎、咽炎、皮肤及软组织感染、沙眼等。

【用法用量】 片剂：125mg、250mg。1 次 0.5g，每日 1 次，小儿 1 次 10mg/kg，每日 1 次。

【不良反应】 不良反应发生率较红霉素低，主要为轻中度胃肠道反应，偶见肝功能异常及白细胞减少。

克拉霉素

【别　　名】 诺邦、阿瑞、长迪。

【主要用途】 主要用于呼吸道感染、泌尿生殖系统感染及皮肤软组织感染。

【用法用量】 片剂：0.2g。每日 0.25~0.5g，小儿每日 7.5mg/kg，分 2 次服。

【不良反应】 主要不良反应为胃肠道反应，偶见头痛、皮疹及皮肤瘙痒等。

（二）大环内酯类抗生素的用药护理

1. 用药前评估

用药前评估	熟悉大环内酯类抗生素的适应证和禁忌证，了解各种剂型和用法
	告知患者细菌感染的防治知识

2. 用药期间护理

用药期间护理	进行用药依从性教育，指导患者坚持规范用药
	红霉素胃肠道反应大，饭后服用可减轻，肠溶片应整片吞服，且不能与酸性药同服。因食物可影响吸收，一般应在餐前或餐后 3~4 小时服用。静脉给药刺激性大可引起局部疼痛或血栓性静脉炎，故应稀释后缓慢滴注

续流程

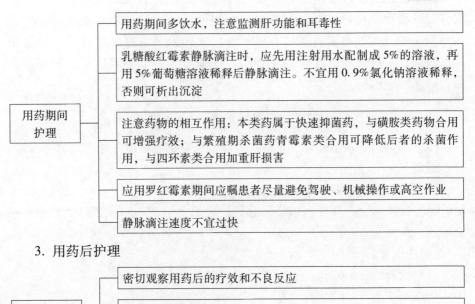

用药期间护理
- 用药期间多饮水，注意监测肝功能和耳毒性
- 乳糖酸红霉素静脉滴注时，应先用注射用水配制成5%的溶液，再用5%葡萄糖溶液稀释后静脉滴注。不宜用0.9%氯化钠溶液稀释，否则可析出沉淀
- 注意药物的相互作用：本类药属于快速抑菌药，与磺胺类药物合用可增强疗效；与繁殖期杀菌药青霉素类合用可降低后者的杀菌作用，与四环素类合用加重肝损害
- 应用罗红霉素期间应嘱患者尽量避免驾驶、机械操作或高空作业
- 静脉滴注速度不宜过快

3. 用药后护理

用药后护理
- 密切观察用药后的疗效和不良反应
- 指导患者饮食和休息
- 注意观察患者的病情变化

三、林可霉素类抗生素

（一）常用药

林可霉素

【别　　名】　洁霉素、洛霉素。

【主要用途】　主要用于对β-内酰胺类抗生素无效或过敏的金黄色葡萄球菌感染的治疗，对金黄色葡萄球菌引起的骨髓炎和关节感染为首选药。还可用于厌氧菌或厌氧菌与需氧菌的混合感染，如盆腔炎、腹膜炎、吸入性肺炎等。

【用法用量】

（1）片剂或胶囊剂：0.25g、0.5g。1次0.5g，每日3~4次，饭后服；小儿每日30~60mg/kg，分3~4次服。

（2）注射剂：0.2g、0.6g。1次0.6g，每日2~3次，肌内注射，或1次0.6g溶于100~200ml输液中缓慢静脉滴注，每日2~3次；小儿每日15~40mg/kg，分2~3次肌内注射或静脉滴注。

【不良反应】 口服或注射常发生胃肠道反应，表现为恶心、呕吐、腹泻等，一般症状轻微；严重时可引起假膜性肠炎，这与难辨梭状芽胞杆菌大量繁殖和产生外毒素有关，有致死的可能。大剂量静脉滴注或静脉注射速度过快，可致血压下降，甚至心跳、呼吸暂停，故不宜大量、快速静脉给药。

克林霉素

【别　　名】 氯洁霉素、敬柱、特丽仙、克林霉素磷酸酯、氯林可霉素、林大霉素。

【主要用途】 主要用于金黄色葡萄球菌引起的骨髓炎，为首选药；链球菌引起的咽喉炎、中耳炎、肺炎等感染；厌氧菌引起的腹腔、口腔和妇科感染等。

【用法用量】

（1）胶囊剂：0.075g、0.15 g。1 次 0.15~0.3g，每日 3~4 次，小儿每日 10~20mg/kg，分 3~4 次服。

（2）注射剂：0.15 g。每日 0.6~1.8g，分 2~4 次肌内注射或静脉滴注。

【不良反应】 不良反应主要为胃肠道反应，表现为恶心、呕吐、腹痛、腹泻，口服给药较注射给药多见；也可发生严重的假膜性肠炎，可用万古霉素类和甲硝唑治疗。偶见皮疹、一过性中性粒细胞减少和血小板减少、黄疸等。

（二）林可霉素类抗生素的用药护理

1. 用药前评估

用药前评估 —— 熟悉林可霉素类抗生素的适应证和禁忌证，了解各种剂型和用法

　　　　　　 —— 告知患者细菌感染的防治知识

2. 用药期间护理

用药期间护理 —— 林可霉素类抗生素，应空腹或饭后 2 小时口服，用药期间应多喝水；静脉滴注时不应与其他药物配伍，稀释浓度不超过 6mg/ml，静脉滴注速度不应过快

　　　　　　 —— 用药期间如出现腹泻或便中带血，应立即停药，并报告医生处理

　　　　　　 —— 本类药不宜与红霉素合用。肝功能不全者慎用。小儿、孕妇、哺乳期妇女禁用

3. 用药后护理

```
                     ┌─── 密切观察用药后的疗效和不良反应
          用药后护理 ─┤
                     └─── 注意观察患者的病情变化
```

四、氨基糖苷类抗生素

（一）常用药

庆大霉素

【**别　　名**】　艮他霉素、正泰霉素、瑞贝克。

【**主要用途**】　本药临床上主要用于敏感细菌引起的感染。

（1）严重革兰阴性杆菌感染，或病因未明的革兰阴性杆菌混合感染：与广谱半合成青霉素类或头孢菌素类抗生素合用。

（2）铜绿假单胞菌所致的严重感染：与羧苄西林合用，但两药不可同时混合静脉滴注，因羧苄西林可使庆大霉素的活力降低。

（3）肠球菌、革兰阴性杆菌或铜绿假单胞菌所致的心内膜炎：与青霉素、氨苄西林或其他 β-内酰胺类抗生素联合使用。

（4）盆腔、腹腔需氧与厌氧菌混合感染：与甲硝唑或氯霉素联合应用。

（5）预防术后感染：用于尿路、人工心脏瓣膜手术前。

（6）局部用药：用于眼科、皮肤科、耳鼻喉科和外科的局部感染，但因可致光敏感反应，大面积应用易致吸收毒性，故少做局部应用。

（7）肠道感染或肠道术前准备：口服可用于敏感菌所致的肠炎、胃炎、菌痢及术前清洁肠道。

【**用法用量**】

（1）片剂：2万U、4万U。1次8万~16万U，每日3~4次。

（2）注射剂：2万U、4万U、8万U。每日16万~24万U，小儿每日3000~5000U/kg，分2~3次肌内注射。静脉滴注剂量同上。

（3）滴眼剂：4万U/8ml，1次1~2滴，每日3~4次滴眼。

【**不良反应**】　不良反应有前庭神经功能损害，但较链霉素少见，对肾脏毒性则较多见，对前庭功能的损伤大于对听神经的损伤，一般为双侧受累，多于用药1~2周内发生，少数患者于停药数周后迟发。肾毒性次于耳毒性，表现为蛋白尿、多尿，少尿和急性肾衰竭少见，肾毒性可部分恢复，个别患者发展为尿毒症，甚至死亡。此外，庆大霉素也可有消化道反应，如恶心、呕吐、食欲减退等。

链 霉 素

【别　　名】 硫酸链霉素。

【主要用途】

（1）结核病：是治疗结核病的一线药物，常与利福平、异烟肼等合用，以增强疗效，并延缓耐药性的产生。

（2）鼠疫和兔热病：为首选药。

（3）心内膜炎：链霉素常与青霉素配伍用于治疗溶血性链球菌、草绿色链球菌及肠球菌等所致的心内膜炎。但对链霉素耐药者，可改用庆大霉素等。

【用法用量】

（1）片剂：0.1g、0.5g。1 次 0.25～0.5g，每日 3～4 次。小儿每日 60～80mg/kg，分 3～4 次服。

（2）注射剂：0.5g、0.75g。1 次 0.5g，每日 2 次，或 1 次 0.75g，每日 1 次。小儿每日 15～25mg/kg，分 2 次肌内注射。

【不良反应】 毒性反应与药物剂量、疗程相关，每日剂量小于 1g，疗程短于 1 个月，则不良反应较少。链霉素治疗时常可出现前庭功能损害，少数患者可出现迟发性或进行性听神经损害，听力下降甚至永久性耳聋。链霉素治疗时还可发生过敏性休克，通常于注射后 10 分钟内突然出现，抢救措施是静脉注射葡萄糖酸钙和肾上腺素，发病率虽较青霉素少，但死亡率却很高。因此，注射前应做皮肤敏感试验，阴性者才能用药。对肾脏的毒性虽为氨基糖苷类中最轻者，但肾功能不全者仍应慎用。

卡那霉素

卡那霉素的毒性在本类抗生素中仅次于新霉素且耐药性多见，已不作为细菌感染治疗的首选药，不宜长期、大剂量使用。可口服做腹部手术术前的肠道消毒。有减少肠道细菌产氨的作用，对肝硬化所致的肝昏迷有一定的预防治疗效果。肌内注射用于敏感菌引起的感染，如肺炎、败血症、泌尿道感染等。可与其他抗结核药物合用于结核病患者的治疗。

阿米卡星

【别　　名】 丁胺卡那霉素、阿米卡霉素。

【主要用途】 主要用于对其他氨基糖苷类抗生素耐药菌株所致的泌尿道感染、肺部感染及铜绿假单胞菌、变形杆菌所致的菌血症；与羧苄西林或头孢噻吩合用，治疗中性粒细胞减少或其他免疫缺陷者严重革兰阴性杆菌感染，疗效满意。

【用法用量】 注射剂：0.1g、0.2g。每日 0.2 ~ 0.4g，小儿每日 4 ~ 8mg/kg，分 1~2 次肌内注射，静脉滴注剂量同肌内注射，不可静脉内注射。

【不良反应】 听力损害较常见，肾毒性较庆大霉素低，偶见变态反应。

妥布霉素

【别　　名】 妥顺、典必舒、托百士。

【主要用途】 主要用于治疗铜绿假单胞菌引起的心内膜炎、烧伤、败血症、骨髓炎等，对其他敏感革兰阴性杆菌所致的感染也可应用。

【用法用量】 注射剂：40mg、80mg。成人或小儿 1 次 1.5mg/kg，每 8 小时 1 次，肌内注射或静脉滴注，疗程一般不超过 7~10 天。

【不良反应】 对肾有一定毒性；耳毒性以前庭神经损害多见，但比庆大霉素轻。

奈替米星

【别　　名】 奈替霉素、诺达。

【主要用途】 临床上常用于敏感菌所致的严重感染，但不用于非复杂性、初发的、其他安全有效口服抗菌药物能有效控制的尿路感染。

【用法用量】 注射剂：150mg。每日 3~6.5mg/kg，分 2 次肌内注射。小儿每日 5~8mg/kg，分 2~3 次肌内注射。

【不良反应】 其耳毒性、肾毒性均较低，但不可任意加大剂量或延长疗程。若每日剂量大于 6mg/kg 或疗程长于 15 天，则有可能发生耳毒性、肾毒性。

大观霉素

【别　　名】 淋必治。

【主要用途】 只用于淋病的治疗。由于容易产生耐药性，仅限于对青霉素耐药或过敏的淋病患者应用。

【用法用量】 注射剂：2g。1 次 2g 溶于 0.9% 苯甲醇溶液 3.2ml 中，深部肌内注射，一般 1 次即可，必要时每日 2 次，即总量 4g。

【不良反应】 可有注射部位疼痛、荨麻疹、眩晕、恶心、发热、寒战等不良反应。孕妇、新生儿、肾功能不全者禁用。

（二）氨基糖苷类抗生素的用药护理

1. 用药前评估

用药前评估 ┬ 熟悉常用氨基糖苷类抗生素的适应证和禁忌证，了解各种剂型和用法

└ 使用之前应询问其过敏史，也应做皮试

2. 用药期间护理

用药期间护理 ┬ 用药过程中应注意观察耳鸣、眩晕等早期症状，并进行听功能检测，避免与增加耳毒性的药物合用。如强效利尿药、甘露醇等合用，也应避免与能掩盖耳毒性的药物如苯海拉明等抗组胺药合用，也不宜用于原有听力减退患者。对小儿和老年人用药更要谨慎

├ 据患者个体情况调整用药剂量，并定期进行肾功能检查，如出现蛋白尿、管型尿、血液尿素氮、肌酐升高，尿量每 8 小时少于 240ml 等现象时应立即停药。忌与肾毒性药物合用，如磺胺药、呋塞米等合用。老年人、小儿不良反应尤其明显，更应注意观察尿量及颜色变化，告诉患者要多饮水。老年人及肾功能不全者禁用

├ 大剂量静脉滴注或腹腔给药可阻断神经肌肉接头，用药前应准备好钙剂和新斯的明等解救药。为防治出现神经肌肉接头阻滞，不宜静脉注射给药或尽量避免大剂量给药

├ 链霉素可引起过敏性休克，用药前应做皮肤过敏试验。一旦发生过敏性休克应立即抢救，即静脉缓慢注射葡萄糖酸钙，其他措施同青霉素过敏性休克的抢救

└ 本类药物局部刺激性强，应采用深部肌内注射，并注意更换注射部位。静脉滴注时应稀释并缓慢滴注。不宜与青霉素类同瓶滴注或混合注射，以免降低本类药物活性。本类药物之间不宜合用，以免毒性相加

3. 用药后护理

用药后护理 ┬ 密切观察用药后的疗效和不良反应

├ 指导患者饮食，注意休息和体位

└ 注意观察患者的病情变化

五、四环素类和氯霉素类抗生素

（一）四环素类抗生素

本类药物分为天然品和半合成品两类。天然品有四环素、土霉素和金霉素等。半合成品有多西环素（强力霉素）、美他环素和米诺环素（二甲胺四环素）等。半合成四环素类的抗菌活性高于四环素。

四　环　素

【别　　名】 林立康、金晶康。

【主要用途】 主要用于立克次体感染如斑疹伤寒、恙虫病，首选四环素；对支原体感染，首选四环素或大环内酯类；对衣原体感染和多种螺旋体感染有疗效；可用于敏感菌所致的呼吸道、泌尿道、皮肤软组织等感染；局部用于敏感菌所致的眼、耳部等浅表感染。

【用法用量】

（1）片剂或胶囊剂：0.25g。1 次 0.5 g，每日 3~4 次。

（2）软膏剂：5g。

（3）眼膏剂：2.5g、10g。外用。

【不良反应】

（1）胃肠道反应：可引起恶心、呕吐、上腹不适、腹胀、腹泻、食欲减退等症状，宜饭后服用。

（2）二重感染：为长期大剂量应用四环素的主要不良反应。常见以白色念珠菌引起口腔鹅口疮、肠炎，可用抗真菌药治疗；严重者可致假膜性肠炎，病情急剧，有死亡危险，应给予万古霉素或甲硝唑治疗。婴儿、老年人、体弱者、合用糖皮质激素或抗肿瘤药的患者易发生二重感染。

（3）对骨骼和牙齿生长的影响：四环素能与新形成的骨骼、牙齿中沉积的钙离子结合，造成黄染及牙轴质发育不全，还可抑制婴儿骨骼发育。孕妇、哺乳妇女及 8 岁以下儿童禁用四环素类药物。

（4）其他：长期大剂量使用可引起严重肝损害，也可以加重原有的肾损害。此外，还可引起药物热和皮疹等变态反应。

多西环素

【别　　名】 强力霉素、多强、强力美。

【主要用途】 本品用于治疗敏感菌引起的呼吸道感染，胆道感染，淋巴结炎，皮肤及软组织感染，创伤及烧伤感染，斑疹伤寒，恙虫病，支原体肺炎，牙周炎，泌尿和生殖系统感染，淋病，结膜炎，角膜溃疡，中耳炎。尚可治疗霍乱、预防恶性疟疾和钩端螺旋体感染。治疗布鲁菌病和鼠疫时需与氨基糖苷类联合应用。

【用法用量】 片剂或胶囊剂：0.1g。首次0.2g，以后每日0.1~0.2g，分1~2次服。8岁以上小儿首剂4mg/kg，以后1次2~4mg/kg，每日1~2次。

【不良反应】

（1）消化系统：本品口服可引起恶心、呕吐、腹痛、腹泻等胃肠道反应。偶有食管炎和食管溃疡，多发生于服药后立即卧床的患者。肝毒性：脂肪肝变性患者和妊娠期妇女容易发生，亦可发生于并无上述情况的患者。偶可发生胰腺炎，本品所致胰腺炎也可与肝毒性同时发生，患者并不伴有原发肝病。

（2）神经系统：偶可致良性颅内压增高，可表现为头痛、呕吐、视盘水肿等，停药后可缓解。

（3）血液系统：偶可引起溶血性贫血、血小板减少、中性粒细胞减少和嗜酸性粒细胞减少。

（4）变态反应：多为斑丘疹和红斑，少数患者可有荨麻疹、血管神经性水肿、过敏性紫癜、心包炎以及系统性红斑狼疮皮损加重，表皮剥脱性皮炎并不常见。偶有过敏性休克和哮喘发生。某些用本品的患者日晒可有光敏现象。

（5）二重感染：长期应用本品可发生耐药金黄色葡萄球菌、革兰阴性菌和真菌等引起的消化道、呼吸道和尿路感染，严重者可致败血症。

（6）其他：四环素类的应用可使人体内正常菌群减少，并致维生素缺乏、真菌繁殖，出现口干、咽炎、口角炎和舌炎等。

米诺环素

【别　　名】 二甲胺四环素、美满霉素、康尼、诺刻治。

【主要用途】 本品主要用于立克次体病、支原体肺炎、淋巴肉芽肿、下疳、鼠疫、霍乱、布氏杆菌病（与链霉素联合应用）等。对大肠杆菌、产气杆菌、志贺杆菌、流感嗜血杆菌、克雷伯菌等敏感菌株所致的系统或局部感染也可应用。此外，对淋球菌、梅毒和雅司螺旋体、李司特菌、梭状芽胞杆菌、炭疽杆菌、放线菌、梭杆菌所致感染，当患者不耐青霉素时，可考虑用本品，对于链球菌的敏感菌株所致感染也可考虑用本品。此外，本品尚可用于阿米巴病的辅助治疗。

【用法用量】 片剂：0.1g。1次0.1g，每日2次，首剂加倍。

【不良反应】

（1）消化系统：食欲不振、恶心、呕吐、腹痛、腹泻、口腔炎、舌炎、肛门周围炎等，偶可发生食管溃疡。肝损害：偶见恶心、呕吐、黄疸、脂肪肝、血清氨基转移酶水平升高、呕血和便血等，严重者可昏迷而死亡。

（2）神经系统：颅内压升高：偶见呕吐、头痛、复视、视盘水肿、前囟膨隆等颅内压升高症状，应立即停药；可见眩晕、耳鸣、共济失调伴恶心、呕吐等前庭功能紊乱（呈剂量依赖性，女性比男性多见），常发生于最初几次剂量时，一般停药24~48小时后可恢复。

（3）血液系统：偶有溶血性贫血、血小板减少、中性粒细胞减少、嗜酸性粒细胞增多等。

（4）肾损害：可加重肾功能不全者的肾损害，导致血尿素氮和肌酐水平升高。

（5）致癌危险性：本品能导致实验动物（大鼠、犬和猴）的甲状腺变为黑色；大鼠给予本品进行慢性治疗，结果导致甲状腺肿，甚至甲状腺瘤。本品亦能导致大鼠和犬的甲状腺增生。

（6）变态反应：斑丘疹、皮疹、荨麻疹、红斑样皮疹等；偶见剥脱性皮炎、混合性药疹、多形性红斑和Steven-Johnson综合征。长期服用本品，偶有指甲、皮肤、黏膜处色素沉着现象发生。药物热、光敏性皮炎和哮喘等。罕见全身性红斑狼疮，若出现，应立即停药并做适当处理。

（7）菌群失调：本品引起菌群失调较为多见。轻者引起维生素缺乏，也常可见到由于白色念珠菌和其他耐药菌所引起的二重感染。亦可发生难辨梭菌性假膜性肠炎。

（8）影响牙齿和骨发育：本品可沉积于牙齿和骨中，造成牙齿黄染，并影响胎儿、新生儿和婴幼儿骨骼的正常发育。

（9）维生素缺乏症：偶有维生素K缺乏症状（低凝血酶原症、出血倾向等）、B族维生素缺乏症状（舌炎、口腔炎、食欲不振、神经炎等）等。

（10）休克：偶有休克现象发生，须注意观察，如发现有不适感、口内异常感、哮喘、便意、耳鸣等症状时，应立即停药，并作适当处理。

（11）其他：长期服用本品，可使甲状腺变为棕黑色。甲状腺功能异常少见。罕见听力受损。

（二）氯霉素类抗生素

氯　霉　素

【别　　名】　爱明、左旋霉素。

【主要用途】　氯霉素曾广泛用于治疗各种敏感菌感染，后因对造血系统有严重不良反应，故对其临床应用现已做出严格控制。现仅用于：

（1）伤寒、副伤寒：为首选药。

（2）立克次体病：对立克次体感染引起的斑疹伤寒、恙虫病而忌用四环素者。

（3）细菌性和其他革兰阴性杆菌感染：因不良反应严重，仅用于其他药物无效的严重感染。

（4）局部给药：治疗沙眼、结膜炎和化脓性中耳炎。

【用法用量】

（1）片剂或胶囊剂：0.25g。1 次 0.25~0.5g，每日 3~4 次。

（2）眼膏、滴眼液、滴耳液：局部外用。

【不良反应】

（1）抑制骨髓造血功能：为氯霉素最严重的不良反应。有两种表现：一种是可逆性抑制，较常见，表现为粒细胞、白细胞和血小板减少，此反应与用药剂量大或疗程长有关。及时停药可以恢复；另一种表现为再生障碍性贫血，与剂量和疗程无关，发生率低，但死亡率很高。发病机制不清，切勿滥用，用时应定期检查血象。

（2）灰婴综合征：大剂量使用氯霉素可引起新生儿和早产儿药物中毒，表现为循环衰竭、呼吸困难、血压下降、皮肤苍白、发绀，故称灰婴综合征。与早产儿和新生儿肝代谢和肾排泄功能不完善有关。

（3）其他：可发生胃肠道反应、二重感染、偶见皮疹、药物热等。

（三）四环素类和氯霉素的用药护理

1. 用药前评估

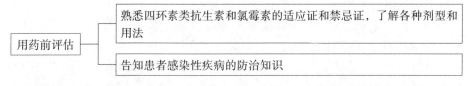

2. 用药期间护理

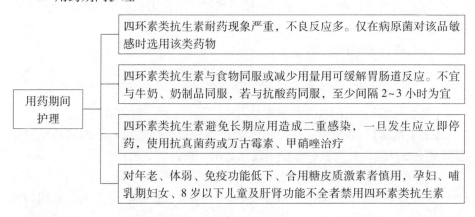

续流程

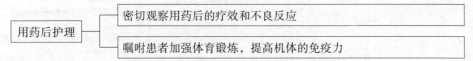

用药期间护理	多西环素易致光敏反应，应提醒患者注意；米诺环素有独特的前庭反应，用药期间不宜从事高空作业、驾驶车辆等
	氯霉素用药应严格掌握适应证，一般不作首选药物。用药前、后及用药期间应系统监测血象，发现异常立即停药。避免长期用药。肝肾功能不全者、新生儿尤其是早产儿、孕妇、哺乳期妇女禁用
	氯霉素可抑制肝药酶，减少华法林、甲苯磺丁脲、苯妥英钠等药物的代谢，合用时应监测凝血酶原时间、血糖

3. 用药后护理

| 用药后护理 | 密切观察用药后的疗效和不良反应 |
| | 嘱咐患者加强体育锻炼，提高机体的免疫力 |

六、多肽类抗生素

（一）常用药

万古霉素（来可信、凡可霉素、稳可信）和去甲万古霉素。

【主要用途】　临床上一般不作为一线药物应用，仅用于严重革兰阳性菌感染的治疗，特别是耐甲氧西林金黄色葡萄球菌（MRSA）、耐甲氧西林表皮葡萄球菌（MRSE）和肠球菌属所致的感染，还可用于对 β-内酰胺过敏的患者。

【用法用量】

（1）万古霉素

粉针剂：0.5g。每日 1~2g，分 3~4 次静脉注射或滴注。每日量不超过 4g，小儿每日 40mg/kg，分 3~4 次静脉注射或滴注。静脉注射速度应慢，持续时间不少于 1 小时。

（2）盐酸去甲万古霉素

粉针剂：0.4g。每日 0.8~1.6g，1 次或分次静脉滴注。小儿每日 16~24mg/kg，1 次或分次静脉滴注。滴注速度应慢。

【不良反应】　不良反应多且严重。主要表现为耳毒性、肾毒性。耳毒性为本品最严重的不良反应，大剂量应用出现耳鸣、听力减退甚至耳聋，监测听力常能较早发现耳毒性；及早停药尚能恢复功能，部分患者停药后仍可继续进展至耳聋。有一定肾毒性，与氨基糖苷类药物合用更易发生。其他尚有过敏反应、注射部位静脉炎等。

（二）多肽类抗生素用药护理

| 多肽类抗生素用药护理 | 应用万古霉素类期间应注意听力变化，一旦出现耳鸣应立即停药。老年人、孕妇、哺乳期妇女、听力障碍和肾功能不全者慎用 |
| 万古霉素类避免与氨基糖苷类抗生素及高效利尿药合用，以免增加耳、肾毒性 |
| 多黏菌素类应缓慢静脉滴注。用药期间应注意药物对神经系统和肾的损害，如出现眩晕、视物模糊、运动失调等症状时，应立即停药；应检测尿量，查尿时如出现蛋白尿、血尿、管型尿等，应及时停药 |
| 多黏菌素类忌与麻醉剂、肌松剂、氨基糖苷类等对肾、听神经有毒性的药物合用 |
| 用药期间不应进行高空作业等危险工作 |

第二节　人工合成抗菌药

人工合成的抗菌药物包括喹诺酮类、磺胺类、甲氧苄啶类及硝基呋喃类等。磺胺类药物不良反应较多，且近年来耐药性增加，临床上部分用途已被其他抗菌药物所取代。但因价格低廉、性质稳定等优点而仍在使用。硝基呋喃类有良好的抗厌氧菌作用，且对一些革兰阴性菌和革兰阳性菌均有作用，但对产气杆菌、铜绿假单胞菌、变形杆菌等不敏感，目前较为少用。

一、喹诺酮类药

诺氟沙星

【别　　名】　淋克星、氟哌酸、艾立克。

【主要用途】　临床上主要用于敏感细菌引起的泌尿道、胆道、肠道、皮肤、耳、鼻、喉、口腔等部位的感染，对无并发症的急性淋病有效。

【用法用量】

（1）片剂或胶囊剂：0.1g。1 次 0.1~0.2g，每日 3~4 次。

（2）1% 软膏剂：10g/ 支。外用。

（3）0.3% 眼药水：8ml/ 支。点眼。

【不良反应】

（1）消化系统：口干、恶心、呕吐、食欲缺乏、腹泻等。

（2）精神神经系统：精神异常、烦躁不安、幻觉、头昏、头痛、抽搐、失眠或嗜睡。

（3）血液系统：粒细胞减少或缺乏症、血小板减少症及再生障碍性贫血。

（4）肾脏：结晶尿、血尿、血肌酐、尿素氮水平升高。

（5）肝脏：血氨基转移酶水平升高。

（6）运动系统：肌肉震颤、关节肿胀、疼痛。

（7）变态反应：药疹、瘙痒、面部潮红、渗出性多形红斑、光敏反应。

（8）眼：视力障碍。

环丙沙星

【别　　名】　悉复欢、奔克、环丙氟哌酸、巴美洛。

【主要用途】　临床上主要用于治疗敏感细菌引起的泌尿道、呼吸道、胆管、骨关节、皮肤及软组织等部位感染。

【用法用量】

（1）片剂：0.25g、0.5g、0.75g。1 次 0.25~0.5g，每日 2 次。

（2）注射剂：0.1g、0.2g。1 次 0.1~0.2g 溶于 0.9%氯化钠注射液或 5%葡萄糖注射液中静脉滴注，静脉滴注时间不少于 30 分钟，每日 2 次。

【不良反应】

（1）胃肠道反应：腹部不适或疼痛、食欲缺乏、恶心或呕吐、腹泻或便秘、味觉异常等。

（2）中枢神经系统：头昏、头痛、嗜睡或失眠、抽搐、癫痫样发作、烦躁不安、焦虑、幻觉、精神异常、意识混乱、震颤等。

（3）变态反应：皮疹、皮肤瘙痒、渗出性多形红斑、血管神经性水肿、光过敏和光毒性，甚至过敏性休克。

（4）局部刺激症状：静脉给药时可致静脉炎。

（5）泌尿系统：血尿、皮疹、发热、结晶尿、血肌酐及血尿素氮水平增高。

（6）运动系统：关节疼痛、僵硬、关节肿胀等关节病变以及肌腱炎等。

（7）肝脏：一过性血清氨基转移酶、碱性磷酸酶、胆红素水平升高。

（8）血液系统：白细胞减少、嗜酸性粒细胞增多、血小板减少。

氧氟沙星

【别　　名】　奥复星、盖洛仙、康泰必妥、泰利必妥、氟嗪酸。

【主要用途】 临床上主要用于治疗敏感细菌引起的泌尿道、胃肠道、呼吸道、胆管感染。对伤寒、副伤寒包括多重耐药菌株所致感染者疗效肯定，对结核分枝杆菌抗菌作用强，与其他抗结核药联合应用于多重耐药结核分枝杆菌感染的治疗。

【用法用量】

（1）片剂：0.1g。每日0.2~0.6g，分2次服。

（2）注射剂：0.4g。1次0.4g，每日2次静脉滴注。

【不良反应】

（1）胃肠道反应：口干、腹部不适或疼痛、食欲缺乏、恶心或呕吐、腹泻或便秘等。

（2）中枢神经系统：头昏、头痛、嗜睡或失眠、抽搐、癫痫样发作、烦躁不安、焦虑、幻觉、精神异常、意识混乱、震颤等。

（3）变态反应：皮疹、皮肤瘙痒、渗出性多形红斑、血管神经性水肿、光过敏和光毒性。

（4）局部刺激症状：静脉给药时可致静脉炎。

（5）泌尿系统：血尿、皮疹、发热、结晶尿、血肌酐及血尿素氮水平增高。

（6）运动系统：关节疼痛、僵硬、关节肿胀等关节病变以及肌腱炎等。

（7）肝脏：一过性血清丙氨酸氨基转移酶升高。

（8）血液系统：白细胞减少、血小板减少。

（9）其他：外阴瘙痒、阴道分泌物增多。

左氧氟沙星

【别　　名】 莱美兴、可乐必妥。

【主要用途】 由敏感菌所致的泌尿生殖道感染、呼吸道感染、胃肠道细菌感染、骨关节感染、皮肤软组织感染。

【用法用量】 片剂：0.1g。1次0.1g，每日3次。

【不良反应】

（1）胃肠道反应：恶心、腹泻、腹痛、腹胀等。

（2）精神神经系统：失眠、头晕、头痛等。

（3）变态反应：皮肤瘙痒、皮疹、多形红斑、过敏性休克、过敏性肺炎。

（4）局部刺激症状：静脉注射给药，注射部位疼痛、炎症。

（5）肝脏：血清氨基转移酶、胆红素水平升高。

（6）血液系统：白细胞、红细胞、血红蛋白减少。

司帕沙星

【别　　名】 司氟沙星、海正立特、巴沙、司巴沙星。

【主要用途】 由敏感菌所致的呼吸道感染、肠道细菌感染、胆道感染、泌尿生殖道感染、口腔科感染、皮肤软组织感染。

【用法用量】 成人0.3g/次，1次/日。

【不良反应】

（1）变态反应：光敏反应、皮疹、瘙痒、局部发红、水肿、水疱。

（2）胃肠道反应：恶心、呕吐、腹泻、畏食、腹痛、胃肠胀气。

（3）精神神经系统：失眠、头痛、眩晕。

（4）肝脏：碱性磷酸酶、血胆红素水平升高。

（5）血液系统：嗜酸性粒细胞增多，白细胞、红细胞、血红蛋白和血小板减少。

莫西沙星

【别　　名】 拜复乐。

【主要用途】 敏感病原微生物所致呼吸道感染、皮肤及软组织感染。

【用法用量】

（1）片剂：400mg。

（2）注射剂：250ml：0.4g。常用量，一次200~400mg，1次/日。

【不良反应】

（1）胃肠道反应：腹痛、恶心、呕吐、味觉异常、食欲缺乏等。

（2）心血管系统：高血压、心悸、心动过速、四肢水肿、QT间期延长。

（3）精神神经系统：癫痫、头痛、眩晕、多梦、失眠、抽搐、震颤、紧张不安、焦虑、意识模糊、感觉异常等。

（4）代谢/内分泌系统：血淀粉酶水平增高、高血糖、高血脂、高尿酸血症等。

（5）泌尿生殖系统：阴道念珠菌感染、阴道炎。

（6）运动系统：关节痛、肌痛、肌腱断裂。

（7）呼吸系统：呼吸困难、哮喘。

（8）血液：白细胞减少、血小板减少或增多、凝血酶原降低、嗜酸性粒细胞增多。

洛美沙星

【别　　名】 美西肯、乐芬、视之明、爱邦、巴龙、卓悦。

【主要用途】 敏感菌所致的泌尿生殖道感染、呼吸道感染、消化系统感染、骨关节感染、皮肤软组织感染、败血症等及手术感染预防。

【用法用量】 成人 0.2g/次，2~3 次/日。

【不良反应】

（1）胃肠道反应：腹部不适或疼痛、食欲缺乏、恶心或呕吐、腹胀、腹泻或便秘、味觉异常等。

（2）精神神经系统：头昏、头痛、嗜睡或失眠、抽搐、癫痫样发作、烦躁不安、焦虑、幻觉、精神异常、意识混乱、震颤等。

（3）心血管系统：血压波动、水肿、心动过速或过缓、心律失常、心绞痛等。

（4）呼吸系统：胸痛、呼吸困难、咳嗽、支气管痉挛。

（5）运动系统：关节疼痛、僵硬、关节肿胀等。

（6）泌尿系统：少尿、血尿、结晶尿、血尿素氮水平增高。

（7）血液系统：单核细胞增多，血小板减少或增多，血红蛋白、白细胞、白蛋白或总蛋白减少。

（8）肝脏：一过性血清氨基转移酶、胆红素、碱性磷酸酶水平升高。

（9）变态反应：皮疹、皮肤瘙痒、渗出性多形红斑和血管神经性水肿。

（10）其他：视觉异常、耳鸣、耳聋。

依诺沙星

【别　　名】 诺佳、内威、氟啶酸、复克、久诺。

【主要用途】 敏感菌的单纯性和复杂性尿路感染、细菌性前列腺炎、非复杂性（单纯性）淋病奈瑟球菌尿道炎和宫颈炎、志贺菌等所致肠道感染、慢性支气管炎急性细菌感染、伤寒、皮肤软组织感染。

【用法用量】 片剂：0.1g、0.2g。每日 0.4~0.6g，分 2 次服。

【不良反应】

（1）中枢神经系统：头昏、头痛、嗜睡或失眠、抽搐、癫痫样发作、烦躁不安、焦虑、幻觉、意识混乱、震颤等。

（2）泌尿系统：血尿、皮疹、发热、结晶尿、血尿素氮水平增高。

（3）肝脏：一过性血清丙氨酸氨基转移酶升高。

（4）局部刺激症状：静脉给药时可致静脉炎。

（5）胃肠道反应：腹部不适或疼痛、恶心或呕吐、腹泻。

（6）血液系统：白细胞减少。

（7）变态反应：皮疹、皮肤瘙痒、渗出性多形红斑和血管神经性水肿。

加替沙星

【别　　名】 恒森、加迈欣、莱迪、罗欣严达、莱美清、利欧。

【主要用途】 敏感细菌或其他病原微生物所致慢性支气管炎急性细菌性感染、社区获得性肺炎、急性鼻窦炎、尿路感染、非复杂性尿道炎和宫颈炎、急性非复杂性女性直肠感染。

【用法用量】

（1）片剂：100mg、200mg、400mg。口服，一次 400mg，1 次/日，疗程 7~14 天。

（2）注射剂：5ml：100mg、10ml：100mg、100ml：200mg。静脉滴注，一次 200mg，2 次/日，疗程 3~10 天。

【不良反应】

（1）胃肠道反应：腹痛、恶心、呕吐等。

（2）精神神经系统：多梦、失眠、抽搐、震颤等。

（3）变态反应：皮疹、皮肤瘙痒。

（4）泌尿系统：排尿困难。

（5）运动系统：关节炎、骨痛。

（6）肝脏：血清氨基转移酶、碱性磷酸酶、胆红素升高。

（7）心血管系统：高血压、心悸。

二、磺胺类药和甲氧苄啶

（一）磺胺类药

1. 治疗全身感染的磺胺类药

磺胺嘧啶

【别　　名】 大力克、地亚净。

【主要用途】 主要用于流脑，可作为首选药之一。

【用法用量】

（1）片剂：0.5g。1 次 1g，每日 2g。治疗脑膜炎，1 次 1g，每日 4g。

（2）注射剂：0.4g、1g。1 次 1~1.5g，每日 3~4.5g。小儿一般感染每日 50~75mg/kg，分 2 次用；流行性脑膜炎时按每日 100~150mg/kg 用。

【不良反应】

（1）泌尿系统：用于全身感染的磺胺药及其乙酰化产物，在尿中溶解度较低，易析出结晶损伤肾，出现结晶尿、血尿、尿痛、尿路阻塞和尿闭等，尿液呈酸性时尤甚。

（2）血液系统：长期用药可抑制骨髓造血功能，导致白细胞减少症、血小板减少症甚至再生障碍性贫血，发生率极低但可致死。用药期间应定期检查血常规。对葡萄糖-6-磷酸脱氢酶缺乏者可致溶血反应，应禁用。

（3）变态反应：较多见，可见皮疹、发热等，严重者可出现剥脱性皮炎、多形性红斑等。

（4）神经系统：可见头晕、头痛、乏力、精神不振等。

（5）其他：可引起恶心、呕吐等，餐后服或同服碳酸氢钠可减轻。可致肝损害甚至肝坏死，肝功能受损者避免使用。新生儿、早产儿可引起胆红素脑病。药物也可透入乳汁中，故新生儿、临产妇及哺乳期妇女禁用。

磺胺甲噁唑

【别　　名】　磺胺甲基异噁唑、新诺明。

【主要用途】　常与甲氧苄啶合用于泌尿道、呼吸道、消化道感染。

【用法用量】　片剂：0.5g。1 次 0.5~1g，每日 2 次，首次剂量加倍。大剂量长期应用时，需同服等量的碳酸氢钠。小儿 1 次 25mg/kg，每日 2 次。

【不良反应】

（1）变态反应：药疹、渗出性多形红斑、剥脱性皮炎、大疱表皮松解萎缩性皮炎、光敏反应、药物热、关节及肌肉疼痛、发热等血清病样反应。

（2）血液系统：粒细胞减少或缺乏症、血小板减少症及再生障碍性贫血。

（3）肝脏：黄疸、肝功能减退、严重者可发生暴发性肝衰竭。

（4）泌尿系统：结晶尿、血尿和管型尿。

（5）胃肠道反应：恶心、呕吐、食欲缺乏、腹泻等。

（6）中枢神经系统：头痛、乏力、精神错乱、定向力障碍、幻觉、欣快感或忧郁感。

（7）其他：甲状腺肿大及功能减退。

2. 用于肠道感染的磺胺类药

柳氮磺吡啶

【别　　名】　柳氮磺胺吡啶、柳酸偶氮磺胺吡啶、水杨酸偶氮磺胺吡啶、水杨酰偶氮磺胺吡啶。

【主要用途】　可用于治疗溃疡性结肠炎、节段性回肠炎或肠道术前预防感染。

【用法用量】

（1）片剂：0.25g。1次1～1.5g，每日3～4次，症状好转后改为1次0.5g。

（2）栓剂：0.5g。1次0.5g，每日1～1.5g，直肠给药。

【不良反应】

（1）可出现发热和皮疹，严重者引起皮肤坏死（Lyell综合征）。

（2）呼吸系统：呼吸系统的不良反应不多见。有纤维性肺泡炎的报道，但应与溃疡性结肠炎的症状如发热、呼吸困难、嗜酸性粒细胞增多、肺浸润相区别。这类不良反应一般出现在服药后1～6个月内，停药后即可恢复，但也有死亡报道。对这类患者可用偶氮水杨酰水杨酸类代替。

（3）血液系统：柳氮磺吡啶最需引起注意的不良反应是对造血系统的抑制。①可发生血小板减少症（严重者可引起出血倾向）和白细胞减少症（严重者可发生感染）；②柳氮磺吡啶亦可使叶酸吸收减少，引起巨幼红细胞贫血症；③对于缺乏6-磷酸葡萄糖脱氢酶的患者，血细胞溶解的倾向比较严重；④也有由于造血系统的损伤致死的报道。

（4）消化系统：常见恶心、呕吐、腹部不适，也可出现咽痛、吞咽困难，罕见的胰腺炎、中毒性肝炎及结肠炎加重。对于慢乙酰化代谢的患者，消化系统不良反应的发生率较高。

（5）生殖系统：柳氮磺吡啶可引起男性精子数减少、活动能力下降、畸形比例增高，致使生育力下降或不育。

（6）精神神经系统：对某些异常过敏的患者，服用柳氮磺吡啶可能出现精神神经症状。有报道可出现严重抑郁。

（7）泌尿系统：柳氮磺吡啶所含的磺胺吡啶吸收后可引起排尿困难、结晶尿和血尿。

（8）耐药性：有研究发现柳氮磺吡啶能诱发细菌的耐药性。

（9）其他：罕见甲状腺肿大。

3. 外用磺胺类药

磺胺米隆

【别　　名】 甲磺灭脓、氨苄磺胺、磺胺苄胺。

【主要用途】 适用于烧伤和大面积创伤后感染。

【用法用量】 5%～10%软膏：外用。5%～10%溶液湿敷。

【不良反应】 有用药部位剧痛、变态反应以及体液丧失。磺胺米隆及其主要代谢产物可抑制碳酸酐酶，由此使尿成为碱性，甚至发生代谢性酸中毒。亦可见代偿性呼吸急促和伴有呼吸性碱中毒的换气过度。

磺胺嘧啶银

【别　　名】　烧伤宁、烧烫宁。

【主要用途】　临床用于预防和治疗Ⅱ度、Ⅲ度烧伤或烫伤的创面感染，并可促进创面干燥、结痂及愈合。

【用法用量】　1%软膏（乳膏）：涂敷创面或用软膏油纱布包扎创面。粉剂可直接撒布于创面。

【不良反应】　局部有轻微刺激性，偶可发生短暂刺痛。

磺胺醋酰钠

【别　　名】　磺胺乙酰钠、磺醋酰胺钠。

【主要用途】　可用于沙眼、结膜炎和角膜炎等。

【用法用量】

（1）15%眼药水：5ml、10ml。1次1~2滴，每日3~5次滴眼。

（2）6%眼膏：4g。外用。

【不良反应】　有局部刺激性，如烧灼感、疼痛等；局部点眼后可引起眼部变态反应，如眼睑红肿、结膜充血、流泪、接触性皮炎等。

（二）甲氧苄啶

甲氧苄啶

【别　　名】　磺胺增效剂、抗菌增效剂、TMP。

【主要用途】　本品可用于对其呈现敏感的大肠杆菌、奇异变形杆菌、肺炎克雷伯菌和某些肠杆菌属和腐生葡萄球菌等细菌所致的急性单纯性下尿路感染初发病例。本品对铜绿假单胞菌感染无效。目前本品很少单用，一般均与磺胺药联合用药。

【用法用量】　片剂：0.1g，0.2g。0.1~0.2g/次，1~2次/日，小儿5~10mg/（kg·d），分2次服用。

【不良反应】　对人体毒性小。大剂量长期应用，可影响人体叶酸代谢，出现中性粒细胞减少、巨幼红细胞性贫血等。应注意查血象，必要时可用亚叶酸钙（甲酰四氢叶酸钙）治疗。可能致畸，故妊娠早期禁用。早产儿、新生儿、哺乳期妇女、骨髓造血功能不全及严重肝、肾功能不全者禁用。

三、硝基咪唑类药

甲　硝　唑

【别　　名】　灭滴灵。

【主要用途】

（1）抗厌氧菌：对大多数厌氧菌包括革兰阴性厌氧杆菌、革兰阳性厌氧芽胞梭菌和所有厌氧球菌均有杀灭作用，对脆弱类杆菌尤为敏感。高效、低毒、应用方便。临床常用于治疗厌氧菌引起的败血症、菌血症、坏死性肺炎、盆腔炎、腹膜炎、腹腔感染、骨髓炎、中耳炎及口腔感染等。

（2）抗阿米巴原虫：对肠内、肠外阿米巴滋养体均有强大杀灭作用，是治疗肠内、肠外阿米巴病的高效、低毒首选药。

（3）抗滴虫：对阴道滴虫有强大杀灭作用，又不影响阴道内的正常菌群，是治疗阴道滴虫病的首选药。对反复发作的患者应夫妇同时服药，以达根治。

（4）抗贾第鞭毛虫：为目前治疗贾第鞭毛虫最有效的药物，治愈率可达90%。

【用法用量】

（1）片剂：0.2g。阿米巴病：1次0.4~0.8g，每日3次，5~7日为一个疗程。滴虫病：1次0.2g，每日3次，7日为一个疗程。厌氧菌感染：1次0.2~0.4g，每日3次。

（2）注射剂：50mg/10ml、100mg/20ml、500mg/100ml、1.25g/250ml、500mg/250ml。厌氧菌感染：1次500mg，静脉滴注，于20~30分钟滴完，8小时1次，7日为一个疗程。小儿1次7.5mg/kg。

【不良反应】

（1）消化系统：表现食欲减退、恶心、呕吐、腹痛、腹泻、舌炎、口有金属味等，停药后可消失。

（2）神经系统：出现头痛、头晕、肢体麻木、感觉异常、共济失调及惊厥等。

（3）变态反应：少数人可发生荨麻疹、潮红、白细胞轻度减少等，停药后可自行恢复。

（4）致癌、致畸：动物实验表明，长期大量口服有致癌、致畸作用。

替　硝　唑

【别　　名】　磺甲硝咪唑、丽珠快服净、乐净、双鹤荻达、替你、甲磺咪唑、甲硝磺唑、甲硝磺酰咪唑、甲硝乙基磺硝咪唑、砜硝唑、磺甲硝咪唑。

【主要用途】 常用于厌氧菌的系统感染和局部感染，如腹腔、妇科、皮肤软组织、肺等部位的感染及败血症、肠道或泌尿生殖道毛滴虫病、梨形鞭毛虫病以及肠道和肝阿米巴病。

【用法用量】

（1）片剂：0.5 g。阿米巴病：每日 2g，服 2～3 日；小儿每日 50～60mg/kg，连用 5 日。滴虫病：1 次 2g，必要时重复 1 次；或 1 次 0.15g，每日 3 次，连用 5 日，须男女同治以防再次感染；小儿 1 次 50～75mg/kg，必要时重复 1 次。厌氧菌感染：1 次 2g，每日 1 次。非特异性阴道炎：每日 2g，连服 2 日。梨形鞭毛虫病：1 次 2g。

（2）注射剂：400mg/200ml、800mg/400ml（含葡萄糖 5.5%）。重症厌氧菌感染：每日 1.6g，分 1～2 次静脉滴注，于 20～30 分钟滴完。

【不良反应】 不良反应少而轻，偶有恶心、呕吐、食欲减退、皮疹等。

四、硝基呋喃类药

本类药物的常用药及主要用途：

药物名称	别名	主要用途	毒性	用法用量
呋喃妥因	呋喃坦啶	口服吸收完全，尿中浓度高。仅用于泌尿道感染，如急性肾炎、膀胱炎、前列腺炎、尿道炎等。尿液 pH 为 5.5 时，抗菌作用最佳。棕色代谢产物使尿液变色	较大	片剂：0.05g、0.1g。1 次 0.05～0.1g，1 日 3～4 次
呋喃唑酮	痢特灵	口服吸收少，肠腔浓度高，适用于肠炎、痢疾、伤寒、副伤寒及胃十二指肠溃疡	小	片剂：0.1g。1 次 0.1g，1 日 3～4 次
呋喃西林	呋喃新、呋喃星、硝基呋喃腙	因毒性大，仅作表面消毒剂，用于化脓性中耳炎、伤口感染等	大	溶液剂：0.02%～0.1%。外用

【不良反应】

（1）消化系统：恶心、呕吐、食欲缺乏、腹泻等。

（2）变态反应：皮疹、药物热。

（3）精神神经系统：头痛、头晕、嗜睡、肌痛、眼球震颤等。

（4）呼吸系统：发热、咳嗽、胸痛、肺部浸润和嗜酸性粒细胞增多等急性肺炎表现。

五、人工合成抗菌药的用药护理程序

（一）用药前评估

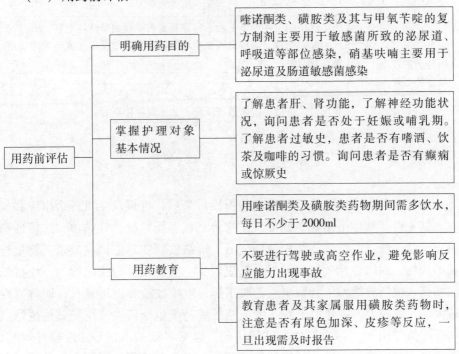

（二）用药期间护理

局麻药普鲁卡因、丁卡因可在体内水解释出对氨苯甲酸（PABA），降低磺胺类药疗效，故不宜合用。脓液和坏死组织中含大量PABA，需清创排脓后方可使用

喹诺酮类与抗酸药合用可减少在胃肠道内吸收，不宜合用。环丙沙星与茶碱、咖啡因合用可使后者血液中浓度升高引起中毒，应减量

喹诺酮类在规定时间空腹服用，服后多饮水，服用期间不应饮用咖啡与浓茶，以防导致失眠、神经过敏、心动过速等。静滴时速度不宜过快，防止诱发惊厥或癫痫

磺胺类药物竞争二氢叶酸能力比PABA差，临床常采用首剂加倍的方法保证疗效。必要时同服碳酸氢钠，多饮水，以减少肾毒性

续流程

| 用药期间护理 | 喹诺酮类长期应用，应监测肝、肾功能 |
| | 磺胺类药物用药超过一周，必须注意肾功能监测，久用时须定期检查血象 |

（三）用药后护理及急救处理

| 用药后护理及急救处理 | 用氟喹诺酮类 4 周以上者，应注意是否出现关节病样症状，一旦出现须及时处理。嘱咐患者氟喹诺酮类可致光敏反应，服药期间应避免日光直射 |
| | 用磺胺类药或甲氧苄啶期间，应交代患者注意有无喉痛、发热、全身乏力、苍白等造血系统反应，如出现应停药并处理 |

第三节　抗结核病药

结核病是由结核分枝杆菌引起的慢性传染病，可累及全身各个组织和器官，其中以肺结核最多见。此外，还有骨结核、肠结核、肾结核、结核性脑膜炎、结核性胸膜炎等，统称肺外结核。抗结核病药是能抑制或杀灭结核杆菌的药物。临床将疗效较高、不良反应较少、患者较易耐受的称为一线抗结核病药，包括异烟肼、利福平、乙胺丁醇、吡嗪酰胺和链霉素等；而将毒性较大、疗效较差，主要用于对一线抗结核病药产生耐药性或用于其他抗结核病药配伍使用的，称为二线抗结核病药，包括对氨基水杨酸、丙硫异烟胺、乙硫异烟胺、卡那霉素、氨硫脲等。此外，近几年又开发研制出疗效好、不良反应相对较小的新一代抗结核病药，如利福喷汀、利福定和司帕沙星等。

一、常用抗结核病药

（一）第一线抗结核病药

异　烟　肼

【别　　名】　雷米封、异烟酰肼。

【主要用途】　本品为目前治疗各种类型结核病的首选药，单用治疗或预防早期轻症肺结核，为增强疗效、缩短疗程、延缓耐药性的产生，常与其他第一线抗结核病药联用。对急性粟粒型结核和结核性脑膜炎需大剂量，必要时采用静脉滴注，静脉滴注时应新鲜配制。

【用法用量】

（1）片剂：0.05g、0.1g、0.3g。1 次 0.1～0.3g，每日 0.2～0.6g；小儿每日 10～20mg/kg，分 3～4 次服，对急性粟粒性肺结核或结核性脑膜炎，1 次 0.2～0.3g，每日 3 次。

（2）注射剂：0.1g。1 次 0.3～0.6g，加 5% 葡萄糖或 0.9% 氯化钠注射液 20～40ml 缓慢静脉推注，或加入 250ml 中静脉滴注。

【不良反应】

（1）周围神经炎：该反应与剂量有关，并多见于营养不良及慢乙酰化型患者。表现为四肢震颤、麻木，反应迟钝，共济失调，随后出现肌肉萎缩。其原因是异烟肼与维生素 B_6 结构相似，能竞争同一酶系或促进维生素 B_6 的排泄，导致体内维生素 B_6 缺乏。同服维生素 B_6 可防治。

（2）肝毒性：可见氨基转移酶水平升高、黄疸，甚至肝细胞坏死，多见于 50 岁以上患者、快代谢型和嗜酒者。若与利福平合用可增强肝毒性。故用药期间应定期检查肝功能，肝功能不全者慎用。

（3）变态反应：表现为发热、皮疹、狼疮样综合征等。

（4）中枢神经系统：表现为功能障碍、失眠、精神兴奋、神经错乱甚至惊厥等。嗜酒、有精神病及癫痫病史者慎用。

利 福 平

【别　　名】 甲哌利福霉素、利米定。

【主要用途】 本品是目前治疗结核病最有效的药物之一，常与其他抗结核病药合用以增强疗效，以防止耐药性的产生，治疗各种结核病及重症患者。本药还可治疗麻风病及重症胆道感染，局部用药多用于沙眼、病毒性角膜炎和急性结膜炎的治疗。

【用法用量】 片剂或胶囊剂：0.15g、0.3g、0.45g、0.6g。每日 0.45～0.6g，每日 1 次，清晨空腹顿服。小儿每日 20mg/kg，分 2 次服。眼药水：10 ml/支。

【不良反应】

（1）胃肠道反应：较为常见，表现为恶心、呕吐、腹痛、腹泻等。

（2）肝毒性：少数患者可出现黄疸、氨基转移酶水平升高、肝大等，与异烟肼合用时较易发生，老年人、营养不良者、慢性肝病患者、酒精中毒者也较易发生。用药期间应定期检查肝功能，严重肝病、胆道阻塞患者禁用。

（3）过敏反应：如皮疹、药物热，偶见白细胞和血小板减少等，出现时应立即停药。对本品过敏者及妊娠期妇女禁用。

（4）其他：大剂量间歇疗法偶见发热、寒战、头痛、全身酸痛等流感样综合征，偶见疲乏、嗜睡、头昏和运动失调等。

利福喷汀和利福定

利福喷汀（明佳欣、环戊哌利福霉素）和利福定抗菌作用和临床应用与利福平相似，而抗菌活性分别比利福平强 8 倍和 3 倍以上，与利福平之间有交叉耐药性，不良反应较少。肝功能不全及孕妇禁用。

【用法用量】

（1）利福定：胶囊剂：0.1g、0.15g。1 次 0.15～0.2g，清晨空腹顿服。小儿每日 3～4mg/kg。

（2）利福喷汀：片剂或胶囊剂：0.15g、0.3g。1 次 0.6g，1 周 1～2 次，清晨空腹服。

乙胺丁醇

【别　　名】　盐酸乙胺丁醇。

【主要用途】　本品多用于各型肺结核和肺外结核，特别适用于经链霉素和异烟肼治疗无效的患者。与异烟肼和利福平合用治疗初治患者，与利福平和卷曲霉素合用治疗复治患者。

【用法用量】　片剂：0.25g。1 次 0.25g，每日 2～3 次；小儿每日 15～20 mg/kg，分 2～3 次服。

【不良反应】　不良反应发生率较低。主要不良反应是视神经炎，表现为视物模糊、眼痛、红绿色盲或视野缩小等，停药可恢复。用药期间应定期眼科检查。偶有过敏、周围神经炎、关节肿痛。

吡嗪酰胺

【别　　名】　异烟酰胺、吡嗪甲酰胺。

【主要用途】　本品是一种口服有效的抗结核病药物，用于第一线抗结核药产生耐药性的患者。单用易产生耐药性，与其他抗结核药无交叉耐药性，故应与其他抗结核药联合应用。

【用法用量】　片剂或胶囊剂：0.25g、0.5g。每日 35mg/kg，分 3～4 次服。

【不良反应】　本品长期大剂量应用时可发生中毒性肝炎，造成严重肝细胞坏死、黄疸和血浆蛋白减少。常规用量下较少发生肝损害，老年人、酗酒和营养不良者肝损害的发生率增加，肝功能异常者禁用。代谢物抑制尿酸在肾脏的排泄，可诱发痛风样关节炎，与利福平合用可减少本品所致的关节痛，应注意患者关节症状，定期检查血尿酸情况。可见胃肠道症状和变态反应，偶可引起溃疡病发作、低色素性贫血与溶血反应。

链　霉　素

【主要用途】　本品适用于各型活动结核病，如浸润型肺结核、粟粒型肺结核、肾结核等。结核分枝杆菌对链霉素易产生耐药性，目前多联合用药以治疗重症结核病，如播散性结核、结核性脑膜炎等。

【不良反应】　本品长期应用应注意对第八对脑神经的耳毒性反应。

（二）第二线抗结核病药

药物	别名	作用及主要用途	主要不良反应
对氨基水杨酸	对氨基水杨酸钠、派斯、派斯钠	抗结核分枝杆菌作用弱，穿透力弱，耐药性出现缓慢，与其他抗结核病药合用可增强疗效、延缓耐药性出现	胃肠道反应，代谢产物在尿液中可结晶析出，损害肾，偶见变态反应、肝损害、血小板或白细胞减少
丙硫异烟胺	—	抗菌活性弱，穿透力强，与其他抗结核病药联合用于一线药无效者或不耐受其他抗结核病药治疗者	周围神经炎、抑郁、肝损害、胃肠道反应，偶见视力障碍
氧氟沙星	奥复星、盖洛仙、康泰必妥、泰利必妥、氟嗪酸	广谱抗菌药，对抗结核分枝杆菌作用较一线药弱，无明显肝毒性，临床与其他抗结核病药合用	恶心、呕吐、腹泻、眩晕
左氧氟沙星	莱美兴、可乐必妥	抗菌作用是氧氟沙星的 2 倍，其他同氧氟沙星	恶心、呕吐、腹泻、眩晕
司帕沙星	司氟沙星、海正立特、巴沙、司巴沙星	抗结核菌作用较左氧氟沙星强，其他同氧氟沙星	恶心、呕吐、腹泻、眩晕

【用法用量】

（1）对氨基水杨酸钠：①片剂：0.5g。1 次 2~3g，每日 4 次。小儿每日 0.2~0.3g/kg，分 4 次服。②注射剂：2g、4g、6g。每日 4~12g 加入 5% 葡萄糖或 0.9% 氯化钠注射液中，稀释为 3%~4% 的溶液，2 小时内静脉滴注完。

（2）丙硫异烟胺：片剂：0.1g。1 次 0.1~0.2g，每日 3 次。小儿每日

10~15mg/kg，分 3 次服。

二、抗结核病药的用药原则

结核病治疗的五项原则：早期、联合、适量、规律和全程用药。

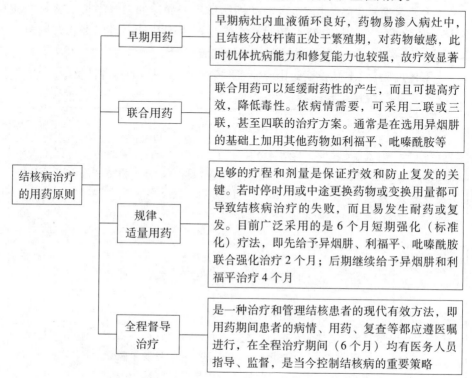

结核病治疗的用药原则

早期用药：早期病灶内血液循环良好，药物易渗入病灶中，且结核分枝杆菌正处于繁殖期，对药物敏感，此时机体抗病能力和修复能力也较强，故疗效显著

联合用药：联合用药可以延缓耐药性的产生，而且可提高疗效，降低毒性。依病情需要，可采用二联或三联，甚至四联的治疗方案。通常是在选用异烟肼的基础上加用其他药物如利福平、吡嗪酰胺等

规律、适量用药：足够的疗程和剂量是保证疗效和防止复发的关键。若时停时用或中途更换药物或变换用量都可导致结核病治疗的失败，而且易发生耐药或复发。目前广泛采用的是 6 个月短期强化（标准化）疗法，即先给予异烟肼、利福平、吡嗪酰胺联合强化治疗 2 个月；后期继续给予异烟肼和利福平治疗 4 个月

全程督导治疗：是一种治疗和管理结核患者的现代有效方法，即用药期间患者的病情、用药、复查等都应遵医嘱进行，在全程治疗期间（6 个月）均有医务人员指导、监督，是当今控制结核病的重要策略

三、抗结核病药的用药护理程序

（一）用药前评估

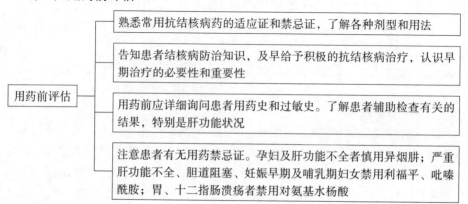

用药前评估

熟悉常用抗结核病药的适应证和禁忌证，了解各种剂型和用法

告知患者结核病防治知识，及早给予积极的抗结核病治疗，认识早期治疗的必要性和重要性

用药前应详细询问患者用药史和过敏史。了解患者辅助检查有关的结果，特别是肝功能状况

注意患者有无用药禁忌证。孕妇及肝功能不全者慎用异烟肼；严重肝功能不全、胆道阻塞、妊娠早期及哺乳期妇女禁用利福平、吡嗪酰胺；胃、十二指肠溃疡者禁用对氨基水杨酸

（二）用药期间护理

```
           ┌──────────────────────────────────────────────────────────┐
           │ 结核病治疗的原则是早期、联用、适量、规律和全程用药              │
           └──────────────────────────────────────────────────────────┘

           ┌──────────────────────────────────────────────────────────┐
           │ 结核病早期病灶部位血液供应丰富，早期用药药物容易渗入病灶达        │
           │ 到有效浓度，同时早期病灶内结核分枝杆菌生长旺盛，对药物敏          │
           │ 感。此外早期患者抵抗力强，故早期用药可获得较好疗效              │
           └──────────────────────────────────────────────────────────┘

           ┌──────────────────────────────────────────────────────────┐
           │ 联合用药可以提高疗效、降低毒性、延缓耐药性，并可交叉消灭对        │
           │ 其他药物耐药的菌株。联合用药一般在异烟肼的基础上加其他药          │
           │ 物，可根据病情的严重程度合用两种、三种或四种药物，一般至少        │
           │ 应两种药物合用，但毒性相似的药物不宜合用                      │
           └──────────────────────────────────────────────────────────┘

           ┌──────────────────────────────────────────────────────────┐
           │ 结核病的治疗一旦开始，就应严格按照规定的抗结核治疗方案，包        │
           │ 括药品种类、剂量、服药方法、服药时间等有规律地服用，不能随        │
           │ 意更改化疗方案或间断服药甚至中断治疗。在制订了一个有效的抗        │
           │ 结核病的化疗方案后，就应按照化疗方案连续不间断治疗直至完成        │
           │ 所规定的疗程                                              │
           └──────────────────────────────────────────────────────────┘

┌────────┐ ┌──────────────────────────────────────────────────────────┐
│用药期间│ │ 用药时检查药物制剂的外观质量、批号、有效期和失效期，如利        │
│ 护理   │ │ 福平胶囊遇湿不稳定，光照易氧化，一旦变色、变质不宜服用。        │
└────────┘ │ 本类药静脉滴注时应新鲜配制，对氨基水杨酸静脉滴注时应避          │
           │ 光、避热                                                  │
           └──────────────────────────────────────────────────────────┘

           ┌──────────────────────────────────────────────────────────┐
           │ 告诉患者对氨基水杨酸口服对胃刺激性大，可和食物同服；利福平        │
           │ 和吡嗪酰胺应晨起顿服；利福平不可与对氨基水杨酸同服，宜间隔        │
           │ 6~8 小时；其他药应在每日同一时间餐前 1 小时或餐后 1 小时顿    │
           │ 服，亦可晨起顿服                                          │
           └──────────────────────────────────────────────────────────┘

           ┌──────────────────────────────────────────────────────────┐
           │ 多数抗结核药具有肝毒性，故要定期检查肝功能，一旦出现发热、        │
           │ 乏力及肝区不适等症状要及时报告医生                          │
           └──────────────────────────────────────────────────────────┘

           ┌──────────────────────────────────────────────────────────┐
           │ 服用异烟肼时，应注意观察有无周围神经炎症状，并加服维生素        │
           │ $B_6$。因本药可干扰正常糖代谢，糖尿病患者应注意血糖的变化，防   │
           │ 止病情恶化。因可抑制乙醇代谢，故用药期间不宜饮酒              │
           └──────────────────────────────────────────────────────────┘

           ┌──────────────────────────────────────────────────────────┐
           │ 应用利福平时，宜提前告知患者该药排泄物可将泪液、涎液、尿液        │
           │ 等染成橘红色，但对健康无影响。服用乙胺丁醇期间应注意患者视        │
           │ 力的变化，发现异常应立即报告医生，遵医嘱停药。服用期间每        │
           │ 2~4 周做 1 次眼科检查。吡嗪酰胺可诱发痛风，应注意关节症状，   │
           │ 并定期检查血尿酸。对氨基水杨酸服用期间应嘱咐患者多饮水，以        │
           │ 防出现结晶尿或血尿                                          │
           └──────────────────────────────────────────────────────────┘
```

（三）用药后护理

用药后护理 —— 密切观察用药后的疗效和不良反应

用药后护理 —— 指导患者饮食，注意休息

用药后护理 —— 注意观察患者的病情变化

第四节 抗真菌药

一、全身性抗真菌药

（一）抗深部真菌感染药

两性霉素 B

【别　　名】　二性霉素、庐山霉素。

【主要用途】　主要用于治疗全身性深部真菌感染。治疗真菌性脑膜炎时，需加用小剂量鞘内注射，其疗效良好。

【用法用量】　注射剂：5mg、25mg、50mg。静滴时先用 10ml 注射用水溶解，后加入 5% 葡萄糖注射液中，稀释成 0.1mg/ml，必要时加入地塞米松。从一日 0.1mg/kg 开始，渐增至一日 1mg/kg。药液宜避光缓慢滴入，疗程视病情遵医嘱而定。鞘内注射：首剂 0.05~0.1mg，渐增至一次 0.5~1.0mg，浓度不超过 0.3mg/ml，应与地塞米松合用。

【不良反应】　不良反应多见而且严重，常见寒战、头痛、发热、呕吐、贫血、低血压、低血钾、低血镁、血栓性静脉炎、肝功能损害、肾功能损害等。使用时应定期进行血、尿常规，肝、肾功能和心电图等检查以便及时调整剂量。

氟胞嘧啶

【别　　名】　氟孢嘧啶、安确治。

【主要用途】　口服吸收良好，分布广泛，可透过血脑屏障。对隐球菌、念珠菌和拟酵母菌等抗菌活性高，主要用于念珠菌和隐球菌感染，单用易产生耐药性，与两性霉素合用可产生协同效应。

【用法用量】　片剂：0.25g、0.5g。胶囊剂：0.25g、0.5g。注射剂：

250ml：2.5g。口服，0.1～0.15g/（kg·d），分 4 次服；静脉滴注，0.1～0.15g/（kg·d），分 2~3 次应用。

【不良反应】 不良反应较少，主要为胃肠道反应，表现为恶心、呕吐、腹泻等。有骨髓抑制作用，导致白细胞、血小板减少。孕妇禁用。

唑类抗真菌药

本类药物是人工合成的广谱抗真菌药，能选择性抑制真菌细胞色素 P-450，从而抑制真菌细胞膜麦角固醇合成，使细胞膜通透性增加，胞内重要物质外漏而使真菌死亡。

唑类抗真菌药可分为咪唑类和三唑类。咪唑类包括克霉唑、咪康唑、酮康唑、益康唑等，酮康唑等可作为治疗表浅部真菌感染首选药。三唑类包括氟康唑、伊曲康唑等，可作为治疗深部真菌感染首选药。

酮　康　唑

【别　　名】 采乐、敬宇。

【主要用途】 用于敏感菌引起的浅表和深部真菌感染，尤其用于经灰黄霉素治疗无效，或对灰黄霉素过敏及难以耐受的患者。

【用法用量】 片剂：0.2g。一次 0.2～0.4g，一日 1 次。疗程视病情而定，可长达 1 个月～1 年。儿童每日 3.3～6.6mg/kg，一次口服。

【不良反应】 严重肝毒性、胃肠道反应、变态反应（皮疹等）。

氟　康　唑

【别　　名】 大扶康、博泰。

【主要用途】 抗菌活性比酮康唑强 10～20 倍，脑脊液浓度高，主要治疗各种白色念珠菌、隐球菌及各种真菌引起的脑膜炎及消化道、泌尿道和阴道白色念珠菌感染，还可治疗体癣、甲癣。

【用法用量】 片剂或胶囊剂：50mg、100mg、150mg。1 日 50～400mg，1 日 1 次。注射剂：200mg/100ml。剂量同口服，静滴。

【不良反应】 不良反应轻，常见轻度胃肠道反应、皮疹、偶见剥脱性皮炎、一过性氨基转移酶水平升高。

伊曲康唑

【别　　名】 美扶、伊康唑。

【主要用途】 对深部真菌及多种皮肤真菌有强的抑制活性作用。临床主

要用于治疗皮肤真菌病、真菌性角膜炎和口咽部、食管、阴道等处的白色念珠菌感染；指（趾）甲部癣症及深部真菌引起的系统感染

【用法用量】 胶囊剂：100mg、200mg。1 日 100~200mg，1 日 1 次。

【不良反应】 不良反应少，主要为胃肠道反应，如厌食、恶心、腹痛和便秘等。偶见肝毒性。

（二）抗浅表部真菌感染药

特比萘芬

【别　　名】 兰美抒、丁克、Lamisil。

【主要用途】 可采取口服或外用治疗皮肤癣菌引起的甲癣、体癣、股癣、手癣、足癣等。

【用法用量】

（1）片剂：125mg、200mg。口服 250mg/次，1 次/日。疗程 1~12 周不等。

（2）霜剂：1%。外用，1~2 次/日，疗程 1~2 周。

【不良反应】 不良反应轻，主要为消化道反应。偶见暂时性肝损伤和皮肤过敏反应。

灰黄霉素

【别　　名】 灰霉素、微晶灰黄霉素。

【主要用途】 主要用于治疗皮肤癣菌所致的头癣、体癣、股癣、甲癣等。

【用法用量】 片剂：250mg、500mg。微粉（或滴丸）：100mg、250mg。成人 0.5~1g/d，儿童 10~15mg/（kg·d），分 2~4 次口服。微粉或滴丸剂量减半。疗程 10 日或更长。

【不良反应】 常见不良反应有恶心、腹泻、皮疹、头痛、白细胞减少等。

二、外用抗真菌药

制霉菌素

【别　　名】 米可定、耐丝霉素、制菌霉素。

【主要用途】 抗真菌作用和机制与两性霉素 B 相似，对念珠菌属的抗菌活性较高，且不易产生耐药性，可用于防治消化道念珠菌感染，局部用药可治疗口腔、皮肤、阴道念珠菌感染。

【用法用量】

（1）片剂：25万U、50万U。一次50万~100万U，一日3~4次。

（2）软膏剂：10万U/g。

（3）阴道栓剂：10万U。

（4）混悬剂：10万U/ml。均供局部外用。

【不良反应】　注射给药毒性大，口服给药吸收少，可引起恶心、呕吐、食欲不振等胃肠道反应。

克 霉 唑

【别　　名】　三苯甲咪唑、妇康安、金霉迪。

【主要用途】　口服吸收差，仅局部用于治疗浅表真菌病或皮肤黏膜的念珠菌感染，如体癣、手足癣及阴道炎等，对头癣无效。

【用法用量】

（1）软膏：1%、3%。外用。

（2）口腔药膜：4mg。一次4mg，一日3次，贴于口腔。

（3）栓剂：0.15g，一次0.15g，一日1次，阴道给药。

（4）溶液剂：1.5%。涂患处，一日2~3次。

【不良反应】

（1）胃肠道反应：腹部不适或疼痛、腹泻、恶心、呕吐。

（2）变态反应：皮疹、水疱、烧灼感、瘙痒等。

（3）肝脏：血清氨基转移酶、胆红素、碱性磷酸酶水平升高。

（4）生殖系统：用药时有轻度外阴阴道烧灼感。

咪 康 唑

【别　　名】　双氯苯咪唑。

【主要用途】　口服吸收差，局部用药治疗皮肤、黏膜真菌感染；静脉滴注治疗两性霉素B不能耐受或无效时的深部真菌感染。

【用法用量】

（1）注射剂：0.2g。一次0.2~0.4g，一日3次，一日最大量为2g，用0.9%氯化钠注射液或5%葡萄糖注射液稀释成200ml中，于30~60分钟滴完。

（2）霜剂：2%，外用。

（3）栓剂：0.1g，阴道用。

【不良反应】　血栓性静脉炎、胃肠道反应、变态反应（皮疹等）、局部刺激。

三、抗真菌药的用药护理程序

（一）用药前评估

用药前评估
- 熟悉常用抗真菌药的适应证和禁忌证，了解各种剂型和用法
- 告知患者真菌感染的防治知识
- 用药前应详细询问患者用药史和过敏史。了解患者辅助检查有关的结果，注意有否禁忌证。心、肝、肾病患者及孕妇禁用两性霉素 B；哺乳期妇女、妊娠期妇女及儿童全身用药禁止选用唑类抗真菌药。

（二）用药期间护理

用药期间护理
- 用药时两性霉素 B 应先用灭菌注射用水配制，再用 5% 葡萄糖注射液稀释，禁用生理盐水稀释，否则发生沉淀；静脉滴注时应避光缓慢滴入，并经常更换注射部位，以防发生血栓性静脉炎
- 两性霉素 B 毒性大，不良反应多。静脉滴注时可出现寒战、高热、头痛、恶心、呕吐，有时可有血压下降、眩晕等，静脉滴注前预防性应用解热镇痛药和抗组胺药，或与生理剂量的氢化可的松或地塞米松一同静脉滴注，预防急性输液反应。有肾毒性和血液系统毒性，用药期间应注意监测血钾、血常规、尿常规、心电图、肝肾功能等
- 唑类抗真菌药主要用于浅部真菌感染
- 注意药物相互作用：酮康唑不能与抗酸药、H_2 受体阻断药及抗胆碱药同时服用，必要时至少间隔 2 小时以上
- 酮康唑肝毒性大，用药期间每隔 2 周应进行肝功能复查，有异常者立即停药

（三）用药后护理

用药后护理
- 密切观察用药后的疗效和不良反应
- 指导患者注意卫生习惯，以配合药物治疗

第五节　抗病毒药

病毒是病原微生物中最小的一种，核心含有核酸（DNA 或 RNA），以蛋白质为外衣组成病毒颗粒，必须依赖宿主细胞提供能量、酶系统及代谢必需物质才能生长繁殖。抗病毒药是一类用于预防和治疗病毒感染的药物，可通过以下途径发挥作用：①阻止病毒进入细胞内，如丙种球蛋白、金刚烷胺等；②抑制病毒核酸复制，如阿昔洛韦、阿糖胞苷、利巴韦林等；③抑制病毒释放或增强宿主抗病毒能力，如干扰素等。抗病毒药可据其抗病毒谱分为：①抗疱疹病毒药；②抗逆转录病毒药；③其他抗病毒药。

一、抗疱疹病毒药

阿昔洛韦

【别　　名】　无环鸟苷、康达威、葆珍康、地昔洛韦。

【主要用途】

（1）单纯疱疹脑炎，为首选。

（2）生殖器疱疹病毒感染。

（3）皮肤黏膜疱疹病毒感染。

（4）水痘、带状疱疹病毒感染等。

【用法用量】

（1）胶囊剂：0.2g。一次 0.2g，5~6 次/日。

（2）注射剂：0.5g。一次 5mg/kg，加入输液中，1 小时内滴完，一日 3 次，7 天为一疗程。

（3）滴眼液：0.1%（8ml）。

（4）眼膏剂：3%（3g）。

（5）霜剂和软膏剂：3%（10g）。均供局部应用。

【不良反应】　不良反应较少，大剂量静脉滴注可引起结晶尿而致肾小管阻塞，甚至出现急性肾衰竭。故静脉滴注速度不宜过快。用药期间多饮水，以促进药物排泄。肾功能不全者不宜用本品滴注。口服可致恶心、呕吐、腹泻等，偶见发热、头痛、皮疹、下肢抽搐、手足麻木、低血压等，停药后症状迅速消失。部分患者出现轻度肝功能损害。孕妇及哺乳妇女慎用，因可透过胎盘，也可从乳汁分泌。

碘 苷

【别　名】　疱疹净、IDU。

【主要用途】　临床用于单纯性疱疹角膜炎、结膜炎或皮肤、口角疱疹病。

【用法用量】　眼膏：0.5%；滴眼液：0.1%，白天每小时滴眼 1 次，夜间 2 小时 1 次，症状显著改善后，改为白天每 2 小时 1 次，夜间 4 小时 1 次。

【不良反应】　滴眼有刺激感，长期应用对角膜有损伤作用，不宜与皮质激素类药物合用。

二、抗反转录病毒药

抗反转录病毒药（又称抗艾滋病病毒药），能抑制人类免疫缺陷病毒（艾滋病病毒，HIV）的复制，为治疗艾滋病病毒感染的药物。艾滋病（AIDS）是由艾滋病病毒感染引起的以人类免疫功能丧失为特征的一种全身性传染病，患者终因机体免疫功能急剧下降，各种病原菌侵入，感染难以控制而死亡。抗反转录病毒药能不同程度地抑制艾滋病病毒，改善临床症状，延长艾滋病患者的存活时间。但本类药物不能完全杀灭艾滋病病毒，也不能根治艾滋病。

齐多夫定

【别　名】　奥贝齐、克度、佐平斯、叠氮胸苷。

【主要用途】　主要用于晚期艾滋病伴有卡氏肺孢子菌感染的患者，多与其他抗艾滋病感染药合用，以增强疗效，减少耐药性产生。

【用法用量】

（1）胶囊剂：100mg，口服，成人 200mg/次，3~6 次/日。

（2）注射剂：200mg/瓶，50~200mg/次，3 次/日，静滴。

【不良反应】　本品不良反应较重，主要表现为骨髓抑制，可出现贫血，中性粒细胞减少，应定期查血象。大剂量可出现中枢抑制。偶见肝功能异常。

扎西他滨

【别　名】　双脱氧胞苷。

【主要用途】　是目前抗艾滋病感染作用最强的核苷类衍生物。

【用法用量】　静注和口服：剂量每天 0.15~0.75mg/kg，分 3~4 次给予。成人和儿童单一治疗时，每天用 0.03mg/kg。合并用药时，本品每天 0.015~0.03mg/kg，另加齐多夫定每天 150~600mg。

【不良反应】　常见的不良反应还有发热、皮疹、口腔溃疡、关节疼痛等，偶见血小板减少或中性粒细胞减少。

去羟肌苷

【别　　名】　地达诺新、地丹诺辛、双脱氧肌苷。

【主要用途】　用于对齐多夫定产生耐药性和不能耐受齐多夫定的艾滋病患者。

【用法用量】　口服，包括粉剂和咀嚼片，粉剂有 100mg、167mg、250mg，咀嚼片有 100mg、150g、200mg。每次 125～200mg，每日 2 次；体重>60kg，400mg，每日 1 次；体重<60kg，每次 300mg，每日 1 次。

【不良反应】　毒性较小，少数患者发生急性胰腺炎，用药期间应监测胰腺功能，一旦发现异常立即停用。偶见肝毒性，慢性酒精中毒者不宜应用。

三、其他抗病毒药

利巴韦林

【别　　名】　三氮唑核苷、病毒唑、酰胺三唑核苷、三唑核苷。

【主要用途】　临床用于防治流行性出血热，流感、疱疹、麻疹、腺病毒肺炎及甲型肝炎等。

【用法用量】

（1）片剂：口含 20mg/片。1 片/次，4～6 次/日。

（2）注射剂：0.1g/ml，一日 10～15mg/kg，分 2 次肌注或静注。

（3）滴鼻液（防治流感）：0.5%，1 次/小时。

（4）滴眼液（治疱疹感染）：0.1%，数次/日。

【不良反应】　不良反应有腹泻、白细胞减少及可逆性贫血等。对动物可致畸胎，孕妇禁用。

阿糖腺苷

【别　　名】　阿糖腺嘌呤。

【主要用途】　临床静滴用于治疗单纯疱疹病毒性脑炎，局部外用治疗疱疹病毒性角膜炎。

【用法用量】　注射剂：200mg/ml、1g/5ml。恒速静滴，一日 10～15 mg/kg，连用 5～10 天。

【不良反应】　不良反应有眩晕、恶心、呕吐、腹泻、腹痛，偶见骨髓抑制，白细胞和血小板减少等。有致畸作用，孕妇忌用。

干 扰 素

【别　　名】 INF。

【主要用途】 α-干扰素临床用于乙型肝炎、丙型肝炎的治疗，也用于预防和治疗呼吸道感染及免疫缺陷患者合并单纯疱疹病毒、带状疱疹病毒、巨细胞病毒感染。β-干扰素常需静脉给药。

【用法用量】 注射剂：300万U、450万U。一次100万～300万U，1周2～4次，皮下或肌注。

【不良反应】 不良反应少，肌内注射可见发热、头痛、肌痛等，静脉注射可见高热、呕吐、心率加快、血压波动等。

金刚烷胺

【别　　名】 金刚胺。

【主要用途】 对甲型流感病毒有效，适用于预防和治疗甲型流感。进入脑组织后可促使脑组织释放多巴胺并延缓多巴胺的分解代谢，可用于治疗震颤麻痹综合征。

【用法用量】 片剂：0.1g。0.1g/次，早晚各1次。儿童酌减，可连用3～5天，最多10天。

【不良反应】 不良反应较小，剂量较大时可致不安、头痛、幻觉、运动失调等。孕妇、哺乳妇女、精神病、癫痫患者禁用。

四、抗病毒药的用药护理程序

（一）用药前评估

用药前评估	熟悉常用抗病毒药的适应证和禁忌证，了解各种剂型和用法
	告知患者获得性免疫缺陷综合征防治知识
	用药前应详细询问患者的用药史和过敏史，注意患者是否有禁忌证。孕妇禁用利巴韦林、金刚烷胺、阿昔洛韦、更昔洛韦；孕妇、哺乳期妇女及小儿慎用干扰素；哺乳期禁用利巴韦林、齐多夫定等

（二）用药期间护理

用药期间护理	进行用药依从性教育，指导获得性免疫缺陷综合征患者坚持规范用药
	不定时、不定量服用抗病毒药，可能导致HIV产生耐药性，降低治疗效果，甚至导致治疗失败

续流程

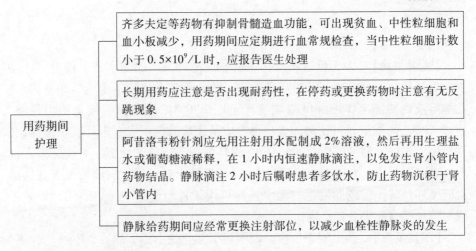

用药期间护理

- 齐多夫定等药物有抑制骨髓造血功能，可出现贫血、中性粒细胞和血小板减少，用药期间应定期进行血常规检查，当中性粒细胞计数小于 $0.5×10^9/L$ 时，应报告医生处理
- 长期用药应注意是否出现耐药性，在停药或更换药物时注意有无反跳现象
- 阿昔洛韦粉针剂应先用注射用水配制成 2% 溶液，然后再用生理盐水或葡萄糖液稀释，在 1 小时内恒速静脉滴注，以免发生肾小管内药物结晶。静脉滴注 2 小时后嘱咐患者多饮水，防止药物沉积于肾小管内
- 静脉给药期间应经常更换注射部位，以减少血栓性静脉炎的发生

（三）用药后护理

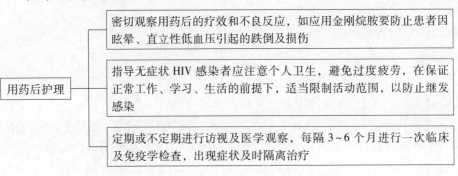

用药后护理

- 密切观察用药后的疗效和不良反应，如应用金刚烷胺要防止患者因眩晕、直立性低血压引起的跌倒及损伤
- 指导无症状 HIV 感染者应注意个人卫生，避免过度疲劳，在保证正常工作、学习、生活的前提下，适当限制活动范围，以防止继发感染
- 定期或不定期进行访视及医学观察，每隔 3~6 个月进行一次临床及免疫学检查，出现症状及时隔离治疗

第六节　消毒防腐药

消毒药是指能杀灭环境中病原微生物的药物。防腐药是指能抑制病原微生物生长繁殖的药物。二者之间没有严格的界限，一般低浓度消毒药有防腐作用，高浓度防腐药有消毒作用，故统称为消毒防腐药。因本类药物对人体往往也有强烈毒性，故不全身用药，主要用于体表（皮肤、黏膜、伤口等）、医疗器械、排泄物和周围环境的消毒。

一、常用消毒防腐药

（一）醇类

乙　醇

【别　　名】　酒精。

【主要用途】　为无色透明液体，易燃、易挥发，能与水任意混合。能杀灭常见致病菌，对芽胞、肝炎病毒等常无效。对真菌作用不稳定。20%～75%乙醇溶液内其抗菌作用强度与浓度成正比，70%浓度乙醇溶液杀菌力最强，超过75%乙醇溶液时可使菌体表层蛋白质迅速形成保护膜，阻碍其杀菌作用。主要用于皮肤、器械消毒；20%～30%稀释液用于皮肤的涂擦，对高热患者具有一定降温作用；40%～50%稀释液，对长期卧床患者涂擦皮肤可促进其局部血液循环，防止压疮的发生。无水乙醇可用于神经干或神经根封闭，暂时缓解三叉神经痛或坐骨神经痛。

【不良反应】　偶见变态反应，误服可引起急性中毒、恶心、呕吐、头痛、中枢兴奋及抑制、运动失调、昏迷，严重可致死。慢性中毒可致胃炎、胃出血、急性胰腺炎、肝硬化等。

（二）醛类

甲醛溶液

【别　　名】　40%的甲醛溶液称为福尔马林。

【主要用途】　本品消毒力强，对细菌、真菌及多种病毒、芽胞均有效。0.5%甲醛溶液可用于环境消毒；2%甲醛溶液可用于器械消毒，浸泡1～2小时；3%甲醛溶液可用于治疗脚癣及多汗症；10%甲醛溶液用于保存和固定标本。

【不良反应】　本品对皮肤黏膜有刺激性，可发生接触性皮炎，其蒸汽对眼、呼吸道有很强刺激，引起流泪、咳嗽，甚至结膜炎、鼻炎和气管炎。误服可腐蚀消化道，量大可致死。

戊　二　醛

【别　　名】　适滴、适酶、洁雅康。

【主要用途】　常用于医疗器械和设备的浸泡消毒；1%溶液治疗体癣，10%溶液治疗脚癣，10%～25%溶液外涂可治疗甲癣。

【不良反应】　本品毒性与腐蚀性虽较甲醛小，但仍对眼、鼻、呼吸道具有刺激性，严重时可引起肺炎。误服可使消化道黏膜炎症、溃疡、坏死，引起呕吐、咯血、便血、尿血、抽搐和循环衰竭。

（三）酚类

甲 酚

【别　名】 煤酚。

【主要用途】 抗菌作用较苯酚强 3 倍，腐蚀性及毒性均较小。2%溶液用于皮肤、橡胶手套消毒；3%～5%溶液用于消毒器械；5%～15%溶液用于环境及排泄物消毒。

【不良反应】 因有甲酚臭味，不能用于食具和厨房的消毒。浓度>2%对皮肤、黏膜有刺激作用。吸收后可产生血管内溶血及高铁血红蛋白症。

苯 酚

【别　名】 石炭酸、液化酚、液化苯酚。

【主要用途】 3%～5%溶液用于手术器械和房屋的消毒；0.5%～1%水溶液或2%软膏用于皮肤止痒；1%～2%酚甘油溶液用于中耳炎，有消毒镇痛作用。

【不良反应】 高浓度对皮肤、黏膜有腐蚀作用，避免应用于损伤的皮肤和伤口，有异臭，有腐蚀性。本品禁与生物碱盐、铁盐、铝凝胶、火棉胶等配伍。

（四）酸类

过氧乙酸

【别　名】 过氧醋酸。

【主要用途】 对细菌、芽孢、真菌、病毒均有较强的杀灭作用。0.1%～0.2%溶液用于洗手消毒，浸泡 1 分钟；0.3%～0.5%溶液用于器械消毒，浸泡 15 分钟；0.04%溶液喷雾或熏蒸用于食具、空气、地面、墙壁、家具及垃圾物消毒；1%溶液用于衣服、被单消毒，浸泡 2 小时。

【不良反应】 高浓度有腐蚀性，与还原剂、有机物等属配伍禁忌。

乙 酸

乙酸为弱有机酸，以每立方米 2ml 的食醋加热蒸发，消毒房间及空气。

苯 甲 酸

【别　名】 安息香酸、新星冻疮灵、顽止痒净、止痒特灵、止痒净。

【主要用途】 临床上常与水杨酸配成复方制剂，用于治疗浅部真菌感染，如体癣、手足癣等。0.05%~0.10%浓度的本品可加入食品或药品中作防腐剂。

【不良反应】 不良反应轻，口服可发生变态反应，外涂可引起接触性皮炎。

水 杨 酸

【别　　名】 柳酸。

【主要用途】 对细菌、真菌有杀灭作用，10%~20%能溶解皮肤角质，使角化层软化脱落而杀灭皮肤深层真菌。可用于治疗疣、瘊、鸡眼等；3%醇溶液或5%软膏用于治疗手、足及体癣。

【不良反应】 本品有刺激性及腐蚀性，皮肤破损及溃烂处不宜用。成人口服致死量为5~15g。

硼 酸

【别　　名】 殷泰。

【主要用途】 临床上常用1%~2%溶液用作皮肤和黏膜损伤的清洁剂，如急性湿疹和急性皮炎、口腔炎、外耳道真菌病、小腿慢性溃疡及压疮清洗等。5%~10%软膏多用于皮肤、黏膜感染。

【不良反应】 若误服或在大面积破损处使用可致大量吸收而产生急性中毒，表现为恶心、呕吐、腹泻，能进一步引起中枢神经系统先兴奋后抑制，严重者发生循环衰竭、休克，最后导致死亡。

乳 酸

【别　　名】 2-羟基丙酸。

【主要用途】 临床上常用0.5%~1%溶液做阴道冲洗或以阴道栓治疗滴虫性阴道炎。也可和水杨酸、火棉胶配伍治疗寻常疣，利用其挥发性及无毒特点加热蒸发可用于空气消毒，也可作食物防腐剂。

【不良反应】 高浓度对皮肤和黏膜有强刺激性、腐蚀性。与氧化剂有配伍禁忌。

（五）卤素类

碘 酊

碘酊（碘酒）为含2%碘和1.5%碘化钾的醇溶液，有强大的消毒杀菌作用。2%碘酊用于皮肤消毒；3%～5%碘酊用于手术野皮肤消毒；5%～10%碘酊用于毛囊炎、甲癣、传染性软疣等。2%碘甘油局部涂擦治疗牙龈感染和咽炎。高浓度碘酊可刺激皮肤、黏膜造成损伤，涂抹后1分钟应用75%乙醇脱碘，对碘过敏者禁用。

聚维酮碘

【别　　名】　聚乙烯吡咯烷酮碘、破伏、丽绎、艾利克、络合碘。

【主要用途】　具杀菌力强、作用持久、无刺激性、无致敏性及毒性低，为广谱杀菌剂，能杀死细菌及芽孢、病毒、真菌、原虫等，酸性环境中更稳定，作用更强。

（1）0.5%溶液手术部位的皮肤消毒。

（2）5%～10%溶液治疗烫伤。

（3）治疗滴虫性阴道炎。

（4）治疗化脓性皮炎症及皮肤真菌感染。

（5）0.05%溶液餐具和食具的消毒。

【不良反应】　毒性小，无刺激性，无过敏性，用后无需用酒精脱碘，应避光密闭保存。对碘过敏者慎用。烧伤面积大于20%者不宜用。

含氯石灰

【别　　名】　漂白粉、氯化石灰、漂粉精、氯石灰。

【主要用途】　用于饮用水消毒时，每1000ml水加入本品16～32mg；用于排泄物消毒时，用量为排泄物的1/5～2/5；用于食具器皿消毒时用其0.5%～1%的溶液浸泡，对衣物有漂白和腐蚀作用。

【不良反应】　误服本品会引起消化道黏膜刺激、腐蚀反应，重者则可致昏迷。

（六）氧化剂

高锰酸钾

【别　　名】　过锰酸钾、灰锰氧。

【主要用途】　有较强的杀菌作用。本品低浓度有收敛作用，高浓度有刺激和腐蚀作用。0.1%～0.5%溶液用于膀胱及创面清洗；0.01%～0.02%溶液用于某些药物、毒物中毒时洗胃；0.0125%溶液用于阴道冲洗或坐浴；0.01%溶液用于足癣浸泡；0.02%溶液用于口腔科冲洗感染的拔牙窝、脓腔等。0.1%溶液用于蔬菜、水果消毒（浸泡5分钟）

【不良反应】

（1）浓溶液有刺激性会损伤皮肤。

（2）配制时用凉开水，因热开水能使高锰酸钾失效；应现配现用，久放变为褐紫色时，说明失去消毒作用。

（3）密闭保存、防潮，不宜与甘油、乙醇、糖、碘等放在一起，以防爆炸。

过氧化氢

【别　　名】 双氧水。

【主要用途】 杀菌力弱，作用时间短，遇有机物放出氧分子产生气泡，可机械消除脓块、血痂及坏死组织，除臭。3%溶液用于清除创伤、松动痂皮尤其是厌氧菌感染的伤口；1%溶液用于化脓性中耳炎和口腔炎、扁桃体炎和坏死性牙龈炎等局部冲洗。

【不良反应】

（1）遇光、热易分解变质。

（2）高浓度对皮肤、黏膜有刺激性灼伤，形成疼痛性"白痂"。

（3）连续漱口可出现舌头肥厚，停药可恢复

（七）染料

甲　紫

【别　　名】 龙胆紫。

【主要用途】 常用于皮肤和黏膜化脓性感染，白色念珠菌引起的口腔炎、阴道炎、烫伤、烧伤及手足癣等。1%~2%溶液用于皮肤、黏膜、创伤感染和小面积烧伤、烫伤、手足癣、甲癣的治疗；甲紫片可用于外阴、阴道念珠菌病的治疗。

依沙吖啶

依沙吖啶又名利凡诺、雷佛奴尔，本品具有较强的抗菌作用，毒性小，对组织刺激性小，对革兰阳性和某些革兰阴性菌有抑制作用，对表皮深部亦有明显消毒防腐的功效。常用于黏膜创伤的消毒、防腐。0.05%~0.1%溶液用于冲洗和湿敷创面或含漱。也可用于引产。

（八）表面活性剂

苯扎溴铵

【别　　名】　新洁尔灭溶液。

【主要用途】　适用于术前皮肤消毒、黏膜、伤口及手术器械等消毒。
0.01%溶液供创面消毒；0.1%溶液供皮肤及黏膜消毒，以及真菌感染治疗；
0.05%~0.1%溶液供术前泡手；0.1%溶液可做医疗器械消毒；0.005%以下溶
液供膀胱及尿道灌洗。

【不良反应】　本品浓溶液具腐蚀性，与皮肤接触可致损伤甚至坏死。冲
洗体腔应注意防止吸收中毒。

氯　己　定

【别　　名】　氯苯胍亭、氯己啶、双氯苯双胍己烷、洗必泰、诗乐氏、
灭菌王、醋酸洗必泰。

【主要用途】　能迅速吸附于菌体表面，破坏菌体细胞膜而呈杀菌作用。
杀菌效力强于季铵类阳离子表面活性剂，对细菌、真菌有效，但对芽孢及病
毒无效。0.5%~1%的醇溶液用于术前手术区皮肤消毒；0.02%的溶液用于术
前洗手消毒（浸泡3分钟以上）；0.05%的溶液用于冲洗伤口；0.1%的溶液
浸泡用于器械消毒；0.5%的水溶液用于房间、家具消毒，可喷雾或擦拭。

度　米　芬

【别　　名】　杜米芬、杜灭芬、度灭芬、消毒宁、度美芬。

【主要用途】　其0.5%的乙醇溶液外涂用于皮肤消毒；0.02%的溶液外涂
或冲洗，用于伤口及黏膜消毒；0.05%~1%的溶液浸泡用于器械消毒。

（九）重金属化合物

硝　酸　银

硝酸银易溶于水和乙醇，在溶液中析出银离子使菌体蛋白质变性而呈
杀菌作用。腐蚀性强，不同用途时，浓度相差很大，应特别注意。
0.25%~0.5%滴眼剂用于结膜炎及砂眼的急性期；1%滴眼剂用于预防新生
儿淋菌性眼炎；0.5%的溶液外敷用于严重烧伤防止铜绿假单胞菌及其他细
菌感染；其5%~20%的溶液局部涂抹用于腐蚀肉芽组织、疣及鸡眼，用后
应立即用生理盐水冲洗，以免损伤正常组织。稀释和配制须用蒸馏水，同
时避光保存。

红　汞

红汞（汞溴红）易溶于水，水溶液呈红色。汞离子解离后与蛋白质结合而发挥作用，作用较弱，杀菌力不如碘酊。对组织无刺激性，其2%的溶液用于皮肤黏膜及创面消毒。

硫　酸　锌

硫酸锌有抑菌和收敛作用，0.25%~0.5%滴眼液用于沙眼、结膜炎。

炉　甘　石

炉甘石主要有效成分为氧化锌，有轻度收敛、消炎、止痒作用，并有中和皮肤酸性分泌物的作用，常用于皮炎、湿疹、痱子、痤疮等。

（十）其他

环氧乙烷

环氧乙烷对细菌及其芽胞、真菌、病毒、立克次体均有杀灭作用，也可破坏肉毒杆菌毒素和杀死昆虫及虫卵。作用强而迅速。目前使用的多为气体消毒剂，主要用于不适宜于用其他灭菌方法消毒的物品，如电子器械、医疗仪器、橡胶制品等忌热、忌湿的物品。其气体对眼及黏膜有严重刺激性，吸入过量可致中毒，不适宜于房间消毒。消毒时应密闭，应储存于16~21℃的阴凉通风处，严禁烟火。

84 消毒液

本品含有效氯5%，为广谱消毒剂，可杀灭细菌及芽胞、真菌、病毒等。用于各型肝炎、流脑、流感、结核、梅毒、淋病及医院内污染物品的消毒。1:500稀释液消毒瓜果、餐具、厨房用品；1:300稀释液擦洗衣物5~10分钟，可去除衣物上顽固污垢；1:25稀释用于肝炎、病毒性感冒、病毒性肺炎患者污染消毒，泡洗60分钟病毒即可杀灭。本品具有漂白作用，对带色衣物和毛纺织品易脱色、变黄等，原液对金属易腐蚀，勿直接使用；接触皮肤用水冲淡即可。

二、消毒防腐药的选用原则

消毒防腐药在临床各科、卫生防疫、食品及制药等方面应用广泛，必须注意合理使用，才能达用药目的，避免或减少其毒性作用。

皮肤消毒选用作用快、消毒力强、刺激性较小的药物，如碘酊、聚维酮碘、乙醇、苯扎溴铵、氯己定等

黏膜消毒选用作用快、毒性小、无刺激性和无腐蚀性的药物，如络合碘、苯扎溴铵、红汞、甲紫、高锰酸钾、依沙吖啶等

消毒防腐药的选用原则

环境消毒选用作用强，便于熏蒸或喷洒的药物，如甲醛、煤酚皂、乙酸等

排泄物消毒选用作用不受有机物影响的药物，如含氯石灰、煤酚皂等

金属器械消毒选用作用强，对金属无腐蚀性的药物，如戊二醛、苯扎溴铵、氯己定、过氧乙酸等

三、消毒防腐药的用药护理程序

（一）用药前评估

明确用药目的，使用消毒防腐药目的是杀灭或消除外环境或人体表的病原体，切除传播途径

选择消毒防腐药是根据药物的杀菌或抑菌能力以及其应用部位，因而在用药前必须评估病原微生物对该药的敏感性，使用药物的部位和对象，药物禁忌证、注意事项和药物相互作用等，以期达到较理想的消毒防腐作用

用药前评估

用药前要核对药物是否有配伍禁忌，使用苯扎溴铵溶液，阴离子的肥皂和洗涤剂能减弱或抵消其活性，需用水或乙醇溶液将皮肤上的肥皂擦洗干净；禁用阳离子表面活性剂与碘化物，高锰酸盐和生物碱等配伍

过氧乙酸性质不稳定，易挥发，应现用现配

碘伏的颜色消失时，其杀菌作用也消失

（二）用药期间护理

各类药物的不同给予与使用药物制剂接触的部位及时程有关

用药期间护理

过氧乙酸有漂白作用，应用中应注意

高浓度的碘酊刺激皮肤黏膜造成损伤，涂抹 1 分钟后应用 75% 的乙醇脱碘

续流程

用药期间护理

- 苯酚应避免呼吸道或皮肤吸收，造成酚中毒，如血压下降、冷汗、少尿、蛋白尿、呼吸衰竭等，一旦出现，积极抢救
- 含氯石灰有腐蚀性和漂白作用，不用于金属制品及有色织物的消毒
- 防腐药对眼及黏膜有刺激性，一般不用于以上部位。如药物误入眼睛，立即用大量清水冲洗
- 药物必须醒目标明有毒或只供外用，并放于适当的儿童不能拿到的地方，以免患者或儿童误服以致中毒

（三）用药后护理

用药后护理

- 硼酸不用于哺乳期妇女的乳头擦洗，以免引起婴儿通过皮肤吸收中毒
- 氯己定长期作为含漱剂使用，可使牙齿和舌染成黄色，偶致口腔黏膜剥脱，应注意
- 监测用药后在注射部位或手术切口等是否发生感染，感染切口是否逐渐愈合和症状消失，以确定所选药物是否恰当
- 消毒的物品和器械能否达到灭菌或减少不致病程度
- 浸泡消毒的器械，使用前必须清洗干净

第十四章
抗寄生虫药

第一节　抗　疟　药

疟疾是由疟原虫感染引起。寄生于人体的疟原虫有间日疟原虫、三日疟原虫和恶性疟原虫，分别引起间日疟、三日疟和恶性疟。抗疟药是防治疟疾的重要手段。

一、主要用于控制症状的抗疟药

氯　喹

【别　　名】　磷酸氯化喹啉、磷酸氯喹啉、磷酸氯喹、氯喹。

【主要用途】

（1）抗疟作用：氯喹对间日疟和三日疟原虫，以及敏感的恶性疟原虫的红细胞内期的裂殖体有杀灭作用。能迅速治愈恶性疟；有效地控制间日疟症状的发作，但不能根治。其特点是显效快、疗效高且作用持久。多数病例在用药后 24～48 小时内发作停止，48～72 小时内血中疟原虫消失。氯喹也能预防性抑制疟疾症状的发作，每周服药一次即可。氯喹对红细胞外期疟原虫无效，不能作病因性预防；对配子体也无直接作用，因此不能阻断疟疾的传播。

（2）抗肠外阿米巴病作用：氯喹对阿米巴滋养体有强大的杀灭作用。由于它在肝脏中的浓度高，可用于治疗阿米巴肝脓肿。因肠内的药物浓度低，对阿米巴痢疾无效。

（3）抗免疫作用：大剂量氯喹能抑制免疫反应，可用于类风湿关节炎的治疗，也常用于系统性红斑狼疮。但对后者的疗效尚无定论，而且用量大，易引起毒性反应。

【用法用量】　片剂：0.25g，注射剂：0.129g/2ml、0.25g/2ml。治疗疟疾：

（1）间日疟：成年人首剂 1g，8 小时后及第 2、3 日各服 0.5g；小儿首剂 16mg/kg，6 小时后及第 2、3 天分别重复半量。全疗程 3 天。

（2）恶性脑型疟：静脉滴注 3 日。成年人日剂量依次为 1.5g、0.5g、0.5g；小儿日剂量分别 18～24mg/kg、12mg/kg、10mg/kg。临用前用 5% 葡萄糖注射液或等渗盐水 500ml 稀释后缓慢静脉滴注。

（3）预防：1 次 0.5g，1 周 1 次。治疗阿米巴病：第 1 日 1g，第 2 日后每日服 0.5g，每日 2 次，2～3 周为 1 个疗程。

【不良反应】 氯喹用于治疗疟疾时，不良反应较小。常见反应为头痛、头晕、胃肠不适和皮疹等，停药后可消失。大剂量、长疗程用药可引起视力障碍，应定期做眼科检查。大剂量或静脉注射过快可致低血压、心电图异常等。有致畸作用，孕妇禁用。

奎　宁

【别　　名】 金鸡纳霜、规宁。

【主要用途】 奎宁对各种疟原虫的红细胞内期裂殖体有杀灭作用，能控制临床症状，但疗效不及氯喹且毒性较大。主要用于耐氯喹或对多种药物耐药的恶性疟，尤其是脑型疟。对红细胞外期无效，对配子体亦无明显作用。

【用法用量】

（1）片剂：0.3g。每日 1.8g，分 3 次服，疗程 14 天。

（2）注射剂：0.25g、0.5g。1 次 0.25～0.5g，用葡萄糖溶液稀释成 0.5～1mg/ml 后缓慢静脉滴注。

【不良反应】

（1）金鸡纳反应：表现为恶心、呕吐、腹痛、腹泻、耳鸣、头痛、听力和视力减退，甚至出现暂时性耳聋。多见于重复给药，停药一般可以恢复。

（2）心血管反应：用药过量或静滴过快时可引起严重的低血压和心律失常。奎宁应缓慢静脉滴注，并密切观察患者心脏和血压的变化。

（3）特异质反应：少数葡萄糖-6-磷酸脱氢酶缺乏的患者，能引起急性溶血，发生寒战、高热、背痛、血红蛋白尿（黑尿）和急性肾衰竭，甚至死亡。

（4）子宫兴奋作用：奎宁对妊娠子宫有兴奋作用，故孕妇禁用。

青　蒿　素

【别　　名】 黄花蒿素、黄蒿素。

【主要用途】 本品对红细胞内期滋养体有杀灭作用，对氯喹耐药的虫株感染也有效。主要用于治疗间日疟和恶性疟，特别对耐氯喹恶性疟疗效明显，易透过血脑屏障，对脑型恶性疟有效。缺点是复发率高，与伯氨喹合用可降低复发率。

【用法用量】

（1）片剂：0.1g。胶囊剂：0.25g。首剂 1g，6~8 小时后服 0.5g，第 2、3 日各服 0.5g。

（2）注射剂：0.1g。首次 0.2g，6~8 小时后 0.1g，第 2、3 日各 0.1g，深部肌内注射。

【不良反应】 本品不良反应少见，偶见四肢麻木、心动过速、胃肠道反应，孕妇禁用。

二、主要用于控制复发和传播的药物

伯 氨 喹

【别　　名】 伯氨喹啉。

【主要用途】 本药对良性疟的红细胞外期及各种疟原虫的配子体有杀灭作用，可作为控制复发和阻止疟疾传播的首选药。对红细胞内期裂殖体无作用，要根治良性疟疾，与氯喹合用，可提高疗效，减少耐药株的产生。

【用法用量】 片剂：13.2mg。4 日疗法：每日 4 片，连服 4 日。8 日疗法：每日 3 片，连服 8 日。14 日疗法：每日 2 片，连服 14 天。

【不良反应】 本药毒性较大，治疗量即可引起头晕、恶心、呕吐、腹痛等，停药后可消失。偶见轻度贫血、发绀等，大剂量时上述症状加重，多数患者可导致高铁血红蛋白血症。少数特异体质者在小剂量时也可发生急性溶血性贫血和高铁血红蛋白血症。患者用药时如出现深色尿应立即报告医生，如有贫血或溶血需立即停药。有粒细胞缺乏倾向、蚕豆病史及家族病史者禁用本药。

乙胺嘧啶

【别　　名】 息疟定。

【主要用途】 本药可抑制疟原虫的二氢叶酸还原酶，因而干扰疟原虫的叶酸正常代谢，对恶性疟及间日疟原虫红细胞前期有效，常用作病因性预防药。此外，也能抑制疟原虫在蚊体内的发育，故可阻断传播。临床上用于预防疟疾和休止期抗复发治疗。毒性较小，治疗量安全，是目前用于疟疾病因性预防的首选药。

【用法用量】 片剂：6.25mg、25mg。预防疟疾：每日 25mg，1 周 1 次。

【不良反应】 治疗量时不良反应小，偶可见皮疹。此药略带甜味，易被儿童误服而中毒，表现恶心、呕吐、发热、发绀、惊厥，甚至死亡。长期大量服用时，可因二氢叶酸还原酶受抑制而引起巨幼红细胞性贫血，一旦出现应及时停药，并用甲酰四氢叶酸治疗。

三、抗疟药的用药护理程序

（一）用药前评估

用药前评估 ——
- 熟悉抗疟药的适应证及用药指征，了解各种剂型和用法
- 告知患者疟疾的防治知识

（二）用药期间护理

用药期间护理 ——
- 氯喹肌内注射或静脉滴注大剂量可导致严重低血压和呼吸停止，故应严密注意患者血压，一旦患者能口服立即停止注射。奎宁味苦，吞服切忌咬碎。伯氨喹不能注射给药，因它可致严重低血压
- 服用伯氨喹和奎宁的患者应密切观察其尿量及颜色，及时发现溶血现象
- 氯喹长期用药可引起角膜浸润，少数影响视网膜，导致视力障碍，用药中嘱咐患者戴墨镜，密切观察患者的视力情况，定期进行眼科检查
- 氯喹、奎宁肌内注射时浓度过高会产生疼痛和无菌性脓肿，故应稀释成 $50\sim100mg/ml$ 溶液注射为宜。静脉滴注速度过快会引起严重低血压和心律失常，故须稀释后缓慢静脉滴注并密切观察患者的心率、血压和呼吸。禁止静脉推注
- 葡萄糖-6-磷酸脱氢酶缺乏地区的人群，应在医务人员的监护下服用伯氨喹、奎宁。一旦发现贫血或溶血，或尿液有异常变化，特别是变成酱油色时，应立即报告医生，以便及时停药和处理。孕妇、1 岁以下婴儿、有溶血史者或其家属中有溶血史者应禁用
- 乙胺嘧啶有致畸作用，孕妇禁用

（三）用药后护理

用药后护理 ——
- 在疟区流行季节预防疟疾或进入疟区的易感人群服抗疟药需随时监护疟疾的急性发作，甚至离开疟区后 2 周还需进行监护
- 长期服用氯喹要定期监测患者的肌力和深部肌腱反射，视野是否正常

第二节　抗阿米巴病药和抗滴虫病药

一、抗阿米巴病药

阿米巴病是由溶组织阿米巴原虫感染人体所致的疾病。阿米巴原虫的发育包括小滋养体、包囊和大滋养体3种类型，小滋养体在不同的条件下分别转变成传染源包囊和具有侵袭力的大滋养体。大滋养体破坏肠壁引起阿米巴痢疾和肠炎，称为肠内阿米巴病；也可由血液进入肝、肺等组织形成脓肿，为肠外阿米巴病。

甲　硝　唑

【别　　名】　灭滴灵。

【主要用途】

（1）抗阿米巴作用：对阿米巴大、小滋养体均有杀灭作用，对急性阿米巴痢疾及肠外阿米巴感染效果显著，是阿米巴肝脓肿首选药；但对肠腔内阿米巴小滋养体和包囊无效，故不能单用甲硝唑治疗阿米巴痢疾，须与肠腔内浓度比较高的抗阿米巴病药合用。

（2）抗阴道滴虫作用：对阴道滴虫有强大的杀灭作用，治愈率达90%以上，是治疗阴道滴虫病的首选药。口服后可出现于阴道分泌物、精液和尿中，对女性和男性泌尿生殖道滴虫感染都有良好疗效，但须夫妻同服。

（3）抗厌氧菌作用：对厌氧性革兰阳性和阴性杆菌及球菌都有较强的抗菌作用，对厌氧菌引起的盆腔、腹腔、口腔等感染都有良好防治作用。长期应用不诱发二重感染，至今未发现耐药菌株。

（4）抗蓝氏贾第鞭毛虫作用：本药是目前治疗贾第鞭毛虫病最有效的药，治愈率达90%以上。

【不良反应】　本药最常见不良反应为恶心和口腔金属味，偶见呕吐、腹泻、腹痛、头痛、眩晕、肢体麻木。少数患者出现白细胞减少，极少数人可出现脑病、共济失调和惊厥。如发生四肢麻木和感觉异常应报告医生，立即停药。甲硝唑服药期间应禁酒，因甲硝唑干扰乙醛代谢，饮酒会出现乙醛中毒。长期应用致畸，孕妇禁用。

替　硝　唑

替硝唑为咪唑衍生物。与甲硝唑相比，其半衰期较长（12～24小时）。口服一次，有效血药浓度可维持 72 小时。每日 50～60mg/kg，3～5 天 1 疗程，对阿米巴痢疾和肠外阿米巴病的疗效与甲硝唑相当而毒性略低。也可用于阴道滴虫症。

二氯尼特

二氯尼特是目前最有效的杀包囊药。本药可直接杀灭阿米巴滋养体，单用对于无症状或仅有轻微症状的排包囊者有良好疗效。对于急性阿米巴痢疾，单用二氯尼特疗效不佳；但在甲硝唑控制症状后再用二氯尼特肃清肠腔内的包囊，可有效地防止复发。对肠外阿米巴病无效。不良反应轻微，偶尔出现恶心、呕吐和皮疹等。大剂量时可致流产，但无致畸作用。

卤化喹啉类

本类药物包括双碘喹啉、喹碘方、氯碘羟喹。口服吸收少，肠内浓度高，能直接杀灭肠腔内滋养体及包囊。用于慢性阿米巴痢疾及无症状排包囊者的治疗。常见不良反应为腹泻，碘过敏者用后出现发热、皮疹、涎腺肿大等。氯碘羟喹大剂量可引起亚急性脊髓-视神经病，许多国家已禁止或限制使用。

依米丁和去氢依米丁

依米丁和去氢依米丁主要对组织中的阿米巴滋养体有直接杀灭作用。由于其刺激性很强，口服可致呕吐，只能深部肌内注射。除引起胃肠道反应外，对心肌有严重毒性。仅在急性阿米巴痢疾和肠外阿米巴病病情严重，甲硝唑疗效不满意时才考虑使用。必须住院，在严密监护下给药。

氯　喹

氯喹为抗疟药，也能直接杀灭阿米巴滋养体。口服后肝中浓度比血浆高数百倍，而肠壁的分布量很少，对肠内阿米巴病无效，仅用于甲硝唑无效或禁忌的阿米巴肝炎或肝脓肿患者，应与肠内抗阿米巴病药合用以防复发。

二、抗滴虫病药

阴道滴虫既可寄生在阴道，也可寄生在尿道内，导致阴道炎、尿道炎和前列腺炎。甲硝唑是治疗阴道滴虫的最有效药物。

乙酰胂胺

乙酰胂胺为五价砷剂，其复方制剂称滴维净。以其片剂置于阴道穹隆部有直接杀灭滴虫的作用。此药有轻度局部刺激作用，可使阴道分泌物增多。

甲 硝 唑

甲硝唑口服和局部应用疗效均佳。在 2.5μg/ml 浓度时，24 小时即可杀灭99%的阴道滴虫。是治疗阴道滴虫病的首选药物。

三、抗阿米巴病药和抗滴虫病药的用药护理程序

（一）用药前评估

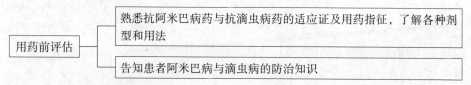

用药前评估	熟悉抗阿米巴病药与抗滴虫病药的适应证及用药指征，了解各种剂型和用法
	告知患者阿米巴病与滴虫病的防治知识

（二）用药期间护理

用药期间护理	甲硝唑治疗滴虫病失败原因多为配偶未同时治疗，故夫妻必须同查同治。甲硝唑用药期间应禁酒，防止中毒的发生
	治疗肠内阿米巴病时，可先用甲硝唑控制症状，再用二氯尼特肃清肠道内的阿米巴包囊，能有效防止复发
	甲硝唑不良反应较轻，一般停药后即可消失。用药期间如出现头晕、肢体麻木和感觉异常，需报告医生，立即停药。神经系统疾病、血液系统疾病及孕妇禁用。本药代谢物由肾排泄时可使尿液呈红棕色，应事先向患者说明

（三）用药后护理

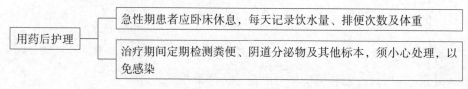

用药后护理	急性期患者应卧床休息，每天记录饮水量、排便次数及体重
	治疗期间定期检测粪便、阴道分泌物及其他标本，须小心处理，以免感染

第三节 抗血吸虫病药和抗丝虫病药

一、抗血吸虫病药

血吸虫的成虫寄生在人或其他哺乳动物的肠系膜静脉和门静脉的血液中，可严重危害人类健康。在我国流行的是日本血吸虫，主要分布于长江流域及

其以南地区。吡喹酮是治疗血吸虫病的首选药。

吡 喹 酮

【别　　名】　环吡异喹酮。

【主要用途】　本品为目前防治血吸虫病的首选药，对华支睾吸虫病、姜片虫病、肺吸虫病等有不同程度疗效。另外，对绦虫感染也有一定疗效。

【用法用量】

（1）治疗吸虫病：①血吸虫病：各种慢性血吸虫病采用总剂量 60mg/kg 的 1~2 日疗法，每日量分 2~3 次餐间服。急性血吸虫病总剂量为 120mg/kg，每日量分 2~3 次服，连服 4 日。体重超过 60kg 者按 60kg 计算。②华支睾吸虫病：总剂量为 210mg/kg，每日 3 次，连服 3 日。③肺吸虫病：25mg/kg，每日 3 次，连服 3 日。④姜片虫病：15mg/kg，顿服。

（2）治疗绦虫病：①牛肉和猪肉绦虫病：10mg/kg，清晨顿服，1 小时后服用硫酸镁。②短小膜壳绦虫和阔节裂头绦虫病：25mg/kg，顿服。

（3）治疗囊虫病：总剂量 120~180mg/kg，分 3~5 日服，每日量分 2~3 次服。

【不良反应】　本品副作用小，主要有腹部不适、腹痛、恶心、头晕、乏力、肌震颤等。少数患者出现心悸、胸闷、心电图改变等，停药症状可自行消失。冠心病和心肌炎患者慎用，孕妇禁用。

二、抗丝虫病药

丝虫病是由丝虫寄生于人体淋巴系统引起的疾病，在我国流行的有班氏和马来丝虫 2 种。丝虫病急性期表现为淋巴管炎、淋巴结炎和发热，慢性期会出现淋巴水肿和象皮肿。乙胺嗪是治疗丝虫病的首选药。

乙 胺 嗪

【别　　名】　乙胺嗪的枸橼酸盐称为海群生。

【主要用途】　本品治疗马来丝虫病的疗效优于班氏丝虫病。

【用法用量】　片剂：50mg、100mg。1 日疗法：1.5g，1 次或分 2 次服。7 天疗法：1 次 0.2g，每日 3 次，连服 7 天。

【不良反应】　本品毒性较低，可引起厌食、恶心、呕吐、头痛、无力等。

三、抗血吸虫病药和抗丝虫病药的用药护理程序

（一）用药前评估

```
                    ┌─────────────────────────────────────────────┐
                    │ 熟悉抗血吸虫病药与抗丝虫病药的适应证及用药指征，了解各种剂 │
  ┌──────────┐      │ 型和用法                                     │
  │ 用药前评估 ├──┬──┤─────────────────────────────────────────────┤
  └──────────┘  │  │ 告知患者血吸虫病与丝虫病的防治知识              │
                    └─────────────────────────────────────────────┘
```

（二）用药期间护理

```
                    ┌─────────────────────────────────────────────┐
                    │ 乙胺嗪治疗丝虫病时，微丝蚴死亡后导致的变态反应和治疗 1~2 │
                    │ 周后成虫死亡时刺激所在部位引起的淋巴结炎、淋巴管炎较为严 │
  ┌──────────┐      │ 重，应告知患者并做好对症处理                    │
  │ 用药期间  ├──┬──┤─────────────────────────────────────────────┤
  │   护理   │  │  │ 吡喹酮治疗脑囊虫病时，应采取低剂量长疗程和间歇给药的方法， │
  └──────────┘     │ 同时应住院观察，发现颅内压升高或癫痫症状时立即停药并使用糖 │
                    │ 皮质激素和甘露醇治疗                          │
                    └─────────────────────────────────────────────┘
```

（三）用药后护理

多数患者服乙胺嗪两周内，在四肢等成虫所在部位出现淋巴结节炎症反应，这是由于药物杀死部分成虫所致的局部组织反应

第四节　抗肠蠕虫病药

肠蠕虫病是常见的一类寄生虫病。在肠道寄生的蠕虫有线虫类（如蛔虫、蛲虫、钩虫、鞭虫等）、绦虫类（如猪肉绦虫、牛肉绦虫等）和吸虫类（如布氏姜片吸虫、异形吸虫等）。在我国线虫类最为普遍，它们不仅可引起消化功能紊乱，而且可引起并发症，如胆道蛔虫症或蛔虫性肠梗阻，对人体危害很大。

一、抗线虫药

寄生在人体的线虫包括钩虫、蛔虫、蛲虫、鞭虫等肠道线虫和旋毛虫、丝虫等肠道外线虫。近年来，随着广谱、高效、低毒的驱虫药不断问世，已使这类寄生虫病的防治变得更为简便易行。

阿苯达唑

【别　　名】　肠虫清、丙硫咪唑、抗蠕敏。

【主要用途】　本品具有广谱、高效、低毒的特点，是抗蛔虫和抗线虫的首选药。可用于治疗蛔虫病、蛲虫病、钩虫病和鞭毛虫病，也可治疗囊尾蚴病、棘球蚴病等；对蛲虫、钩虫、鞭虫和粪类圆线虫，绦虫类的猪肉绦虫、牛肉绦虫及肠道外寄生虫病也有较好疗效；对脑囊虫症，也有较缓和的治疗

作用。

【用法用量】 片剂：0.1g、0.2 g。蛔虫、钩虫、蛲虫感染：0.4g，顿服。绦虫感染：每日 0.8g，共 3 天。囊虫病：0.2～0.3g，每日 3 次，10 天为 1 个疗程，间隔 15～21 天，共 2～3 个疗程。包虫病：1 次 5～7mg/kg，每日 2 次，30 天为 1 个疗程，重复数疗程，间隔 2 周。华支睾吸虫病：每日 8mg/kg，共用 7 天。旋毛虫病：每日 24～32mg/kg，共用 5 天。

【不良反应】 本品不良反应少，常见不良反应有上腹痛、恶心、呕吐、腹泻、头痛、嗜睡等，可自行缓解。动物实验有胚胎毒性和致畸作用，孕妇禁用。

甲苯达唑

【别　　名】 甲咪达唑、二苯酮咪胺酯、安乐士。

【主要用途】 本品为蛔虫病、蛲虫病、钩虫病及鞭毛虫病的首选药。对蛔虫、钩虫、蛲虫、鞭虫、绦虫和粪类圆线虫有效，对钩虫卵、蛔虫卵和鞭虫卵及幼虫有杀灭作用，用于上述肠道蠕虫单独或混合感染。

【用法用量】 片剂：0.1g。蛔虫、钩虫、鞭虫感染：1 次 0.1g，早晚各 1 次，共 3 天。蛲虫感染：0.1g 顿服。绦虫病：1 次 0.3g，每日 3 次，共 3 天。

【不良反应】 一般不良反应少，少数患者有短暂的恶心、腹痛、腹泻、嗜睡、皮肤瘙痒等症。具有致畸作用，孕妇禁用。

左旋咪唑

【别　　名】 驱钩蛔。

【主要用途】 本品主要用于治疗蛔虫病、钩虫病和蛲虫病，对丝虫病和囊虫病也有一定疗效。

【用法用量】 片剂：25mg、50mg。蛔虫感染：0.1～0.2g 顿服。钩虫感染：每日 0.2g，连服 3 天。丝虫病：每日 0.2～0.3g，分 2～3 次服，连服 2～3 天。

【不良反应】 本品不良反应多为暂时性，小剂量治疗蛔虫病时，可见恶心、呕吐、腹部不适、头痛、头晕、乏力等，可自行缓解；大剂量反复用药时，可出现发热、肌肉痛、关节痛、中性粒细胞和血小板减少或变态反应。妊娠早期、肝功能异常者慎用。活动性肝炎患者禁用。

噻嘧啶

【别　　名】 抗虫灵。

【主要用途】 本品对钩虫、绦虫、蛲虫、蛔虫、毛圆线虫感染均有较好疗效，但对鞭虫无效。本药用于治疗蛔虫病、钩虫病、蛲虫病及它们的混合感染，虫卵阴转率达 80%~90%。

【用法用量】 片剂：0.3g。蛔虫、钩虫，蛲虫感染：1 次 1.2~1.5g，每日 1 次睡前顿服。小儿每日 30mg/kg，睡前顿服。

【不良反应】 本品口服吸收少，全身毒性很小。偶有腹部不适、恶心、呕吐、腹痛、腹泻等胃肠道反应。也可见头晕、头痛、胸闷、皮疹和氨基转移酶升高等。孕妇与婴幼儿不宜服用。急性肝炎、肾炎、严重心脏病、动脉硬化及严重溃疡病史者慎用。

哌 嗪

【别　　名】 为常用驱蛔虫药、临床上常用枸橼酸哌嗪（驱蛔灵）。

【主要用途】 本品对蛔虫和蛲虫有较强的驱除作用，尤其适合儿童使用。对合并有溃疡病、早期胆道蛔虫症者或不完全性肠梗阻者均可使用。

【用法用量】 枸橼酸哌嗪，片剂：0.25g、0.5g。蛔虫感染：每日 75 mg/kg，极量 4g，儿童每日 75~150mg/kg，极量 3g，睡前顿服，连服 2 天。蛲虫感染：1 次 1.0~1.2 g，每日 2 次、儿童每日 60mg/kg，分 2 次服，连服 7 天。

【不良反应】 本品不良反应小，毒性很低，治疗量时偶见恶心、呕吐、荨麻疹等。若剂量大时，可引起头晕、震颤、乏力、共济失调等症状，严重者可见癫痫发作、视力障碍、脑电图异常等神经系统反应。有肝肾功能不全、神经系统疾病或癫痫史者禁用。

二、驱绦虫药

氯硝柳胺

【别　　名】 灭涤灵。

【主要用途】 本品对牛肉绦虫、猪肉绦虫、阔节裂头绦虫和短膜壳绦虫感染都有良好疗效，尤其对牛肉绦虫的疗效为佳。

【用法用量】 片剂：0.5g。猪肉、牛肉绦虫病：1g，晨空腹顿服，1 小时后再服 1g，1~2 小时后服硫酸镁导泻。短膜壳绦虫病：清晨空腹嚼服 2g，1 小时后再服 1g，连服 7~8 天。

【不良反应】 本品偶见头晕、胸闷、恶心、腹部不适、发热、瘙痒等不良反应。

三、抗肠蠕虫病药的用药护理程序

（一）用药前评估

```
用药前评估 ┬─ 熟悉抗肠蠕虫病药的适应证及用药指征，了解各种剂型和用法
          └─ 告知患者蠕虫病的防治知识
```

（二）用药期间护理

```
用药期间
护理
```

驱虫药宜空腹时服用，用药后应查看患者排便，了解排虫情况，以便确认疗效。期间不宜饮酒及进食过多的脂肪性食物，可酌情给予泻药，以促进虫体的排出。驱虫期间便秘患者可酌情给予泻药。驱虫结束后应检查粪便中有无虫卵，未根治者需进行第二疗程的治疗。教育患者平时应养成良好的卫生习惯

嘱咐患者氯硝柳胺用药前宜先服镇吐药，尽量少饮水。如果服药 7 天后粪便中无虫卵和节片，应再加服一个疗程，治疗 3 个月以上粪便检测阴性，方可认为治愈

服用甲苯哒唑、阿苯哒唑期间，患者有胃肠道反应时，应与食物同服。服用甲苯哒唑 3 周内若无效，可再用 1 个疗程。2 岁以下小儿禁用甲苯哒唑、阿苯哒唑、噻嘧啶。妊娠早期、肝肾功能不全者禁用左旋咪唑。肝功能不全者禁用噻嘧啶

哌嗪与吩噻嗪类药物合用可使后者的锥体外系症状加重，与噻嘧啶合用，会发生相互拮抗作用。哌嗪大剂量应用可出现中枢神经中毒症状，表现为眩晕、震颤、共济失调、乏力、幻觉和惊厥等，一旦出现，应立即停药，用药前向患者说明用药方法及大剂量时可能发生的不良反应

治疗脑型囊虫病时，因虫体死亡后的炎症反应会引起脑水肿、颅内压升高，因此，应同时使用脱水药和糖皮质激素以防意外

（三）用药后护理

养成良好的卫生习惯，秋季为驱虫的理想季节。驱虫结束后应检查粪便，观察虫卵情况，未根治者需进行第二个疗程的治疗。

第十五章
抗恶性肿瘤药

第一节　概　述

一、抗恶性肿瘤药的分类

（一）根据药物对细胞增殖周期的作用不同分类

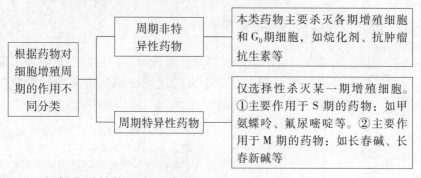

根据药物对细胞增殖周期的作用不同分类

- 周期非特异性药物 —— 本类药物主要杀灭各期增殖细胞和 G_0 期细胞，如烷化剂、抗肿瘤抗生素等

- 周期特异性药物 —— 仅选择性杀灭某一期增殖细胞。①主要作用于 S 期的药物：如甲氨蝶呤、氟尿嘧啶等。②主要作用于 M 期的药物：如长春碱、长春新碱等

（二）根据化学结构和来源分类

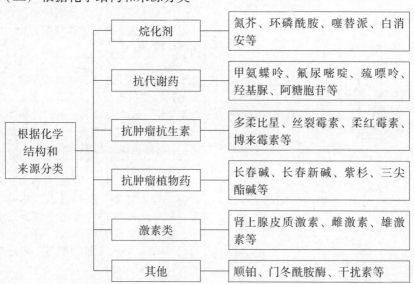

根据化学结构和来源分类

- 烷化剂 —— 氮芥、环磷酰胺、噻替派、白消安等

- 抗代谢药 —— 甲氨蝶呤、氟尿嘧啶、巯嘌呤、羟基脲、阿糖胞苷等

- 抗肿瘤抗生素 —— 多柔比星、丝裂霉素、柔红霉素、博来霉素等

- 抗肿瘤植物药 —— 长春碱、长春新碱、紫杉、三尖杉酯碱等

- 激素类 —— 肾上腺皮质激素、雌激素、雄激素等

- 其他 —— 顺铂、门冬酰胺酶、干扰素等

（三）按作用机制分类

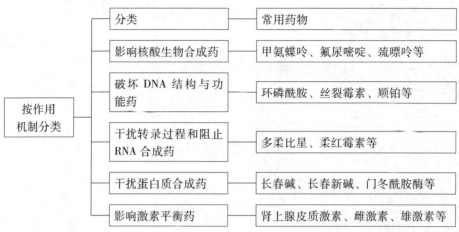

分类	常用药物
影响核酸生物合成药	甲氨蝶呤、氟尿嘧啶、巯嘌呤等
破坏 DNA 结构与功能药	环磷酰胺、丝裂霉素、顺铂等
干扰转录过程和阻止 RNA 合成药	多柔比星、柔红霉素等
干扰蛋白质合成药	长春碱、长春新碱、门冬酰胺酶等
影响激素平衡药	肾上腺皮质激素、雌激素、雄激素等

按作用机制分类

二、抗恶性肿瘤药的不良反应

多数抗恶性肿瘤药的治疗指数较小，选择性较低，治疗剂量时即引起不良反应，在杀伤肿瘤细胞的同时，对正常的组织细胞特别是增殖快的组织（如骨髓、胃肠道黏膜上皮、毛囊、肝、肾等）产生不同程度的损害。

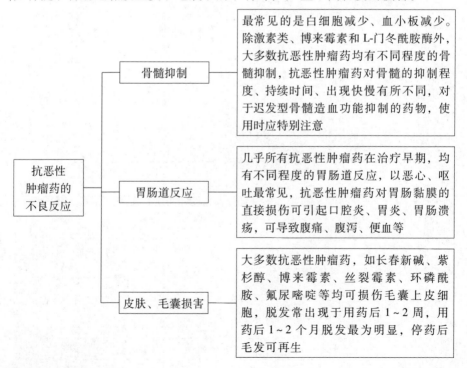

抗恶性肿瘤药的不良反应

骨髓抑制	最常见的是白细胞减少、血小板减少。除激素类、博来霉素和 L-门冬酰胺酶外，大多数抗恶性肿瘤药均有不同程度的骨髓抑制，抗恶性肿瘤药对骨髓的抑制程度、持续时间、出现快慢有所不同，对于迟发型骨髓造血功能抑制的药物，使用时应特别注意
胃肠道反应	几乎所有抗恶性肿瘤药在治疗早期，均有不同程度的胃肠道反应，以恶心、呕吐最常见，抗恶性肿瘤药对胃肠黏膜的直接损伤可引起口腔炎、胃炎、胃肠溃疡，可导致腹痛、腹泻、便血等
皮肤、毛囊损害	大多数抗恶性肿瘤药，如长春新碱、紫杉醇、博来霉素、丝裂霉素、环磷酰胺、氟尿嘧啶等均可损伤毛囊上皮细胞，脱发常出现于用药后 1~2 周，用药后 1~2 个月脱发最为明显，停药后毛发可再生

续流程

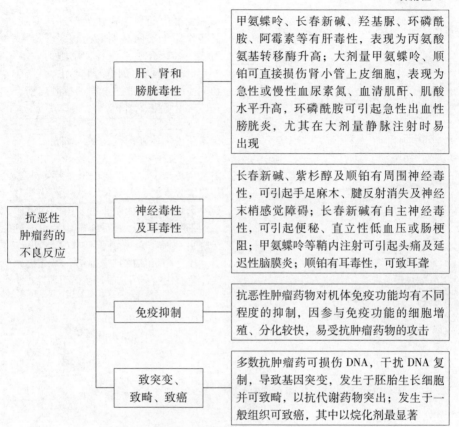

肝、肾和膀胱毒性：甲氨蝶呤、长春新碱、羟基脲、环磷酰胺、阿霉素等有肝毒性，表现为丙氨酸氨基转移酶升高；大剂量甲氨蝶呤、顺铂可直接损伤肾小管上皮细胞，表现为急性或慢性血尿素氮、血清肌酐、肌酸水平升高，环磷酰胺可引起急性出血性膀胱炎，尤其在大剂量静脉注射时易出现

神经毒性及耳毒性：长春新碱、紫杉醇及顺铂有周围神经毒性，可引起手足麻木、腱反射消失及神经末梢感觉障碍；长春新碱有自主神经毒性，可引起便秘、直立性低血压或肠梗阻；甲氨蝶呤等鞘内注射可引起头痛及延迟性脑膜炎；顺铂有耳毒性，可致耳聋

免疫抑制：抗恶性肿瘤药物对机体免疫功能均有不同程度的抑制，因参与免疫功能的细胞增殖、分化较快，易受抗肿瘤药物的攻击

致突变、致畸、致癌：多数抗肿瘤药可损伤 DNA，干扰 DNA 复制，导致基因突变，发生于胚胎生长细胞并可致畸，以抗代谢药物突出；发生于一般组织可致癌，其中以烷化剂最显著

三、抗恶性肿瘤药的应用原则

根据抗恶性肿瘤药物的作用机制、细胞增殖动力学及临床实践，设计出一系列联合用药方案，不仅可提高疗效、延缓耐药性的产生，而且毒性增加不多。

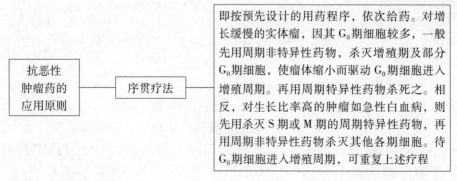

序贯疗法：即按预先设计的用药程序，依次给药。对增长缓慢的实体瘤，因其 G_0 期细胞较多，一般先用周期非特异性药物，杀灭增殖期及部分 G_0 期细胞，使瘤体缩小而驱动 G_0 期细胞进入增殖周期。再用周期特异性药物杀死之。相反，对生长比率高的肿瘤如急性白血病，则先用杀灭 S 期或 M 期的周期特异性药物，再用周期非特异性药物杀灭其他各期细胞。待 G_0 期细胞进入增殖周期，可重复上述疗程

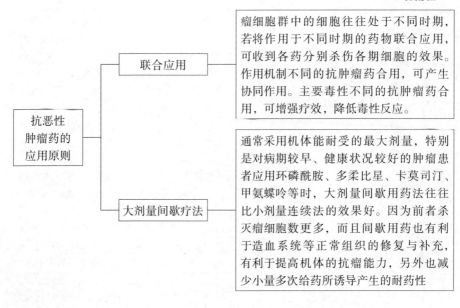

续流程

	联合应用	瘤细胞群中的细胞往往处于不同时期，若将作用于不同时期的药物联合应用，可收到各药分别杀伤各期细胞的效果。作用机制不同的抗肿瘤药合用，可产生协同作用。主要毒性不同的抗肿瘤药合用，可增强疗效，降低毒性反应。
抗恶性肿瘤药的应用原则	大剂量间歇疗法	通常采用机体能耐受的最大剂量，特别是对病期较早、健康状况较好的肿瘤患者应用环磷酰胺、多柔比星、卡莫司汀、甲氨蝶呤等时，大剂量间歇用药法往往比小剂量连续法的效果好。因为前者杀灭瘤细胞数更多，而且间歇用药也有利于造血系统等正常组织的修复与补充，有利于提高机体的抗瘤能力，另外也减少小量多次给药所诱导产生的耐药性

第二节　常用抗恶性肿瘤药物

一、影响核酸生物合成的药物

氟尿嘧啶

【别　　名】　5-氟尿嘧啶、氟优、鹤原服能、中人氟安。

【主要用途】　抗瘤谱广，对多种肿瘤有效，特别是对消化系统恶性肿瘤（如食管癌、胃癌、肠癌、胰腺癌、肝癌）和乳腺癌疗效较好；对卵巢癌、宫颈癌、绒毛膜上皮癌、膀胱癌、头颈部肿瘤等也有效。

【用法用量】　注射剂：0.25g。静脉注射，每日 10~12mg/kg，连用 3~5天后改为隔日 5~6mg/kg，总量 5~10g 为一疗程。必要时间隔 1~2 个月开始第二个疗程。

【不良反应】　主要为胃肠道反应，重者可因血性腹泻危及生命；可引起骨髓抑制、脱发等。本品可局部应用、静脉注射、静脉滴注，但由于具有神经毒性，不可用作鞘内注射。若突然出现腹泻、口炎、溃疡或消化道出血，应立即停药，直至这些症状完全消失。应用本药时不宜饮酒或同用阿司匹林类药物，以减少消化道出血的可能。用药期间应严格检查血常规。

巯 嘌 呤

【别　名】 氨基甲酰基羟胺、氨基酰羟基胺、羟脲、氨甲酰基胺、羟基脲素、氨甲酰基脲。

【主要用途】 主要用于儿童急性淋巴性白血病的维持治疗，大剂量可用于治疗绒毛上皮癌，亦有一定疗效。

【用法用量】 片剂：25mg，50mg。白血病：每日 1.5～2.5mg/kg，分 2～3 次口服，疾病缓解后用原量 1/3～1/2 维持。绒毛膜上皮癌：每日 6.0～6.5mg/kg，10 天为一疗程。

【不良反应】

（1）消化系统：恶心、呕吐、食欲减退、口腔炎、腹泻，可见于服药量过大的患者。

（2）骨髓抑制：可有白细胞及血小板减少，骨髓已有显著的抑制现象（白细胞减少或血小板显著降低）或出现相应的严重感染或明显的出血倾向。用药期间应注意定期检查血常规及肝肾功能，每周应检查白细胞计数及分类、血小板计数、血红蛋白 1～2 次，对血细胞在短期内急剧下降者，应每日观察血常规。

（3）肝脏损害：可致胆汁淤积出现黄疸。

（4）高尿酸血症：多见于白血病治疗初期，严重的可发生尿酸性肾病。对诊断的干扰：白血病时有大量白血病细胞破坏，在服本品时则破坏更多，致使血液及尿中尿酸浓度明显增高，严重者可产生尿酸盐肾结石。

甲氨蝶呤

【别　名】 氨甲蝶呤、氨甲叶酸、氨克生、威力氨甲蝶呤、氨甲基叶酸、安克生、氨甲蝶啶。

【主要用途】 主要用于治疗儿童急性白血病，疗效显著。对成人白血病疗效差，对慢性白血病无效；对绒毛膜上皮癌、恶性葡萄胎、头颈部肿瘤、乳腺癌等有一定疗效。甲酰四氢叶酸能拮抗 MTX 治疗中的毒性反应，主张先用大剂量 MTX 后，再用甲酰四氢叶酸作为救援剂，以保护骨髓正常细胞。

【用法用量】 片剂：2.5mg。治疗白血病：口服，成人 5～10mg/次，4 岁以上 5mg/次，4 岁以下 2.5mg/次，每周 2 次，总量为 50～150mg。绒毛膜上皮癌：静脉滴注，每日 10～20mg，5～10 次为一疗程。头颈部癌：动脉连续滴注，5～10mg/d，连用 5～10 天。鞘内注射：5～15mg/次，每周 1～2 次。

【不良反应】 不良反应多，甲氨蝶呤的治疗量与中毒量接近，可致口腔及胃肠道黏膜损害和骨髓抑制。较大剂量可致肝肾功能损伤。与保泰松和磺胺类药物同用后，因与蛋白质结合的竞争，可能会引起本品血清浓度的增高而导致毒性反应的出现。与弱有机酸和水杨酸盐等同用，可抑制本品的肾排泄而导致血清药物浓度增高，继而毒性增加，应酌情减少用量。用药期间应严格检查血常规。

阿糖胞苷

【别　　名】　盐酸阿糖胞苷、阿糖胞嘧啶、胞核嘧啶阿拉伯糖苷、胞嘧啶阿拉伯糖苷、雅玛山阿糖胞苷、胞嘧啶阿拉伯糖苷、赛德萨、赛德威、爱力生。

【主要用途】　用于治疗成人急性粒细胞白血病或单核细胞白血病有效。

【用法用量】　粉针剂：50mg、100mg，临用前溶解。静注或静滴，一日1～3mg/kg，10～14天为一疗程。

【不良反应】　主要不良反应是骨髓抑制、胃肠道反应。用药期间应严格检查血常规。

羟　基　脲

【别　　名】　氨基甲酰基羟胺、氨基酰羟基胺、羟脲、氨甲酰基胺、羟基脲素、氨甲酰基脲。

【主要用途】　临床上对慢性粒细胞白血病疗效显著，也可用于急性变者；对转移性黑色素瘤也有暂时缓解作用。

【用法用量】　胶囊剂：400mg。片剂：500mg。口服，每日20～40mg/kg，分次服，或每3日60～80mg/kg，4～6周为一疗程。

【不良反应】　主要毒性为骨髓抑制，可致畸胎，孕妇禁用。

二、直接破坏 DNA 并阻止其复制的药物

环磷酰胺

【别　　名】　环磷氮芥、癌得散、癌得星、安道生。

【主要用途】

（1）对恶性淋巴瘤、急性淋巴细胞白血病、儿童神经母细胞瘤疗效好。

（2）对其他多种肿瘤如肺癌、乳腺癌、卵巢癌、多发性骨髓瘤等均有一定疗效。

（3）也可作为免疫抑制剂用于某些自身免疫性疾病及器官移植排斥反应等。

【用法用量】 注射用环磷酰胺：100mg；200mg。片剂：每片50mg。口服，抗癌用，0.1g~0.2g/d，疗程量10g~15g。抑制免疫用，50mg~150mg/d，分2次服，连用4~6周。静注，4mg/kg，1次/日，可用到总剂量8g~10g。提倡中等剂量间歇给药，0.6g~1g/次，每5~7天1次，疗程和用量同上，亦可1次大剂量给予20mg~40mg/kg，间隔3~4周再用。

【不良反应】 常见骨髓抑制如白细胞、血小板减少；消化道反应如恶心、呕吐、胃肠黏膜出血；脱发及出血性膀胱炎，表现为尿频、尿急、血尿及蛋白尿等。

噻 替 派

【别　　名】 硫替哌、塞替哌、噻替哌、三胺硫磷、三乙烯硫代磷酰胺、三乙烯硫代磷酰胺、息安的宝、二胺硫磷、室安的宝。

【主要用途】 主要用于乳腺癌、卵巢癌、肝癌和恶性黑色素瘤等。

【用法用量】 粉针剂：10mg，临用前溶解。静注、肌内注射，1日0.2mg/kg，连用5~7天，以后改为每周2~3次，总量200~400mg。

【不良反应】

（1）骨髓抑制：可引起白细胞及血小板减少，多在用药后1~6周时发生，有些患者在疗程结束时开始有下降，多数患者在停药后可自行恢复，但也有少数患者抑制时间较久，需给予适当措施。用药期间应检查血常规。

（2）胃肠道反应：一般较轻，可有食欲减退，少数有恶心、呕吐、个别患者有腹泻。

（3）少数尚可有发热、皮疹。

（4）超剂量用药白细胞严重减少且并发感染应立即输血及抗感染治疗。

（5）临用前用灭菌注射用水稀释后使用、稀释后如发现混浊，即不得使用。

白 消 安

【别　　名】 白血福恩、二甲磺酸丁酯、麦里浪、米埃埃罗生、白舒非、马利兰。

【主要用途】 主要用于慢性粒细胞白血病；对真性红细胞增多症及原发性血小板增多症也有一定疗效。

【用法用量】 片剂：0.5mg，2mg。口服，1日2~8mg，分3次空腹服用，有效后用维持量，1日0.5~2mg，1日1次。

【不良反应】 对骨髓有抑制作用。慢性粒细胞白血病有急性变时应停用。

急性白血病和再生障碍性贫血或其他出血性疾患患者禁用。用药期间应严格检查血常规。

丝裂霉素

【别　名】　丝裂霉素 C、自力霉素。

【主要用途】　主要用于实体瘤，如胃癌、肺癌、乳腺癌、慢性粒细胞白血病、恶性淋巴瘤等，为治疗消化系统恶性肿瘤常用药。

【用法用量】　粉针剂：2mg、4mg。静注或静滴，1 日 30mg，连用 5 天为一疗程，疗程间隔 2~4 周，可用药 4~5 个疗程。或以 1 次 50~100mg/m² 静注或静滴，间隔 3~4 周再用。

【不良反应】　主要为骨髓抑制，以白细胞和血小板减少最明显。

博来霉素

【别　名】　琥珀酰博来霉素、硫酸博来霉素、争光霉素、琥珀酰争光霉素。

【主要用途】　主要用于鳞状上皮癌（如头颈部肿瘤、口腔癌、食管癌、阴茎癌、外阴癌、宫颈癌、肺癌等）。与 DDP 及 VLB 合用治疗睾丸癌效果佳，也用于淋巴瘤的联合治疗。

【用法用量】　注射剂：10mg、15mg。静脉或肌内注射，一次 15~30mg，每日或隔日一次，总量 450mg。

【不良反应】　肺毒性最为严重，可引起间质性肺炎或肺纤维化，与剂量有关。

顺　铂

【别　名】　氨氯铂、氯氨铂、顺氨氯铂、顺二氯二氨铂、顺氯氨铂、顺氯氨珀、顺式铂、顺-双氯双氨络铂、威力顺铂、顺双氨双氯铂、锡铂、顺-二氨二氯络铂、顺-双氯双氨络铂。

【主要用途】　对多种实体肿瘤有效，如睾丸肿瘤、卵巢癌、膀胱癌、乳腺癌、肺癌、头颈部癌、前列腺癌等，尤对非精原细胞性睾丸瘤最为有效。也可用于治疗恶性淋巴瘤及肺癌，为联合化疗较常用的药物，常与环磷酰胺、长春碱和博来霉素等合用。

【用法用量】　粉针剂：10mg、20mg、30mg。静注或静滴，1 日 30mg，连用 5 日为一疗程，疗程间隔 2~4 周，可用药 4~5 个疗程。

【不良反应】　不良反应主要为消化道反应、肾毒性、骨髓抑制及听力减退。

卡　铂

【别　　名】　碳铂、顺二氨环丁玩羧酸波、卡波铂、顺二氨环丁铂、加铂、浙普卡铂、顺羧酸铂。

【主要用途】　用于小细胞及非小细胞肺癌、卵巢癌、睾丸癌及头颈部肿瘤等。与顺铂有交叉抗药性。

【用法用量】　粉针剂：100mg；注射剂：50mg、150mg。静滴，每次 $100\sim400$ mg/m^2，用5%葡萄糖稀释。每4周重复一次。

【不良反应】　主要毒性反应是骨髓抑制。

三、干扰转录过程和阻止 RNA 合成的药物

多柔比星

【别　　名】　14-羟基柔红霉素、14-羟基正定霉素、THP-阿霉素、阿德里亚霉素、阿霉素-威力、吡喃阿霉素、多素柔比星、羟基红比霉素、威力阿霉素、亚法里亚霉素、羟基柔红霉素、14-羟正定霉素、法唯实、盐酸阿霉素。

【主要用途】　主要用于对常用抗恶性肿瘤药耐药的急性淋巴细胞白血病或粒细胞白血病、恶性淋巴瘤、乳腺癌、卵巢癌、小细胞肺癌、胃癌、肝癌及膀胱癌等。

【用法用量】　注射剂：10mg、20mg、50mg。1 次 0.6ml/kg，1 周 1 次，用0.9%氯化钠注射液或5%葡萄糖注射液溶解后静脉注射或滴注。1 个疗程 2周，停药 2周可再用。

【不良反应】　最严重的不良反应是引起心肌退行性病变和心肌间质水肿，用药期间应做心电图监护。此外还有骨髓抑制、消化道反应、脱发等。

放线菌素 D

【别　　名】　更生霉素、放线菌素 C_1、更新霉素、可美净、新福菌素、放线菌素 23-21、放线霉素 D、放线菌素。

【主要用途】　属细胞周期非特异性药物，但对 G_1 期作用较强，且可阻止 G_1 期向 S 期的转变。抗癌谱较窄，对恶性葡萄胎、绒毛膜上皮癌、霍奇金病、肾母细胞瘤、横纹肌肉瘤及神经母细胞瘤等的疗效较好。

【用法用量】

（1）粉针剂：200μg。静注，一日200μg，10~14天为一疗程。

（2）注射剂：0.2mg。1次0.2~0.4mg，每日或隔日1次，静脉注射或滴注，1个疗程4~6mg。

【不良反应】 常见有消化道反应如恶心、呕吐、口腔炎等，骨髓抑制先是血小板减少，后即出现全血细胞减少。局部刺激较强，可致疼痛和脉管炎，不能漏出血管外。也可致脱发、皮炎、畸胎等。

柔红霉素

【别　　名】 多诺霉素、红保霉素、红比霉素、红卫霉素、柔毛霉素、盐酸柔红霉素、盐酸正定霉素、正定霉素。

【主要用途】 主要用于急性淋巴细胞白血病和急性粒细胞白血病。

【用法用量】 注射剂：10mg、20mg。静注或静滴，开始每日0.2mg/kg，增至每日0.4mg/kg，每日或隔日一次，3~5次为一疗程，间隔5~7日再给下一个疗程。最大总量60mg/m²。

【不良反应】 主要不良反应为骨髓抑制、消化道反应和心脏毒性等。

四、影响蛋白质合成的药物

长　春　碱

【别　　名】 硫酸长春碱、癌备、威保定、长春花碱、硫酸长春花碱。

【主要用途】 用于实体瘤的治疗。对恶性淋巴瘤、睾丸肿瘤、绒毛膜癌疗效较好，对肺癌、乳腺癌、卵巢癌、皮肤癌、肾母细胞瘤及单核细胞白血病也有一定疗效。

【用法用量】 粉针剂：10mg。1次10mg，1周1次，静脉注射，1个疗程总量60~80mg。

【不良反应】

（1）血液系统：白细胞和血小板显著减少。

（2）消化系统：食欲缺乏、恶心、呕吐、腹泻、腹痛、便秘、口腔炎等。

（3）神经系统：指（趾）尖麻木、四肢疼痛、肌肉震颤、腱反射消失等。

（4）泌尿生殖系统：尿酸升高、精子缺乏或闭经。

（5）注射局部：疼痛、血栓性静脉炎，漏于血管外可引起局部组织坏死。

（6）其他：乏力、直立性低血压、脱发、失眠等。

长春新碱

【别　　名】 新长春碱、安可平、长春新碱硫酸盐、硫酸长春醛碱、硫酸醛基长春碱。

【主要用途】

（1）急性白血病（对急性淋巴细胞白血病疗效显著）、恶性淋巴瘤、生殖细胞肿瘤。

（2）小细胞肺癌，尤文肉瘤、肾母细胞瘤、神经母细胞瘤、乳腺癌、慢性淋巴细胞白血病、消化道癌、黑色素瘤及多发性骨髓瘤等。

【用法用量】 粉针剂：1mg。1 次 1~2mg，1 周 1 次，静脉注射，1 个疗程总量 6~10mg。

【不良反应】

（1）神经系统：足趾麻木、腱反射迟钝或消失、外周神经炎、腹痛、便秘，偶见麻痹性肠梗阻。运动神经、感觉神经和脑神经也可受到破坏，并产生相应症状。

（2）血液系统和消化系统：反应均轻。

（3）泌尿生殖系统：尿酸升高、精子缺乏或闭经。

（4）注射局部：疼痛、静脉炎，外渗可致局部坏死破溃。

（5）其他：脱发、血压改变。

高三尖杉酯碱

【别　　名】 高粗榧碱、高哈林通碱、三尖杉酯碱、石莫哈林通碱。

【主要用途】 急性非淋巴细胞白血病、骨髓增生异常综合征、慢性粒细胞性白血病、真性红细胞增多症和恶性淋巴瘤。

【用法用量】 注射剂：1mg/ml。1 次 1~4mg，加 10% 葡萄糖液 250~500ml 稀释后静滴，每日 1 次。1 个疗程 4~6 天，隔 1~2 周重复用药。

【不良反应】

（1）血液系统：白细胞（主要中性粒细胞下降）和血小板减少，贫血。

（2）消化系统：恶心、呕吐、食欲缺乏、口干、肝功能损害。

（3）心血管系统：心律失常、心电图 ST-T 改变、血压下降、心悸等。

（4）泌尿生殖系统：血尿酸升高。

（5）其他：乏力、皮疹、脱发。

门冬酰胺酶

【别　　名】 左旋门冬酰胺酶、天门冬酰胺酶、爱施巴、天冬酰胺酶、左旋门冬酰氨酶、左旋天门冬酰胺酶、天门冬胺酶、L-天门冬酰胺转移酶。

【主要用途】 主要用于急性淋巴细胞白血病，单用作用不持久，易产生耐药，常与其他药物合用。

【用法用量】 注射剂：1000U、2000U。1 次 20～200U/kg，一日或隔日1 次，用 0.9%氯化钠注射液 20～40ml 稀释后静脉注射。

【不良反应】 常见的不良反应有胃肠道反应，偶见变态反应，应做皮试。

紫 杉 醇

【别　　名】 安泰素、泰素、特素、紫素。

【主要用途】 适用于转移性卵巢癌和乳腺癌，尤其是对顺铂耐药的卵巢癌仍有较好疗效，也用于食管癌、肺癌、头颈部癌及脑肿瘤等。

【用法用量】 注射剂：30mg、150mg。静滴，$150～170mg/m^2$，先溶于生理盐水或 5%葡萄糖液 500～1000ml，静滴时间为 3 小时，每 3～4 周 1 次。给药前先服用地塞米松、苯海拉明及西咪替丁以防止对溶媒发生过敏反应。

【不良反应】 不良反应主要为骨髓抑制，其次是周围神经性病变、肌肉痛及心脏毒性等，肠穿孔罕见。

五、影响激素平衡的药物

乳腺癌、前列腺癌、甲状腺癌、宫颈癌、卵巢肿瘤及睾丸肿瘤等均与相应的激素平衡失调有关，因此，应用某些激素或其拮抗药调整失调状态，可抑制肿瘤生长，且无骨髓抑制等不良反应。

肾上腺皮质激素

常用的有泼尼松、泼尼松龙、地塞米松等，属细胞周期非特异性药物。能抑制淋巴组织，使淋巴细胞溶解。对急性淋巴细胞白血病及恶性淋巴瘤的疗效较好，作用快，但不持久，且易产生耐药性。对慢性淋巴细胞白血病除减少淋巴细胞数目外，还可缓解伴发的自身免疫性贫血，对其他恶性肿瘤无效。仅在肿瘤引起发热不退、毒血症状明显时可少量短期应用以改善症状（应合用抗肿瘤药及抗菌药）。

雌 激 素

常用药物有己烯雌酚，用于治疗前列腺癌。因可抑制下丘脑及垂体，减少促间质细胞激素的分泌，导致睾丸间质细胞分泌（睾酮）减少，从而减少肾上腺皮质分泌雄激素；也可直接对抗雄激素以促进前列腺癌组织生长发育的作用。还可用于绝经 5 年后的乳腺癌患者的治疗，尤其对骨髓转移者疗效较好，缓解率达40%。

雄　激　素

常用药物有丙酸睾酮、甲睾酮等，其可抑制腺垂体分泌促卵泡激素的分泌，使卵巢释放雌激素减少；还有对抗雌激素的作用。可用于治疗晚期乳腺癌患者，尤其是有骨髓转移者效果较佳。雄激素可促进蛋白质合成，有利于晚期患者一般状况的改善。

他莫西芬（TAM）

他莫西芬为抗雌激素药，能与雌激素竞争雌激素受体，阻断雌激素对癌组织的促进作用，抑制肿瘤细胞的生长。用于治疗晚期乳腺癌，雌激素受体阳性的患者疗效较好。常见的不良反应有面部潮红、恶心、水肿、白细胞和血小板减少等。

第三节　抗恶性肿瘤药的用药护理程序

一、用药前评估

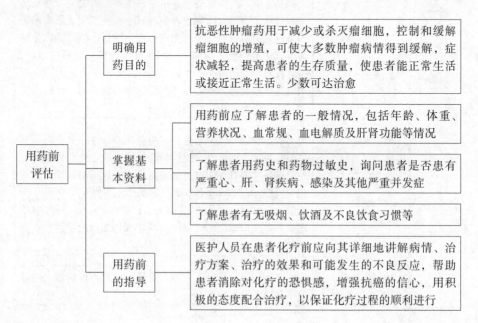

用药前评估	明确用药目的	抗恶性肿瘤药用于减少或杀灭瘤细胞，控制和缓解瘤细胞的增殖，可使大多数肿瘤病情得到缓解，症状减轻，提高患者的生存质量，使患者能正常生活或接近正常生活。少数可达治愈
	掌握基本资料	用药前应了解患者的一般情况，包括年龄、体重、营养状况、血常规、血电解质及肝肾功能等情况
		了解患者用药史和药物过敏史，询问患者是否患有严重心、肝、肾疾病、感染及其他严重并发症
		了解患者有无吸烟、饮酒及不良饮食习惯等
	用药前的指导	医护人员在患者化疗前应向其详细地讲解病情、治疗方案、治疗的效果和可能发生的不良反应，帮助患者消除对化疗的恐惧感，增强抗癌的信心，用积极的态度配合治疗，以保证化疗过程的顺利进行

二、用药期间护理

在用药期间应定期监测血常规：白细胞及血小板对药物最为敏感，当白细胞、血小板大幅度减少时，应停用有骨髓抑制作用的抗肿瘤药

注意监测肝、肾功能 — 如环磷酰胺应注意观察排尿情况，顺铂应注意监测血液尿素氮和肌酐水平，治疗后要记录患者摄水量及排尿量。有心肌毒性的药物如阿霉素，在治疗前、中、后均应做心功能检查

因多数抗肿瘤药如长春碱和长春新碱有较强的局部刺激性，静注给药后应注意观察怀疑外渗时应立即停止给药，如已发生外渗应立即局部注射生理盐水稀释；出现红肿热痛时应对症治疗，必要时采用局部皮下封闭疗法

不良反应严重时，应酌情减量或停药，并采取相应治疗措施如胃肠道反应严重者应注意补液或补充电解质，并进行对症治疗；骨髓抑制严重者还应给予抗生素预防感染

癌症患者的心理护理 — 恶性肿瘤的发生、发展、恶化及预后与患者的情绪密切相关，不良的情绪往往导致患者的生活质量下降，影响治疗效果。护士要态度和蔼、耐心细致，及时观察与疏导，做好解释工作。强调情绪不稳定对机体免疫的影响

疼痛的护理 — 疼痛是患者产生抑郁等不良情绪的主要因素之一。疼痛达一定程度，可引起胃癌患者生理和心理的变化，影响患者的生活质量。可通过安慰癌症患者、放松疗法、转移注意力等方式减轻患者疼痛。晚期癌性疼痛按三级镇痛原则，按时按量给予镇痛药。生物学治疗和心理行为干预同时应用可达到减轻患者身心症状和缓解疼痛的目的。疼痛严重的可用普鲁卡因进行封闭治疗

保护好血管 — 大多数抗肿瘤药物对血管具有明显的刺激性，如药液外漏可引起炎症、溃疡甚至组织坏死。同一处血管反复用药可致静脉炎。静脉注射时，一般由血管的远端向近端、由背侧向内侧、左右臂交替穿刺，避免多次穿刺同一部位。药物应充分稀释，缓慢给药。若出现药液外漏，立即注射生理盐水并配以相应的解毒剂，24小时内给以冷敷然后进行热敷

做好病室管理工作 — 病室应做到通风良好、安静、舒适，避免不良刺激，做好卫生和消毒隔离工作

（用药期间护理）

三、用药后护理评价

用药后是否达到预期治疗效果，病情是否缓解，症状是否减轻，肿瘤是否缩小。有无不良反应发生，患者能否适应和耐受化疗。

第十六章
免疫功能调节药

第一节 免疫抑制药

免疫抑制药都缺乏选择性和特异性，对正常和异常的免疫反应均呈抑制作用。故长期应用后，除了各药的特有毒性外，尚易出现降低机体抵抗力而诱发感染、肿瘤发生率增加及影响生殖系统功能等不良反应。临床常用的免疫抑制药有环孢素、肾上腺皮质激素类、烷化剂和抗代谢药等。

一、常用免疫抑制药

环 孢 素

【别　　名】　环孢多肽 A、环孢菌素、环孢菌素 A、赛斯平、田可、山地明、新赛斯平、新山地明、环孢灵。

【主要用途】　本药主要用于防治异体器官或骨髓移植时排异等不利的免疫反应，常和糖皮质激素合用，也可用于治疗其他药物无效的难治性自身免疫性疾病，如风湿性关节炎、系统性红斑狼疮、银屑病、皮肌炎等。

【用法用量】　口服液：5g/50ml。注射剂：50mg/ml、250mg/ml。器官移植前 12 小时起每日服 8~10mg/kg，维持至术后 1~2 周，根据血药浓度减至每日 2~6mg/kg 的维持量。可用 0.9%氯化钠或 5%葡萄糖注射液 1:(20~100)稀释，每日 2~5ml/kg，稀释后于 2~6 小时缓慢静脉滴注，或持续 24 小时连续静脉滴注，病情稳定后改口服。

【不良反应】

（1）肝、肾损害：肝损害可见血清氨基转移酶水平升高、黄疸等；肾损害表现为肾小球滤过率下降、血肌酐水平升高。用药期间应每 2 周检查 1 次肝、肾功能。肌酐较原基础水平增高 30%以上者应该减量，减量 1 个月后仍不降则停药。

（2）高血压：有 33%的患者出现高血压，需用降压药控制。

（3）其他：可见恶心、呕吐、厌食等胃肠道反应，久用可出现多毛、牙龈增生等。

他克莫司

【别　　名】 普乐可复、他克罗姆、藤霉素。

【主要用途】 主要用于肝、肾移植后的排斥反应和自身免疫性疾病。

【用法用量】 胶囊剂：0.5mg、1g。注射剂：5mg/ml。通常开始采用每日 0.05～0.1mg/kg（肾移植），或 0.01～0.05mg/kg（肝移植）持续静脉滴注。能进行口服时，改为口服胶囊，开始剂量为每日 0.15～0.3mg/kg，分 2 次服；再逐渐减至维持量，每日 0.1mg/kg，分 2 次服。

【不良反应】 不良反应主要为肾毒性，也可见头痛、失眠、震颤、肌肉痛、乏力等神经毒性，以及腹泻、恶心、高血压、高血钾、低血镁、高尿酸血症及高血糖等。注射液应用时宜用 5% 葡萄糖溶液或 0.9% 氯化钠溶液稀释后缓慢静脉注射。用药过程中，应监测血压、心电图、血糖、血钾、血肌酐、尿素氮、血液学参数及肝肾功能。妊娠及哺乳期妇女禁用。

肾上腺皮质激素类

常用的有泼尼松、泼尼松龙、地塞米松等，它们对免疫反应的多个环节都有影响，主要是抑制巨噬细胞对抗原的吞噬和处理；抑制白细胞介素-1 的合成和分泌；也抑制淋巴细胞 DNA 的合成和有丝分裂，破坏淋巴细胞，使外周血淋巴细胞减少，并损伤浆细胞，抑制抗体生成，从而抑制细胞免疫和体液免疫，缓解异常免疫对人体的损害。临床上主要用于自身免疫性疾病、变态反应性疾病、器官移植及肿瘤的治疗。

烷　化　剂

常用的有环磷酰胺、白消安、噻替派等。它们能选择性地抑制 B 淋巴细胞，大剂量也能抑制 T 淋巴细胞，还可抑制免疫母细胞，并使抗体生成障碍，从而阻断体液免疫和细胞免疫反应。环磷酰胺作用明显，不良反应少，且可口服，故常用。临床上常用于糖皮质激素不能缓解的自身免疫性疾病，如韦格纳（Wegener）肉芽肿、肾病综合征、系统性红斑狼疮、结节性多动脉炎、全身性坏死性血管炎、难治性类风湿关节炎等，以及器官移植时的排斥反应等。不良反应主要有骨髓抑制引起的白细胞及血小板减少、胃肠道反应、生殖系统抑制、出血性膀胱炎及脱发等。采用小剂量、短疗程及小剂量与多种免疫抑制药并用疗法，可避免或减轻不良反应。用药过程中应定期检查血常规及肝肾功能。孕妇及肝肾功能不良者应慎用。

抗代谢药类

常用甲氨蝶呤、6-巯嘌呤与硫唑嘌呤，硫唑嘌呤的毒性较小，故较常使用。主要抑制 DNA、RNA 和蛋白质合成而发挥抑制 T、B 两类细胞及 NK 细胞的效应，同时抑制细胞免疫和体液免疫反应，但不抑制巨噬细胞的吞噬功能。临床上多用于肾移植的排斥反应和自身免疫性疾病，如类风湿关节炎、系统性红斑狼疮、皮肌炎等。不良反应有骨髓抑制、胃肠反应、口腔溃疡、肝功能损害等。别嘌醇能抑制黄嘌呤氧化酶，减慢巯嘌呤和硫唑嘌呤的代谢，增加其毒性，合用时巯嘌呤和硫唑嘌呤用量应减至常用量的 1/4 左右。

抗淋巴细胞球蛋白

抗淋巴细胞球蛋白（ALG）是直接与 T 淋巴细胞结合，在血清补体的共同作用下，使淋巴细胞裂解，对 T 细胞和 B 细胞均有破坏作用，为强免疫抑制剂。其特点是对骨髓没有毒性作用，能有效抑制各种抗原引起的初次免疫应答，对再次免疫应答反应作用较弱。现已能用单克隆抗体技术生产，特异性高、安全性好。主要用于防治器官移植的排异反应，还用于治疗自身免疫性疾病。常见于变态反应，表现为发热、寒战、皮疹、关节痛、血小板减少、粒细胞减少、低血压及过敏性休克等。过敏体质者禁用，有急性感染者慎用。治疗自身免疫性疾病应特别慎重，因长期应用，使机体的免疫监管功能降低，给癌变细胞的发展以可乘之机。

【用法用量】 兔抗淋巴细胞球蛋白 1 次 0.5~1mg/kg，马抗淋巴细胞球蛋白 1 次 4~20mg/kg，肌内注射，每日 1 次或隔日 1 次，14 天为 1 个疗程。

二、免疫抑制药的用药护理程序

免疫抑制药的用药护理程序	长期应用免疫抑制药可降低机体免疫力，易诱发感染性疾病，要做好预防感染的措施。长期应用也可增加肿瘤的发病率，宜采用多种药物小剂量合用，以增强疗效，减少不良反应。免疫抑制药有致畸作用，孕妇禁用
	为防止器官移植后排斥反应，患者将终身服用 1~3 种免疫抑制药。护理人员要指导患者正确用药，不得擅自增减剂量或停服药物
	使用免疫抑制药时，不应使用减毒疫苗。过敏、有恶性肿瘤史、未控制的高血压、活动性感染、心肺严重病变、肾功能不全、免疫缺陷、血常规检查指标低下者及妊娠期和哺乳期妇女禁用

续流程

免疫抑制药的用药护理程序	环孢素在治疗自身免疫性疾病时，每日最大量达到 5mg/kg 已 3 个月时，如疗效仍不明显，应停药。环孢素肝、肾毒性呈剂量依赖性，为避免肝、肾毒性，应及时调整药物剂量，监测血药浓度，必要时用利尿药或脱水药预防。避免与有肝、肾毒性的药物合用
	他克莫司需空腹服用或至少在餐前 1 小时或餐后 2~3 小时服用。环孢素和他克莫司同时应用时，出现协同的肾毒性，故不主张与环孢素合用。他克莫司可导致血钾升高，应避免摄入大量钾或服用保钾利尿药如螺内酯等

第二节　免疫增强药

免疫增强药是指单独或与抗原同时使用时增强机体免疫应答反应的药物。临床主要用于免疫缺陷病、慢性感染及恶性肿瘤的辅助治疗。

一、常用免疫增强药

卡　介　苗

【别　　名】　结核菌苗。

【主要用途】　最常用于恶性黑色素瘤、白血病及肺癌的治疗，也可用于乳腺癌、消化道肿瘤的治疗，可延长患者的生命。其疗效与肿瘤的抗原性强弱、宿主的免疫状态以及其给药途径有关。

【用法用量】　注射剂：75mg/2ml。临用前用注射用水稀释成 0.5~0.75 mg（苗体）/ml，1 次 0.1ml，皮内注射；稀释成 22.5~75mg（苗体）/ml，1 次 0.05ml，划痕。

【不良反应】　注射局部可见红斑、硬结和溃疡，也可出现寒战、高热、全身不适等。反复瘤内注射可发生过敏性休克，剂量过大可致免疫功能降低，甚至促进肿瘤生长。

左旋咪唑

【主要用途】　主要用于免疫功能低下者，恢复免疫功能后，可增强机体的抗病能力。肺癌手术合用左旋咪唑可降低复发率及死亡率，对肺鳞癌疗效较好，可减少远处转移。多种自身免疫性疾病（如类风湿关节炎、系统性红斑狼疮等）用药后均可得到改善，可能与提高 T 细胞功能，恢复其调节 B 细胞的功能有关。

【用法用量】 片剂：25mg、50mg。抗肿瘤辅助用药：1 次 150mg，1 周 1 次，连用 3~6 个月。自身免疫性疾病：每日 150mg，1 周 2~3 次。

【不良反应】 可有胃肠道症状、头痛、出汗、全身不适等。少数患者有白细胞及血小板减少，停药后可恢复。

白细胞介素-2

【别　　名】 T 细胞生长因子。

【主要用途】 临床主要用于治疗恶性黑色素瘤、肾细胞癌、霍奇金淋巴瘤等，可控制肿瘤发展，减小肿瘤体积及延长生存时间。

【用法用量】 注射剂：10 万 U、20 万 U、40 万 U、100 万 U。1 次 50 万~200 万 U，每日 1 次，静脉注射，1 周 5 次，连续用药 2~4 周。体腔给药，1 周 2 次，1 次 50 万~200 万 U。

【不良反应】 不良反应较常见，可见发热、寒战、厌食、肌痛及关节痛等"流感"样症状、胃肠道反应及神经系统症状，合用非甾体类抗炎药或减小剂量可缓解。

干　扰　素

【别　　名】 IFN。

【主要用途】 临床上对成骨肉瘤患者的疗效较好，对肾细胞癌、黑色素瘤、乳腺癌有效，而对肺癌、胃肠道癌及某些淋巴瘤无效。

【用法用量】 注射剂：100 万 U、300 万 U。1 次 100 万~300 万 U，每日 1 次，肌内注射，5~10 天为一个疗程，疗程间隔 2~3 天或每周肌内注射 1~2 次。

【不良反应】 常见的不良反应有发热和白细胞减少等，少数患者快速静脉注射时可出现血压下降。

转移因子

【别　　名】 P-转移因子。

【主要用途】 临床主要用于先天性和获得性免疫缺陷病的治疗，还适用于难以控制的病毒感染、真菌感染及肿瘤的辅助治疗。

【用法用量】 注射剂：2ml。1 次 2ml，1 周 2 次，皮下注射，1 个月后改为 1 周 1 次。

【不良反应】　不良反应少，注射局部有酸、胀、痛感，个别病例出现风疹性皮疹、皮肤瘙痒，少数人有短暂发热。慢性活动性肝炎用药后可见肝功能损害加重，然后逐渐恢复。

胸　腺　素

【别　　名】　迪赛、康司艾、奇莫欣、万原、胸腺肽、胸腺因子。

【主要用途】　临床上主要用于治疗细胞免疫缺陷的疾病（包括艾滋病）、某些自身免疫性疾病和病毒感染。

【用法用量】　注射剂：2mg、5mg、10mg。乙型肝炎：1 次 5～10mg，每日 1 次，肌内注射。急性性肝衰竭：20～30mg，每日 1 次，静脉滴注，2～3 个月为 1 个疗程。各种重型感染：5～10mg，每日 1 次，肌内注射。病毒感染：5～10mg，每日 1 次，肌内注射，2～3 个月为 1 个疗程。辅助放疗、化疗：20～40mg，每日 1 次，肌内注射，3～6 个月为 1 个疗程。

【不良反应】　除少数变态反应外，一般无严重不良反应。

二、免疫增强药的用药护理程序

免疫增强药的用药护理程序

> 免疫增强药需连续使用 2～3 个月才见效，用药期间应定期测定血常规

> 部分免疫增强药如胸腺素、抗淋巴细胞球蛋白等易产生变态反应，用药前必须询问过敏史，做皮肤过敏试验，并备好抢救设备及抢救药品

> 卡介苗皮内注射时避免注射到皮下，否则会引起严重深部脓肿，皮下划痕菌苗严禁做注射用。活菌苗用时禁日光暴晒，注射器要专用，制剂应在 2～10℃暗处保存。活动性结核病者禁用，结核菌素反应强阳性的患者慎用

第十七章
调节水、电解质代谢及酸碱平衡药

第一节　糖　　类

葡　萄　糖

【别　　名】　葡萄糖浆、玉米葡糖、玉蜀黍糖、葡糖、D-葡萄糖。

【主要用途】　主要用于各种原因引起的进食不足或体液丢失过多，如呕吐、腹泻、大失血等；低血糖症；与胰岛素合用于高钾血症；葡萄糖高渗溶液与甘露醇合用于脑水肿、肺水肿及降低眼内压。

【用法用量】　注射剂：12.5g/250ml、25g/500ml、50g/1000ml、25g/250ml、50g/500ml、100g/1000ml、5g/20ml、10g/20ml、12g/10ml。粉剂：250g、500g。静脉滴注含本药5%～10%的水溶液200～1000ml，同时静脉滴注适量生理盐水，以补充体液的损失及钠的不足。静脉滴注50%溶液40～100ml，用于血糖过低症或胰岛素过量，以保护肝脏。静脉滴注25%～50%溶液，用于降低眼压及因颅压增加引起的各种病症。

【不良反应】　口服浓度过高或服用过快，可出现恶心、呕吐等胃肠道反应。长期单纯补给葡萄糖时，易出现低钾、低钠及低磷血症。高渗葡萄糖注射液静脉注射时易致静脉炎，注射液外渗可致局部肿痛，甚至组织坏死。

第二节　调节电解质平衡药

氯　化　钠

【别　　名】　食盐。

【主要用途】

（1）低钠综合征：大面积烧伤、大量出汗、严重呕吐和腹泻、利尿过度等引起的血容量不足，应补充0.9%氯化钠注射液，严重缺钠者可静脉滴注

3%~5%氯化钠注射液。

（2）脱水或休克：严重脱水或出血可因血容量骤减导致休克，输入适量的氯化钠注射液，增加血容量，迅速纠正休克状态。

（3）慢性肾上腺皮质功能不全：盐皮质激素分泌不足，尿钠排泄量增加，每日补充 10g 氯化钠可起治疗作用。

（4）其他：0.9%氯化钠注射液可用于冲洗眼、耳、鼻、腹腔等手术伤口；生理盐水可用于稀释和溶解药物；用于低氯性代谢性碱中毒。

【用法用量】 注射剂：为含 0.9%氯化钠的灭菌水溶液，2ml、10ml、250ml、500ml、1000ml。静脉滴注，剂量根据病情决定，一般 1 次 500～1000 ml。浓氯化钠注射液：1g/10ml。临用前稀释。

【不良反应】 过量输入可致高钠血症，可引起皮肤发红、水肿、血压升高、心动过速、胸闷、呼吸困难，甚至急性左心衰竭。对已有酸中毒患者，大量输入可引起高氯性酸中毒。输入高渗氯化钠溶液时速度宜缓慢，以减轻对静脉的刺激，同时还应注意不要漏出血管外，以免引起疼痛甚至局部坏死。高血压及心、脑、肾、肝功能不全者应慎用，肺水肿患者禁用。

氯 化 钾

【别　　名】 缓释钾、补达秀。

【主要用途】

（1）主要用于各种原因引起的低钾血症，如严重吐泻、不能进食、长期使用排钾利尿药或肾上腺皮质激素等。

（2）用于强心苷中毒引起的心律失常，如阵发性心动过速、频发室性期前收缩等。

【用法用量】 片剂：0.25g、0.5g。控释片：0.6g。微囊片：0.75g。注射剂：1g/10ml。补充钾盐大多采用口服，1 次 1g，每日 3 次。血钾过低，病情危急或吐泻严重口服不易吸收时，可用静脉滴注，1 次 1～1.5g，用 5%～10% 葡萄糖液 500ml 稀释或根据病情酌定用量。

【不良反应】 口服有较强的刺激性，应稀释为 10%氯化钾口服液饭后服用。静脉滴注过快可诱发或加重房室传导阻滞，甚至出现心搏停止而死亡。静脉滴注浓度过高，速度较快时，刺激注射部位引起疼痛，漏于皮下可致局部组织坏死。房室传导阻滞、肾功能不全、尿少或尿闭及血钾过高者禁用。

氯 化 钙

【主要用途】 主要用于血钙降低引起的手足搐搦症，防治钙缺乏症，荨麻疹、血管神经性水肿、瘙痒性皮肤病等，也用于解救镁盐中毒。

【用法用量】 注射剂：0.5g/10ml。1 次 0.5g，每日 1 次，用 25%葡萄糖注射液稀释后缓慢静脉注射。

【不良反应】

（1）消化系统：食欲缺乏、口中有金属味、异常口干、恶心、呕吐、便秘。

（2）精神神经系统：倦睡、持续头痛、精神错乱。

（3）心血管系统：血压略降或高血压、心律失常甚至心跳停止。

（4）其他：注射部位疼痛、眼和皮肤对光敏感、高钙血症等。

第三节　调节酸碱平衡药

碳酸氢钠

【别　　名】 小苏打、重碳酸钠、酸式碳酸钠、重曹。

【主要用途】 口服可中和胃酸，用于治疗胃酸过多症和代谢性酸中毒。可以碱化尿液，加速巴比妥类等弱酸性药物的排泄，防止磺胺类药物在肾小管析出结晶损害肾，增强氨基糖苷类抗生素治疗泌尿道感染的疗效。对组织有刺激性，注射时切勿漏出血管。

【用法用量】 片剂：0.3g、0.5g。注射剂：0.5g/10ml、12.5g/250ml。

【不良反应】 过量应用可致代谢性碱中毒。充血性心力衰竭、急慢性肾功能不全、低血钾和伴有 CO_2 潴留患者慎用。

乳 酸 钠

【别　　名】 α-羟基丙酸钠、DL-乳酸钠。

【主要用途】 主要用于代谢性酸中毒，也可用于治疗高钾血症或某些药物如普鲁卡因胺、奎尼丁等过量所致心律失常伴酸血症。

【用法用量】 注射剂：2.24g/20ml、5.60g/50ml。以 5%～10%葡萄糖液 5 倍量稀释后静脉滴注。

【不良反应】 本药经肝代谢才发挥疗效，作用缓慢。肝功能不全和休克患者禁用。

氯 化 铵

【主要用途】 临床主要用于重症代谢性碱血症。

【用法用量】 片剂：0.3g。祛痰 0.3～0.6g/次，每日 3 次，重度代谢性碱中毒口服氯化铵片剂 1 次 1~2g，每日 3 次。

【不良反应】　大量口服可引起恶心、呕吐、胃痛等，过量可致高氯性酸中毒。消化性溃疡、肝肾功能不全、肝硬化伴代谢性碱中毒或心力衰竭患者禁用。

第四节　调节水、电解质代谢及酸碱平衡药的用药护理程序

一、用药前评估

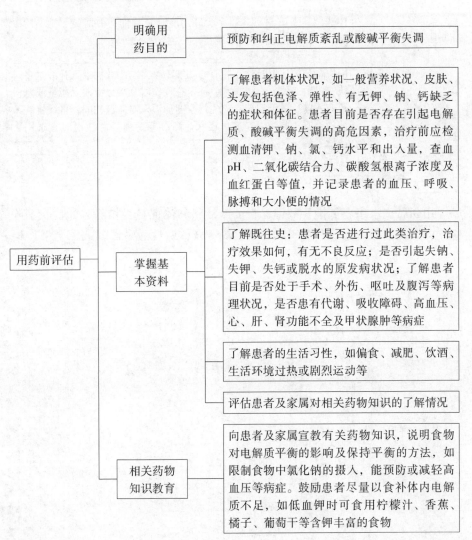

二、用药期间护理

用药期间护理
- 本类药物用药期间，剂量不宜过大，否则易重新导致水、电解质和酸碱平衡失调
- 口服制剂对胃肠道有刺激性，用稀释液饭后服用可减少刺激
- 静脉滴注时要注意观察，防止药物漏出血管外导致局部肿痛甚至组织坏死，还应注意控制静脉滴注速度，尤其是老年人、小儿、慢性心功能不全等
- 用药期间需监测患者心率、肝功能和肾功能，血清钾、钠、钙浓度、CO_2 结合力及血 pH 值等
- 应用葡萄糖注射液时，原有心功能不全者、小儿、老人补液过多过快，可致心悸、心律失常，甚至急性左心衰竭，应注意减量或减慢给药速度。冬天用药，应先将安瓿加温至与体温相同，再缓慢注入静脉，避免刺激引起痉挛症状。高渗葡萄糖静脉注射时宜选用大静脉

三、用药后护理评价

用药后观察患者低钠、低钾综合征的症状和体征是否排除，如症状消除，应立即调整治疗方案、以免引起高钠、高钾及代谢性酸中毒。

第十八章
解 毒 药

解毒药是指能直接对抗毒物或解除毒物所致毒性反应的一类药物。

第一节 有机磷酸酯类中毒的解毒药

有机磷酸酯类按其用途可分为：①医用类：如乙硫磷、丙氟磷等；②杀虫剂类：如甲拌磷（3911）、内吸磷（1059）、对硫磷（1605）、敌敌畏（DDVP）、乐果、美曲膦酯（敌百虫）、马拉硫磷等；③战争类：如沙林、梭曼等。其中后两类对昆虫、哺乳类和人类都有强烈的毒性作用。有机磷酸酯类可通过皮肤、呼吸道及消化道吸收进入体内。多数有机磷酸酯类易挥发，故易经呼吸道吸入中毒；一定量的有机磷酸酯类沾染皮肤，经皮肤吸收也可引起中毒反应，此两种途径见于职业性中毒者。非职业性中毒则大多经口摄入。经消化道吸收引起中毒者，多是因直接服用本类药物或误食被有机磷酸酯类污染的食物所致。

一、有机磷酸酯类中毒的临床表现

由于本类药物影响乙酰胆碱的清除，而作为神经递质的乙酰胆碱的作用又极其广泛，故有机磷酸酯类中毒的症状表现多样化。一般而言，轻度中毒的临床表现以 M 样症状为主；中度中毒者同时出现 M 样及 N 样症状；严重中毒者除 M 样及 N 样症状加重外，还出现严重的中枢症状。

中毒程度	症　状
轻度中毒	瞳孔缩小、视物模糊、恶心、呕吐、腹痛、腹泻、腺体分泌增加和支气管痉挛，引起呼吸困难，严重者出现肺水肿、大小便失禁、血压下降及心动过缓
中度中毒	肌肉震颤、抽搐，严重者出现肌无力甚至麻痹，心动过速，血压先升高后下降
重度中毒	先兴奋后抑制，中毒者出现躁动不安、失眠、震颤、谵妄、昏迷、呼吸抑制及循环衰竭

二、有机磷酸酯类中毒的急救原则

发现有机磷中毒者，应立即换掉沾毒的衣服，将患者撤离中毒环境，迅速采取相应治疗措施。

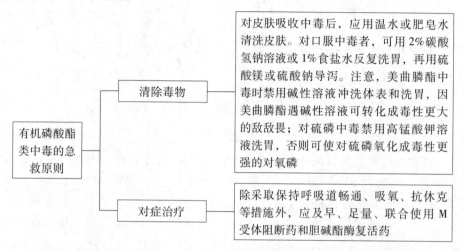

有机磷酸酯类中毒的急救原则

清除毒物：对皮肤吸收中毒后，应用温水或肥皂水清洗皮肤。对口服中毒者，可用 2%碳酸氢钠溶液或 1%食盐水反复洗胃，再用硫酸镁或硫酸钠导泻。注意，美曲膦酯中毒时禁用碱性溶液冲洗体表和洗胃，因美曲膦酯遇碱性溶液可转化成毒性更大的敌敌畏；对硫磷中毒禁用高锰酸钾溶液洗胃，否则可使对硫磷氧化成毒性更强的对氧磷

对症治疗：除采取保持呼吸道畅通、吸氧、抗休克等措施外，应及早、足量、联合使用 M 受体阻断药和胆碱酯酶复活药

三、常用解毒药

（一）M 受体阻断药

阿 托 品

【别　　名】　硫酸阿托品、混旋莨菪碱。

【主要用途】　常用胆碱酯酶复活药合用治疗有机磷中毒。还可抢救感染中毒性休克，治疗锑剂引起的阿-斯综合征，缓解内脏绞痛，用于全身麻醉前给药、眼科治疗与诊断等。

【用法用量】

（1）治疗有机磷中毒：①与解磷定等合用时，对中度中毒，每次皮下注射 0.5~1mg，隔 30~60 分钟一次；对严重中毒，每次静注 1~2mg，隔 15~30 分钟一次，病情稳定后，逐渐减量并改用皮下注射；②单用时，对轻度中毒，每次皮下注射 0.5~1mg，隔 30~120 分钟一次；对中度中毒，每次皮下注射 1~2mg，隔 15~30 分钟一次；对重度中毒，即刻静注 2~5mg，以后每次 1~2mg，隔 15~30 分钟一次，根据病情逐渐减量和延长间隔时间。

（2）抢救感染中毒性休克：成人每次 1~2mg，小儿 0.03~0.05mg/kg，静注，每 15~30 分钟一次，2~3 次后如情况不见好转可逐渐增加用量，至情

况好转后即减量或停药。

（3）治疗锑剂引起的阿－斯综合征：发现严重心律失常时，立即静注1~2mg，同时肌注或皮下注射1mg，15~30分钟后再静注1mg。如患者无发作，可根据心律及心率情况改为每3~4小时皮下注射或肌注1mg，48小时后如不再发作，可逐渐减量，最后停药。

（4）缓解内脏绞痛：包括胃肠痉挛引起的疼痛、肾绞痛、胆绞痛、胃及十二指肠溃疡，每次皮下注射0.5mg。

（5）麻醉前给药：皮下注射0.5mg，可减少麻醉过程中支气管黏液分泌，预防术后引起肺炎，并可消除吗啡对呼吸的抑制。

（6）眼科治疗与诊断：可使瞳孔放大，调节功能麻痹，用于角膜炎、虹膜睫状体炎。用1%~3%眼药水滴眼或眼膏涂眼。滴时按住内眦部，以免流入鼻腔吸收中毒。

【不良反应】

（1）阿托品治疗有机磷中毒时，一般先用较大剂量至"阿托品化"，病情缓解后改用较小维持量，以免发生错误而失去抢救机会。阿托品化的主要指征：瞳孔散大、皮肤变干、颜面潮红、心率加快、肺部啰音减少或消失、意识好转。对以上指征必须综合分析、灵活判断，不可只根据个别指征判断"阿托品化"。

（2）治疗量最常见的不良反应有口干、瞳孔散大、视物模糊、心悸、皮肤潮红、眩晕、排尿困难等，停药可逐渐消失。过量中毒时，除上述症状加重外，还会出现高热、呼吸加快、烦躁不安、谵妄、幻觉、惊厥等症状。严重中毒时，由中枢兴奋转入抑制，出现昏迷和呼吸麻痹等现象。

【注意事项】

（1）伴缺氧、高热及心动过速者慎用。

（2）青光眼及前列腺肥大患者禁用。

（3）一般情况下，口服极量，一次1mg，3mg/d，皮下或静脉注射极量，一次2mg。用于有机磷中毒及阿－斯综合征时，可根据病情决定用量。

（4）用量超过5mg时，即产生中毒。

（二）胆碱酯酶复活药

胆碱酯酶复活药是一类能使已被有机磷酸酯类抑制的乙酰胆碱酯酶恢复活性的药物，常用的有碘解磷定、氯解磷定等均为肟类化合物。它不但能解救单用阿托品所不能控制的严重中毒，而且可以显著缩短中毒的病程。但中毒已超过3天或慢性患者体内的乙酰胆碱酯酶已老化，肟类化合物无法与之结合，故使用无效。

碘解磷定

【别　　名】　解磷定。

【主要用途】　用于有机磷急性中毒的解救。对中毒已久而胆碱酯酶老化者疗效不佳；对内吸磷、对硫磷中毒效果好；对美曲膦酯、敌敌畏中毒疗效较差；而对乐果则无效。本品缓解肌震颤作用最明显，对 M 样症状改善不明显，故应与阿托品等 M 受体阻断药合用。

【用法用量】　注射液：10ml：0.4g；20ml：0.5g。

（1）轻度中毒：成人 0.4g/次，用葡萄糖或生理盐水稀释后静脉滴注或缓慢静脉注射。必要时 2~4 小时重复 1 次，小儿 15mg/kg。

（2）中度中毒：成人首次 0.8~1.2g，以后每 2 小时 0.4~0.8g，共 2~3 次，或以静滴给药维持，每 1 小时 0.4g，共 4~6 次。小儿 20~30mg/kg。

（3）重度中毒：成人首次用 1~1.2g，30 分钟后如无效可再给 0.8~1.2g，以后改为一次 0.4g。小儿 30mg/kg，静脉滴注或缓慢静脉注射。

【不良反应】　治疗量时其不良反应少。但如剂量过大或静脉注射速度过快（每分钟超过 500mg），则可抑制乙酰胆碱酯酶，产生轻度乏力、视物模糊、眩晕，有时出现恶心、呕吐和心动过速等症状。此外，由于本药含磷，可引起口苦、咽痛及其他碘反应。

【注意事项】

（1）对碘过敏者禁用。

（2）本品体内维持时间短，故应反复给药。

（3）本品用于治疗中度、重度有机磷中毒时，必须与阿托品合用，疗效才佳。

（4）本品在碱性溶液中易分解为氰化物，不能与碱性药物共用。

氯解磷定

【别　　名】　氯化派姆、氯解磷定、氯磷定。

【主要用途】　中、重度有机磷中毒的解救，对于对硫磷、内吸磷、甲拌磷、甲胺磷、特普等有良好疗效；对美曲膦酯、敌敌畏疗效较差；对乐果、马拉硫磷疗效可疑；对谷硫磷、二嗪农有不良作用。同时，本品还应与阿托品合用，消除乙酰胆碱在体内积蓄所产生的毒性。

【用法用量】　注射液：2ml：0.5g；2ml：0.25g。

（1）轻度中毒：肌内注射 0.25~0.50g。

（2）中度中毒：肌内注射 0.50~0.75g，必要时 2~4 小时重复肌内注射 0.5g。

（3）重度中毒：0.75～1.0g 用注射生理盐水 20～40ml 稀释后缓慢静注，30～60 分钟可重复注射 0.75～1.0g，以后如改为静脉滴注，每小时不得超过 0.5g。

【不良反应】 不良反应较少，偶见嗜睡、恶心、呕吐、眩晕、视物障碍、头痛等，用量过大、过快可致呼吸抑制，故解救时避免应用麻醉性镇痛药，大剂量可抑制胆碱酯酶，引起暂时性神经肌肉传递阻断。此外，因吩噻嗪类有抗胆碱酯酶活性，禁与该品合用。

【注意事项】

（1）老年人或肾功能障碍者应慎用。

（2）静注需缓慢，大剂量使用时，可能引起癫痫样发作、昏迷等。口服有机磷中毒应维持使用本品 48～72 小时。

（3）与碱性药物配伍禁忌，对甲氟磷、乐果、丙氟磷等中毒无效，本品如变色不可使用。

四、用药护理程序

（一）用药前评估

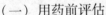

用药前评估	明确用药目的	阿托品和解磷定用于解救有机磷中毒
	掌握基本资料	了解患者中毒的时间、地点及中毒性质，记录患者的生命体征及意识状态

（二）用药方法和监护

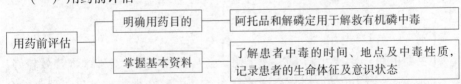

用药方法和监护	解救有机磷中毒时，在早期应足量使用阿托品，使患者能在 1～2 小时内达到"阿托品化"，表现为意识障碍减轻或昏迷者开始清醒、颜面潮红、干燥、瞳孔由小到大，不再缩小，体温由不升或 37℃ 以下开始上升，心率加快，全身皮肤温暖，肺部啰音减少或消失。应报告医生，可改为维持量
	在阿托品维持量期间，应使患者保持在阿托品化状态。如患者出现表情淡漠、冒汗、流涎、心率慢，应警惕阿托品量不足，应及时报告医生以增加阿托品用量
	在恢复期，注意患者有无精神萎靡，脸色由红转白，心悸，胸闷，乏力，气短，食欲缺乏，唾液明显增加，脐周闷痛等，应警惕反跳发生。如发现以上病情变化应及时报告医生处理，防止患者病情再度恶化
	护士应密切观察病情及用药后反应，使阿托品的应用剂量既能达到阿托品化，又不会造成中毒，达到最佳效果，抢救患者生命

（三）阿托品急救中毒的处理

除按一般中毒处理外，必须及时用4%鞣酸溶液消除体内过量药物、并用拟胆碱药毛果芸香碱治疗，不宜用新斯的明或毒扁豆碱，因后两药具有抗胆碱酯酶的作用。常用1%毛果芸香碱0.25~0.5ml皮下注射，每10~15分钟1次，至中毒症状消失。

第二节　金属和类金属中毒的解毒药

金属和类金属主要包括铜、铅、锑、汞及砷等，能与机体细胞的某些活性基团相结合，导致某些生物活性物质功能障碍，引起人体中毒。常用的解毒药大多是络合剂，与金属离子络合成为可溶、无毒或低毒的化合物，经尿排出，与金属络合后不易解离者，其解毒效果更好。

一、含巯基解毒药

二巯丙醇

【别　　名】　巴尔。

【主要用途】　主要用于砷、汞、铬、铋、铜等中毒，对砷中毒疗效较好。由于形成的络合物可有一部分逐渐解离出二巯丙醇并很快被氧化，游离的金属仍能引起再次中毒，故应足量反复使用。

【用法用量】　注射剂：0.1g/ml、0.2g/2ml。肌内注射：2~3mg/kg，最初2天每4小时注射1次，第3天：6小时注射1次，1个疗程为10天。

【不良反应】

（1）消化系统：恶心、呕吐、唇和口腔灼热感、流涎、腹痛、暂时性血清丙氨酸氨基转移酶和门冬氨酸氨基转移酶增高。剂量超过5mg/kg时出现心动过速、高血压，持续应用可损伤毛细血管，引起血浆渗出，导致儿童不良反应与成人相同，但可有发热和暂时性中性粒细胞减少。一般不良反应常在给药后10分钟出现，30~60分钟后消失。

（2）神经系统：头痛、肢端麻木和异常感觉、抽搐和昏迷、肌肉和关节酸痛。

（3）其他：咽和胸部紧迫感、流泪、流涕、低蛋白血症、代谢性酸中毒、血浆乳酸水平增高和肾脏损害。

【注意事项】

（1）有严重高血压、心力衰竭、肾衰竭、严重肝功能障碍者禁用，但砷中毒引起的黄疸除外。有花生或花生制品过敏者，不可应用本品。

（2）禁用于铁、硒、镉中毒，因与这些物质形成的化合物毒性更大。

（3）老年人、心脏病、高血压、肾脏病、肝病和营养不良的患者应慎用。

（4）应用本品前后应测量血压和心率。治疗过程中要检查尿常规和肾功能。大剂量长期应用时还要检查血浆蛋白。

（5）本品与金属结合的复合物，在酸性条件下容易离解，故应碱化尿液，保护肾脏。二次给药间隔时间不得少于4小时。本品为油剂，肌注局部可引起疼痛，并可引起无菌坏死，肌注部位要交替进行，并注意局部清洁。

（6）药物过量可损害毛细血管，严重时发生血压下降。

二巯基丙磺酸钠

【别　　名】　二巯丙磺钠。

【主要用途】　治疗汞中毒、砷中毒，为首选解毒药物。

【用法用量】　注射剂：0.125g、0.25g。

（1）急性金属中毒：可静脉注射，每次5mg/kg，每4~5小时1次，第2天，2~3次/日，以后1~2次/日，7天为1疗程。

（2）慢性中毒：每次2.5~5mg/kg，1次/日，用药3天停4天为1疗程，一般用3~4疗程。

【不良反应】　静注速度过快时有恶心、心动过速、头晕及口唇发麻等，偶有变态反应，如皮疹、寒战、发热，甚至过敏性休克、剥脱性皮炎等。

【注意事项】　高敏体质者或对巯基化合物有过敏史的患者，应慎用或禁用，必要时脱敏治疗后密切观察小剂量使用。

二巯基丁二钠

【别　　名】　二巯琥钠。

【主要用途】　可用于锑、汞、铅、砷、铜的中毒，也用于预防镉、钴、镍中毒，并对肝豆状核变性病有明显的排铜和改善症状的作用。

【用法用量】　注射剂0.5g/支、1g/支。肌内注射：0.5g，2次/日；急性中毒：首剂2g用5%葡萄糖溶液20ml溶解后，静脉缓慢注射，以后每小时1g，共4~5次；慢性中毒：每日1g，共5~7日。

【不良反应】　其水溶液性质不稳定，应用时配制，可引起口臭、头痛、恶心、乏力、四肢酸痛等。注射速度越快，以上不良反应越重。偶见肾毒性。肝、肾功能不全者慎用。

【注意事项】

（1）本品仅在具有《放射性药品使用许可证》的医疗单位使用。

（2）本品应在制备后 30 分钟内使用。

青 霉 胺

【主要用途】 适用于铜、汞、铅中毒的解救，对铜中毒疗效较好，亦用于类风湿关节炎、硬皮病、原发性胆汁性肝硬化及肝豆状核变性病等，还可用于慢性活动性肝炎等。

【用法用量】 片剂：0.1g。一日 1~1.5g，分 3~4 次服。治疗肝豆状核变性须长期服药。儿童用量每日为 20~25mg/kg。

【不良反应】 毒性小，可口服，使用方便。不良反应有头痛、咽痛、恶心、乏力、腹痛、腹泻、皮疹、药物热等。本药与青霉素有交叉过敏反应。

二、其他解毒药

依地酸钙钠

【别　名】 乙二胺四乙酸二钠钙、乙二胺四乙酸钙二钠、EDTA 钙钠盐、解铅乐。

【主要用途】 主要用于治疗急、慢性铅中毒及镉、钴、铵、铜、锰、镍中毒，对镭、铀、钚、钍等放射性元素致机体损害亦有一定的防治效果。

【用法用量】

（1）片剂：0.5g。口服：每次 1~2g，每日 2~4 次。

（2）针剂：1g/5ml。深部肌内注射：0.5g 加 1% 普鲁卡因 2ml 中，每日 1 次；静脉滴注：本药 1g 加入 5% 葡萄糖液 250~500ml，静脉滴注 4~8 小时，每天 1 次，连续用药 3 天，停用 4 天为 1 个疗程，一般 3~5 个疗程。小儿按 15~25mg/(kg·d)，每天 1 次，肌内注射为宜。

【不良反应】

（1）神经系统：头晕、前额痛。

（2）消化系统：食欲缺乏、恶心。

（3）呼吸系统：鼻黏膜充血、喷嚏、流涕。

（4）泌尿系统：尿频、尿急、蛋白尿、过大剂量可引起肾小管上皮细胞损害，导致急性肾衰竭。

【注意事项】

（1）对乙二胺有过敏、少尿、无尿和肾功能不全的患者禁用。

（2）孕妇及哺乳期妇女、老年患者、各种肾脏病患者应慎用。

（3）每一疗程治疗前后应检查尿常规，多疗程治疗过程中要检查血尿素氮、肌酐、钙和磷。

（4）本品可络合体内锌、铁、铜等微量金属，能络合锌，干扰精蛋白锌胰岛素的作用时间。

（5）剂量过大和疗程过长不一定成比例地增加尿中金属的排泄量，相反可以引起急性肾小管坏死。严重中毒患者不宜应用较大剂量，否则使血浆中金属-本品复合物增加量来不及从尿排除，反而增加铅对人体的毒性。

第三节　氰化物中毒的解毒药

氰化物中毒的解救必须联合应用高铁血红蛋白形成剂和供硫剂。首先给予高铁血红蛋白形成剂，迅速将体内部分血红蛋白氧化形成高铁血红蛋白，后者可与游离的氰离子结合或夺取已与细胞色素氧化酶结合的氰离子，形成氰化高铁血红蛋白，使细胞色素氧化酶复活；然后给予供硫剂硫代硫酸钠，与体内游离的或已结合的氰离子相结合，形成稳定性强、无毒的硫氰酸盐，经尿排出，达到彻底解毒的目的。

一、高铁血红蛋白形成剂

亚硝酸钠

【别　　名】　亚钠。

【主要用途】　氰化物中毒的解毒剂。

【用法用量】　注射剂：0.3g/10ml。静脉注射：6~12mg/kg，注射速度宜慢（2ml/min），当收缩压降到75mmHg时，应停药。

【不良反应】　不良反应有恶心、呕吐、头昏、头痛、发绀、低血压、休克、抽搐等。大剂量可引起高铁血红蛋白血症，如发绀、眩晕、头痛、呼吸困难；静脉注射速度过快或过量中毒可引起血压骤降、晕厥、循环衰竭甚至死亡。孕妇禁用。

【注意事项】

（1）亚硝酸钠是一种工业盐，虽然和食盐氯化钠很像，但有毒，不能食用。人食用0.2~0.5g就可能出现中毒症状，如果一次性误食3g，就可能造成死亡。亚硝酸钠中毒的特征表现为发绀，症状体征有头痛、头晕、乏力、胸闷、气短，心悸、恶心、呕吐、腹痛、腹泻，口唇、指甲及全身皮肤、黏膜发绀等，甚至抽搐、昏迷，严重时还会危及生命。

（2）区别亚硝酸钠和食盐，可以把样品放入碘化钾的硫酸溶液中，再加淀粉。如果显蓝色就证明该样品是亚硝酸钠。

（3）世界食品卫生科学委员会 1992 年发布的人体安全摄入亚硝酸钠的标准为 0~0.1mg/kg，按此标准使用和食用，对人体不会造成危害。

（4）亚硝酸钠在人体内也会生成致癌物质，新腌制的泡菜中也含有亚硝酸钠。

亚 甲 蓝

【别　名】 次甲蓝、美蓝。

【主要用途】 可用于伯氨喹、亚硝酸盐、苯胺及硝酸甘油引起的高铁血红蛋白血症。高浓度时，能直接将血红蛋白氧化成高铁血红蛋白，可用于氰化物中毒，但其作用不如亚硝酸钠强。

【用法用量】 注射剂：20mg/2ml、50mg/5ml、100mg/10ml。

（1）高铁血红蛋白症：一次 1~2mg/kg，稀释后于 10~15 分钟缓慢静脉注射。

（2）氰化物中毒：1 次 5~10mg/kg，缓慢静脉注射，随后立即静脉注射硫代硫酸钠。

（3）亚硝酸盐中毒：1~2mg/kg。

【不良反应】 静脉注射剂量过大时，可引起恶心、腹痛、出汗、眩晕、头痛等。禁用皮下和肌内注射，以免引起组织坏死。

【注意事项】

（1）不可做皮下、肌内或鞘内注射，以免造成损害。

（2）静脉注射剂量过大时，可引起恶心、腹痛、心前区疼痛、眩晕；头痛、出汗和神志不清等反应。

（3）大量维生素 C 和葡萄糖对高铁血红蛋白亦有还原作用，故可与本品合用。

二、供硫剂

硫代硫酸钠

【别　名】 大苏打、海波、次亚硫酸钠、无水硫代硫酸钠。

【主要用途】 解氰化物中毒，也可用于砷、汞、铋、碘中毒。

【用法用量】　注射剂：0.5g/20ml、1g/20ml。氰化物中毒：1 次 10～30g，稀释后缓慢静脉注射。口服中毒者同时用 5% 溶液 100ml 洗胃。小儿 250～500mg/kg。

【不良反应】　偶见头晕、乏力、恶心、呕吐等不良反应。静脉注射过快可引起血压下降。

【注意事项】

（1）应储存在阴凉干燥的库房内。

（2）运输中应避免暴晒、雨淋。

（3）不可与酸类、氧化剂共储混运。

（4）容器必须密封，防止受潮溶化。如包装受潮，说明内装物已起潮解作用，必须与干燥包装分开堆放。不可储存于露天，对受潮包装要抓紧处理。失火时可用水、沙、土扑救。

第四节　有机氟中毒的解毒药

农业杀虫用的氟乙酰胺（FCH_2CONH_2）和杀鼠用的氟乙酸钠（FCH_2COONa）都属有机氟类。有机氟类侵入人体后，氟乙酰胺可被酰胺酶分解而形成氟乙酸（FCH_2COOH），氟乙酸钠也转化成氟乙酸。这样形成的氟乙酸可同辅酶 A 起反应，生成氟乙酰辅酶 A，后者再与草酰乙酸起反应生成氟柠檬酸。氟柠檬酸可竞争性地抑制乌头酸酶而妨碍柠檬酸的正常转化，从而阻断三羧酸循环的正常进行，使柠檬酸堆积，结果导致组织代谢发生障碍而出现中毒，可引起神经系统和心脏的功能紊乱。对此中毒患者，除采用一般治疗措施外，可用乙酰胺解救。

乙　酰　胺

【别　　名】　解氟灵。

【主要用途】　用于有机氟杀虫药和杀鼠药氟乙酰胺等中毒的解毒剂、有机化合物的溶剂，也用于有机合成制吸湿剂、润湿剂、增塑剂、酒精变性剂等。

【用法用量】　注射剂：2.5g/5ml。一次 2.5～5g，一日 2～4 次，或一日 0.1～0.3g/kg，分 2～4 次，肌内注射。

【不良反应】　吸入、吞食、皮肤及眼部接触均有毒，皮肤和眼部接触可能会造成变红或疼痛。

【注意事项】

（1）健康危害：本品对眼睛、皮肤、黏膜和上呼吸道有刺激作用。

（2）燃爆危险：本品可燃，具刺激性。

（3）危险特性：遇明火、高热可燃。燃烧分解时，放出有毒的氯氧化物气体。

第五节 毒蛇中毒的解毒药

抗蛇毒药包括抗蛇毒血清及由中草药配制而成的抗蛇毒药两类，常用药物及主要用途如下：

药物	主要用途	用法用量
精制抗五步蛇毒血清	主要用于五步蛇咬伤	静注、肌注或皮下注射；一般用 4000～8000U，儿童用量同成人
精制抗眼镜蛇毒血清	主要用于眼镜蛇咬伤	皮下、肌内或静脉注射：每次 2000U，儿童与成人剂量相同
精制抗蝮蛇毒血清	主要用于蝮蛇咬伤	抢救时多采用静脉注射，每次 10ml（800U），用 20～40ml 等渗盐水或 25%～50% 葡萄糖液稀释后缓慢静注
精制抗银环蛇毒血清	主要用于银环蛇咬伤	皮下、肌内或静脉注射：一次 10000U
多价抗蛇毒血清	用于蛇种不明的毒蛇咬伤	－
南通蛇药	用于各种毒蛇、毒虫咬伤	片剂：0.3g。轻症每次 5 片，一天 3 次，连续服至症状消失为止。重症每次服 30～40 片，每 4～6 小时一次。
群生蛇药	用于蝮蛇、五步蛇、眼镜蛇等咬伤	口服，成人首次 8 片，以后 4～6 片/次，3～4 次/日或用其注射液于伤口周围局部环封，每次注射 2～4ml，4～6 次/日
群用蛇药	主要用于治疗眼镜蛇咬伤效果较好，对银环蛇、蝮蛇、五步蛇、竹叶青蛇等咬伤亦有效	口服：首次服 8 片，以后每次 4～6 片，1 日 3～4 次，嚼碎后服

药物	主要用途	用法用量
上海蛇药	用于治疗蝮蛇、竹叶青蛇、眼镜蛇、银环蛇、尖吻蛇等咬伤	①片剂：首次服 10 片，以后每 4 小时服 5 片，病情减轻后可每 6 小时服 5 片。一般疗程 3~5 天，危重病例可酌情增加。冲剂：每袋 26g。开水冲服，首次服 2 袋，以后 1 日 3 次，每次 1 袋，一般疗程 3~5 天（不宜单独使用，应配合片剂或注射液同用，以加强疗效）。②注射液：2ml。适用于临床抢救。1 号注射液第 1 日每 4 小时肌注 1 支（2ml），以后每日 3 次，每次 1 支，一般总量 10 余支。必要时可取 1~2 支，加入 5%~10% 葡萄糖注射液 500ml 中静脉滴注，或用 25%~50% 葡萄糖液 20ml 稀释后，静脉缓慢推注。2 号注射液每 4~6 小时肌注 1 支（2ml），一般疗程 3~5 天

第六节　解毒药的用药护理程序

一、用药前评估

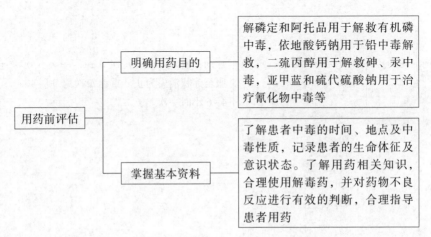

		明确用药目的	解磷定和阿托品用于解救有机磷中毒，依地酸钙钠用于铅中毒解救，二巯丙醇用于解救砷、汞中毒，亚甲蓝和硫代硫酸钠用于治疗氰化物中毒等
用药前评估			
		掌握基本资料	了解患者中毒的时间、地点及中毒性质，记录患者的生命体征及意识状态。了解用药相关知识，合理使用解毒药，并对药物不良反应进行有效的判断，合理指导患者用药

二、用药期间护理

用药期间护理

使用有机磷酸酯类解毒药时，应注意观察患者的血压、呼吸、脉搏、瞳孔及皮肤汗腺情况的变化；经常监测血胆碱酯酶的活性（维持在 50% 以上）。主要观察中毒症状是否改善；是否达到"阿托品化"；达到"阿托品化"后需注意防止阿托品的中毒；复查全血胆碱酯酶的活性以确定疗效。观察是否有不良反应发生

氯解磷定、碘解磷定禁与碱性药物混合使用，因其在碱性溶液中易水解成有毒的氰化物，故对服用氨茶碱、吗啡、利舍平、琥珀胆碱等药物的患者禁用

青霉胺与青霉素有交叉过敏反应，用前必须做青霉素皮肤过敏试验，对青霉素过敏者禁用

亚硝酸钠剂量不宜过大，以免引起高铁血红蛋白血症。静脉注射时速度不宜过快，剂量不宜过大

三、用药后护理观察

用药后是否达到预期治疗效果，病情是否缓解，症状是否减轻。有无不良反应发生，患者能否适应和耐受。

参 考 文 献

[1] 樊一桥，陈俊荣，方士英. 药理学[M]. 3 版. 北京：科学出版社，2015.

[2] 李大魁. 药学综合知识与技能[M]. 北京：中国医药科技出版社，2013.

[3] 李兵晖. 临床用药护理[M]. 北京：人民卫生出版社，2009.

[4] 牛彦辉，胡继民，袁海玲. 临床用药护理手册[M]. 北京：军事医学科学出版社，2011.

[5] 李兵晖，马学玉，吕宏宇. 临床用药护理[M]. 北京：人民军医出版社，2009.

[6] 乔瑞华，陈立新. 临床护理速查手册[M]. 沈阳：辽宁科学技术出版社，2013.

[7] 陈素萍，陈琳，张峥梅，等. 现代护理临床与实践[M]. 天津：天津科学技术出版社，2011.

[8] 黄幼霞，梁荣生. 用药护理[M]. 北京：高等教育出版社，2011.